Aktuelle Therapieprinzipien in Kardiologie und Angiologie
Herausgeber: G. Bönner

Aktuelle Therapieprinzipien in Kardiologie und Angiologie
Herausgeber: G. Bönner

Springer
*Berlin
Heidelberg
New York
Barcelona
Budapest
Hongkong
London
Mailand
Paris
Santa Clara
Singapur
Tokio*

P. Dominiak   G. Bönner   (Hrsg.)

ACE-Hemmer
in Klinik und Praxis

Mit 46 Abbildungen und 27 Tabellen

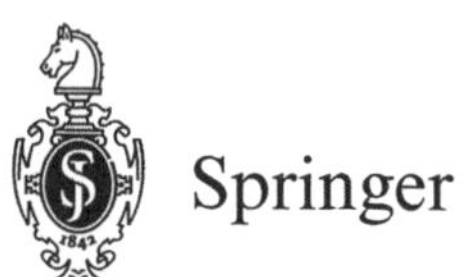

Springer

Reihenherausgeber:
Prof. Dr. med. Gerd Bönner
Klinik II und Poliklinik für
Innere Medizin der Universität zu Köln
Klinikum Köln-Merheim
Ostmerheimer Straße 200
51109 Köln

Bandherausgeber:
Prof. Dr. med. Peter Dominiak
Universität Lübeck
Medizinische Universität zu Lübeck
Ratzeburger Allee 160
23562 Lübeck

Prof. Dr. med. Gerd Bönner
Klinik II und Poliklinik für
Innere Medizin der Universität zu Köln
Klinikum Köln-Merheim
Ostmerheimer Straße 200
51109 Köln

ISBN-13:978-3-540-56990-9

Die Deutsche Bibliothek–CIP-Einheitsaufnahme
ACE-Hemmer in Klinik und Praxis/P. Dominiak; G. Bönner
(Hrsg.). – Berlin; Heidelberg; New York: Springer, 1995
   (Aktuelle Therapieprinzipien in Kardiologie und Angiologie)
   ISBN-13:978-3-540-56990-9   e-ISBN-13:978-3-642-78376-0
   DOI: 10.1007/978-3-642-78376-0

NE: Dominiak, Peter [Hrsg.]

Die Wiedergabe von Gebrauchsnamen, Handelsnamen, Warenbezeichnungen usw, in diesem Werk berechtigt auch ohne besondere Kennzeichnung nicht zu der Annahme, daß solche Namen im Sinne der Warenzeichen- und Markenschutz-Gesetzgebung als frei zu betrachten wären und daher von jedermann benutzt werden dürften.

Produkthaftung: Für Angaben über Dosierungsanweisungen und Applikationsformen kann vom Verlag keine Gewähr übernommen werden. Derartige Angaben müssen vom jeweiligen Anwender im Einzelfall anhand anderer Literaturstellen auf ihre Richtigkeit überprüft werden.

Umschlaggestaltung: Springer-Verlag, Design & Production

Satz: Thomson Press (India) Ltd., New Delhi
SPIN: 10028343   23/3134/SPS – 543210 – Gedruckt auf säurefreiem Papier

Vorwort

ACE-Hemmstoffe sind nun seit 15 Jahren in Deutschland für die Therapie der Hypertonie verfügbar; die Liga zur Bekämpfung des hohen Blutdrucks empfiehlt sie zur Monotherapie bereits seit mehreren Jahren.

Der rapide Aufschwung dieser Substanzklasse in der Hypertonietherapie ist v. a. den günstigen Wirkungen auf Begleiterkrankungen wie Herzinsuffizienz, Postmyokardinfarkt, diabetische Nephropathie und Stoffwechselstörungen zu verdanken. Aufgrund zahlreicher Mortalitätsreduktionsstudien, z. B. von Aire, Consensus I, Save, Solvd und Lewis, wurden die Begleiterkrankungen teilweise als neue Indikationsgebiete für ausgewählte ACE-Hemmstoffe zugelassen.

Das vorliegende Buch soll den Leser praxisgerecht umfassend über Wirkungsmechanismen, v. a. aber über die klinische Anwendung informieren, um die Handhabung und den Einsatz von ACE-Hemmern zu erleichtern. Die wichtigsten Informationen sind den einzelnen Kapiteln als „Übersicht für die Praxis" stichwortartig oder als Tabellen vorangestellt. Die jeweiligen Literaturverzeichnisse dienen dem speziell interessierten Leser zur Vertiefung der Problematik.

Die Herausgeber wünschen sich, mit diesem Band einem breiten Kollegenkreis Information und Hilfe für den täglichen Umgang mit ACE-Hemmstoffen zur Verfügung stellen zu können.

Lübeck/Köln

P. Dominiak
G. Bönner

Inhaltsverzeichnis

1. Renin-Angiotensin-System (RAS)
   J. Holtz 3

2. Bedeutung der Kinine für die Wirkung der ACE-Hemmer
   G. Bönner 37

3. Pharmakologie der ACE-Hemmer
   P. Dominiak, W. Raasch 57

4. Diagnostische Möglichkeiten der akuten ACE-Hemmung
   bei arterieller Hypertonie
   G. Wambach 109

5. Klinischer Einsatz der ACE-Hemmer
   R. Schmieder 123

6. Kombinationstherapie von ACE-Hemmern
   mit anderen Therapieprinzipien
   F.W. Lohmann 169

7. Kombinationstherapie von ACE-Hemmern
   mit positiv-inotropen Pharmaka
   E. Erdmann 183

8. Probleme in der Therapie mit ACE-Hemmern
   A. Overlack 199

Sachverzeichnis 225

Autorenverzeichnis

Bönner, G., Prof. Dr.
  Medizinische Klinik II, Krankenhaus Merheim,
  Ostmerheimer Strasse 200, 51109 Köln

Dominiak, P., Prof. Dr.
  Institut für Pharmakologie, Medizinische Universität zu Lübeck,
  Ratzeburger Allee 160, 23538 Lübeck

Erdmann, E., Prof. Dr.
  Medizinische Klinik I der Universität München,
  Klinikum Grosshadern,
  Postfach, 81377 München

Holtz, J., Prof. Dr.
  Institut für Pathophysiologie, Martin-Luther-Universität,
  Magdeburger Strasse 18, 06097 Halle

Lohmann, F.W., Prof. Dr.
  I. Innere Abteilung des Krankenhauses Neukölln,
  Rudower Straße 48, 12439 Berlin

Overlack, A., Prof. Dr.
  Gemeinschaftspraxis für Innere Medizin,
  Am Burgweiher 54, 53123 Bonn

Raasch, W., Dr. rer. nat.
  Institut für Pharmakologie, Medizinische Universität zu Lübeck,
  Ratzeburger Allee 160, 23538 Lübeck

Schmieder, R., Priv.-Doz. Dr.
  4. Medizinische Klinik, Abteilung Nephrologie,
  Kontumazgarten 14–18, 90429 Nürnberg

Wambach, G., Prof. Dr.
  Medizinische Klinik, St.-Elisabeth-Hospital,
  Im Schloßpark 12, 45699 Herten

1. Renin-Angiotensin-System (RAS)
Überblick für die Praxis

Der Haupteffektor des Renin-Angiotensin-Systems ist das Oktapeptid Angiotensin II. Es entsteht über zwei Enzymreaktionen aus Angiotensinogen: In einem ersten Schritt spaltet Renin aus Angiotensinogen das Dekapeptid Angiotensin I ab, das dann in einem zweiten Schritt durch das Angiotensin I-Konversionsenzym in Angiotensin II überführt wird.

Angiotensin II entfaltet seine biologische Aktivität an spezifischen Rezeptoren von denen die Rezeptoren AT_{1A}, AT_{1B} und AT_2 am besten charakterisiert sind. Die typischen renalen und vaskulären Effekte des Angiotensin II werden über die AT_1-Rezeptoren vermittelt. Die biologische Bedeutung der AT_2-Rezeptoren ist noch unbekannt. Für die Regulation des Renin-Angiotensin-Systems ist zumindest an den Nieren der negative Feedbackmechanismus von Angiotensin II auf die Reninsekretion von überragender Bedeutung. Als weitere Regulatoren gelten heute der Natriumhaushalt (Natriumentzug stimuliert, Natriumbelastung supprimiert), die Kaliumbilanz, die renal-tubuläre Natriumkonzentration und die adrenale Aldosteronsekretion. Zu den bekannten physiologischen Wirkungen des Angiotensin II zählen eine renale Natriumretention, eine adrenale Aldosteronsekretion und eine periphere Vasokonstriktion. Zudem gilt Angiotensin II als Wachstumsfaktor für Kardiomyozyten, Fibroblasten sowie glatte Gefäßmuskelzellen mit Hypertrophie an den großen Arterien und eher Hyperplasie an den Widerstandgefäßen.

Renin-Angiotensin-Systeme können im Organismus als endokrine, aber auch als parakrine lokale Systeme nachgewiesen werden. So wurden bisher in Herz, Niere, Gefäßen, Hirn und Nebennieren Komponenten des Renin-Angiotensin-Systems gefunden. Die Frage, inwieweit diese lokalen Systeme selbständig reguliert werden können und welche Regulatoren es hierfür gibt, ist bis heute aber noch ungeklärt und Gegenstand intensiver Forschung.

Einer Stimulation des renalen und hierüber auch des zirkulierenden Renin-Angiotensin-Systems konnten in der Vergangenheit zumindest zwei pathophysiologische Bedeutungen zugeordnet werden, zum einen eine renale Hypertonie bei Nierenarterienstenose und zum anderen eine massive Erhöhung der kardialen Nachlast bei schwerer Herzinsuffizienz.

1. Renin-Angiotensin-System (RAS)

J. Holtz

Im Rückblick können wir heute 2 Eckdaten identifizieren, die entscheidende Durchbrüche für das Verständnis des Renin-Angiotensin-Systems (RAS) erbrachten.

Zuerst publizierten vor nahezu 100 Jahren die beiden Skandinavier Tigerstedt u. Bergman ihre Untersuchungen über einen wasser- und alkohollöslichen Extrakt aus Nierenrinde, der bei intravenöser Applikation beim Kaninchen zu Steigerungen des Blutdruckes führte, den sie für ein Protein hielten und den sie „Renin" nannten (Tigerstedt u. Bergman 1898). Diese Studien blieben zunächst über Jahrzehnte hinweg wenig beachtet, bis in den 30er Jahren die Bedeutung der Niere für die Blutdruckregulation mit der Entdeckung der renovaskulären Hypertonie durch Goldblatt gezeigt wurde (Goldblatt et al. 1934). Um diese Zeit wurde mit der Wiederentdeckung des Tigerstedtschen Nierenextraktes erkannt, daß Renin verzögert und damit anscheinend indirekt auf den Blutdruck wirkt.

Als zweiten Schritt publizierten dann vor etwa 50 Jahren 2 Gruppen unabhängig voneinander die Isolation eines Peptids, das sie zunächst „Hypertensin" bzw. „Angiotonin" banannten (Munoz et al. 1939; Page u. Helmer 1940), bis man sich auf die Bezeichnung „Angiotensin" einigte, dessen Synthese 1956 gelang (Schwyzer u. Siebler 1956).

In der Folgezeit wurden dann mit einer explosiv anwachsenden Forschungsaktivität zu Fragen der Blutdruckregulation die weiteren Elemente eines zirkulierenden Renin-Angiotensin-Systems indentifiziert, wie es in der Abb. 1 dargestellt ist.

In dieser klassischen Sicht des Systems wurde angenommen, daß die Bildung des Effektors Angiotensin II aus inaktiven, zirkulierenden Vorstufen (Angiotensinogen und Angtiotensin I) im Blut erfolgt, ebenso wie ihr Abbau. Die dafür notwendigen Enzyme zirkulieren im Blutplasma (Renin, Angiotensinasen) oder befinden sich als Ektoenzym an der luminalen Endothelzellmembran (Konvertierungsenzym). Von den im zirkulierenden Blutplasma entstehenden Angiotensin wurde angenommen, daß es eine Blutdrucksteigerung sowie eine Volumen- und Kochsalzretinierung hervorruft durch akute Wirkungen, entweder durch direkte Aktivierung von Zielzellen (Gefäße, Nierentubuli, Neurone, Myokard) oder durch indirekte Wirkung über die Freisetzung von Mediatoren wie Aldosteron, Vasopressin und Prostaglandine (Abb. 1).

Wir wissen heute, daß diese Sicht der Renin-Angiotensin-Systems in mehrfacher Hinsicht unvollständig ist:

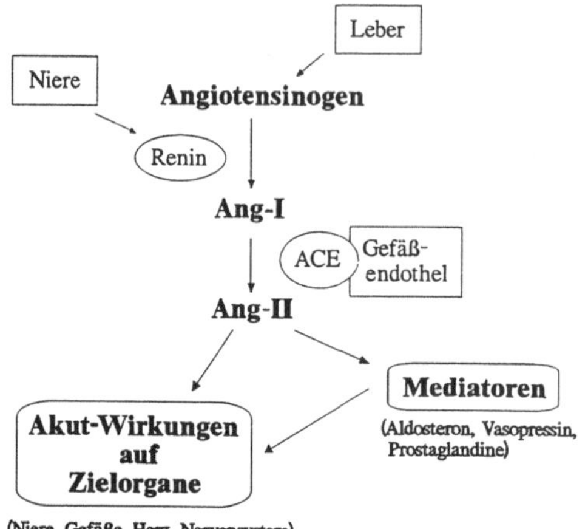

Abb. 1. In der klassischen Sicht des Renin-Angiotensin-Systems erfolgt die Bildung des zirkulierenden Effektors Angiotensin II im Blut durch das Zusammenwirken von Niere, Leber und Gefäßendothel. Der Effektor Angiotensin II übt direkte und mediatorvermittelte Akutwirkungen auf die Zielorgane aus. Ergänzend zu dieser klassischen Sicht ist heute bekannt: es gibt mehrere wirksame Angiotensine, es gibt zusätzliche Enzyme in diesem System, die Bildung der Angiotensine erfolgt überwiegend in den Geweben und trophische, langwirksame Effekte werden durch das System bewirkt

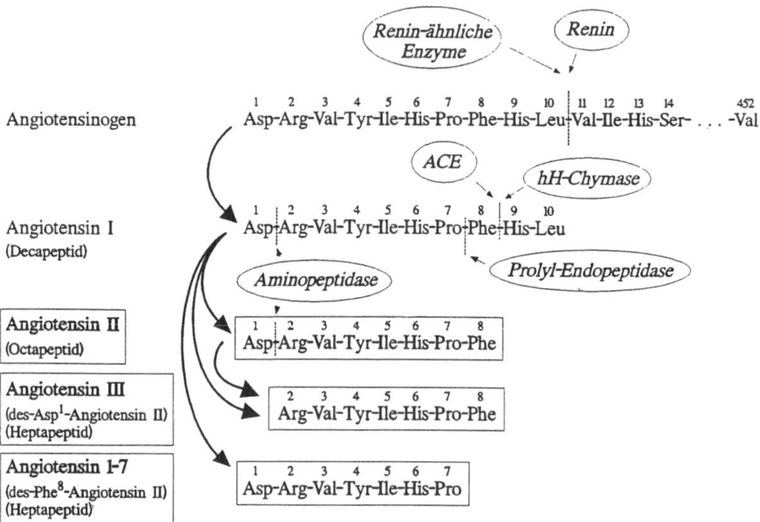

Abb. 2. Wirksame Angiotensine (*eingerahmt*) und die wichtigsten Enzyme, die zu ihrer Bildung aus Angiotensinogen beitragen können

- das System wirkt nicht nur als ein ausschließlich zirkulierendes, nephrogenes Hormonsystem (vgl. S. 15), sondern kommt auch als parakrin wirkendes System in extrarenalen Geweben vor;
- neben Angiotensin II gibt es weitere aktive Angiotensine, die als Effektoren des Systems wirken (Abb. 2);
- die Zahl der Angiotensin formenden Enzyme ist größer als ursprünglich vermutet (Abb. 2);
- außerdem bewirken die Angotensine als Effektoren des Systems nicht nur eine akute Aktivierung von Zielzellen, sondern sie sind auch wichtige Wachstumsfaktoren und Modulatoren des phänotyps von Zielzellen (vgl. S. 26).

Diese Erweiterungen im Verständnis des Systems verdanken wir nicht zuletzt der Entwicklung von Pharmaka wie den ACE-Hemmern, die die Kontrolle von Hochdruck und Herzüberlastung durch hemmenden Eingriff in das System ermöglichen. Weitere derartige Pharmaka werden bald verfügbar sein (z. B. Angiotensinrezeptorblocker). Die aktuelle Sicht des Systems als Grundlage für die Wirkung derartiger Medikamente soll hier dargestellt werden. Dabei wird die Nomenklatur (in Übersetzung) verwendet, auf die sich Expertenkommissionen angesichts der zunehmenden Erweiterung des Systems festgelegt haben (Dzau et al. 1987; Bumpus et al. 1991).

Kompenenten und Systemaufbau

Effektoren des Systems: Angiotensine

Von den in der Abb. 2 dargestellten 4 Angiotensinen gilt das Oktapeptid Angiotensin II (Molekulargewicht 1045) als der klassische Effektor des Systems, der alle wichtigen Angiotensineffekte (s. S. 9) bewirken kann. Das Abbauprodukt Des-Asp^1-Angiotensin II (oder Ang-III) hat in einigen Wirkungen (z. B. Aldosteronfreisetzung) eine vergleichbare biologische Aktivität. Von dem anderen Heptapeptid in Abb. 2, dem Des-Phe^8-Angiotensin II (oder Ang-(1–7)), ist aus experimentellen Befunden bekannt, daß es im ZNS die Freisetzung von Vasopressin und Prostaglandinen stimulieren und Barorezeptorreflexe modulieren kann (Schiavone et al. 1988; Campagnole-Santos et al. 1989). Es wird auch im Blutplasma zirkulierend gefunden und entsteht wahrscheinlich nicht aus Ang-II (Kohara et al. 1991). Gefäßendothelien des Menschen bilden das Ang-(1–7) aus Ang-I durch einen enzymatischen Schritt (Prolylendopeptidase), der durch ACE-Hemmung nicht abgeschwächt werden kann (Santos et al. 1992). Ang-(1–7) unterscheidet sich im Wirkungsspektrum und in der Affinität für Angiotensinrezeptorsubtypen (s. S. 7ff) erheblich von Ang-II (Diz u. Pirro 1992; Jaiswal et al. 1992a; Diz et al. 1992). Es bewirkt bei anhaltender Infusion keine Hypertonie trotz erhöhter Vasopressinfreisetzung (Pawloski-Dahm u. Ggegory 1992) und kann in mancher Hinsicht als systemeigener Gegenspieler des Ang-II gesehen werden, der bei experimentellen Hochdruckformen weniger zur Wirkung kommt (Jaiswal et al. 1992b; Senanayake et al. 1992).

Es wird darüber spekuliert, ob auch noch kleinere Angiotensinfragmente biologisch aktiv sein könnten (Goodfriend 1991), doch ist dies noch nicht erhärtet. Auch von dem hier als inaktiver Vorform eingestuften Ang-I ist früher vermutet worden, daß es eigenständige Wirkungen haben könnte. Angesichts der vielen, heute bakannten Ang-I abbauenden Enzyme (s. S. 14) ist aber umstritten, inwieweit beobachtete Wirkungen nicht doch durch Abbauprodukte zustande gekommen waren.

Die Plasmakonzentration von Angiotensin II wird heute über Radioimmunoassay gemessen, wobei zur exakten Bestimmung die aufwendige Abtrennung von immunoreaktiven Ang-Metaboliten und anderen Plasmabestandteilen mittels HPLC notwending ist (Nussberger et al. 1985, 1986; Campbell u. Kladis 1990). Für

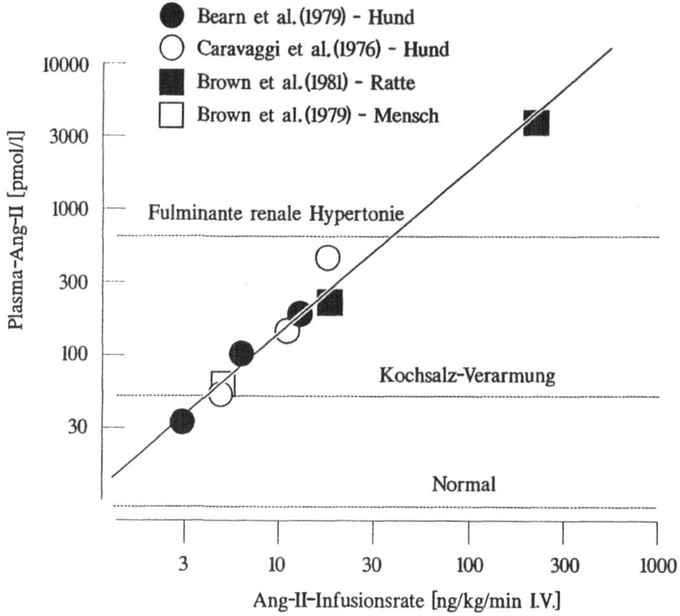

Abb. 3. Die Relation einer Angiotensininfusion und Steady-state-Konzentration von Angiotensin im Plasma während der Infusion ist ähnlich bei verschiedenen Spezies und erlaubt eine Abschätzung der endogenen Freisetzungsrate von Angiotensin II in das Plasma von weniger als 1 ng/kg KG/min unter Normalbedingungen

gesunde Erwachsene in Ruhe werden Konzentrationen um $5 \cdot 10^{-12}$ mol/l (5 ng/l) angegeben (Nussberger et al. 1985, 1986; Campbell u. Kiadis 1990). Werte ohne Abtrennung von Metaboliten sollten als Ang-II-Immunoreaktivität bezeichnet werden und sind meist deutlich höher, je nach dem verwendeten Verfahren. Die Plasmakonzentration der Heptapeptide Ang-III und Ang-(1–7) beträgt 1/3–1/10 derjenigen von Ang-II, diejenige von Ang-I ist etwa doppelt so hoch. Die Plasmahalbwertszeit von Ang-II liegt bei etwa 30 s. Aus der Beziehung von Plasmakonzentration und Infusionsrate läßt sich eine basale Bildungsrate an Angiotensin II von weniger als 1 ng/kg KG/min abschätzen (Abb. 3).

Angiotensinrezeptoren

Angiotensine stimulieren ihre Zielzellen durch Bindung an und Aktivierung von Membranrezeptoren. Die Existenz verschiedener Rezeptorsubtypen für Angiotensine ist schon lange vermutet worden, beispielsweise aufgrund unterschiedlicher Wirkprofile der Agonisten Ang-II, Ang-III und Ang-(1–7). Eine klare pharmakologische Trennung von zunächst 12 Rezeptorsubtypen (Ang-II-1- und Ang-II-2-Rezeptoren) wurde ermöglicht durch die Entwicklung spezifischer Nichtpeptidantagonisten des Angiotensins (Übersicht bei Bumpus et al. 1991;

Subtyp:	AT-1A/AT-1B	AT-2	unbenannt (AT-3 ?)
Struktur:	(G-Protein gekoppelt)	unbekannt (noch nicht kloniert)	unbekannt
Wirkungen:	alle klassischen Wirkungen des Ang-II	Collagen-Synthese durch Herzfibroblasten Myointimale Hyperplasie nach Gefäßläsionen Vasopressin- & Prostaglandin-Freisetzung	cGMP-Bildung
wichtige Vorkommen:	alle Ang-II-Zielorgane	bevorzugt in Kreislauf- organen von Feten, in Gefäßläsionen	Gefäßendothel bei Vögeln
Agonisten:	Ang-II, Ang-III	Ang-II, Ang-III, Ang(1-7)	Ang-II
Antagonisten:	DuP 753 u.a., Saralasin	PD123177, CGP42112A, Saralasin	(Saralasin)

Abb. 4. Vorläufiges Schema zu den bisher bekannten Angiotensinrezeptoren (AT-R)

Timmermans et al. 1991). Benutzt wird in diesem Text in Anlehnung an den etablierten Sprachgebrauch den Ausdruck Angiotensinantagonisten, obwohl Angiotensinrezeptorblocker korrekter wäre. Unterschieden wurden zunächst aufgrund von Affinitätsunterschieden von Antagonisten 2 Rezeptortypen für Angiotensin-II, sie werden als AT-1- und AT-2-Rezeptoren bezeichnet (Abb. 4).

Die Isolierung von Angiotensinrezeptoren zur Strukturaufklärung stieß wegen ihrer Instabilität lange Zeit auf ungewöhnlich große Schwierigkeiten. Mit molekularbiologischen Methoden gelang jedoch kürzlich Arbeitsgruppen die Klonierung des Gens für den AT-1-Rezeptor aus Nebennierenrinde des Rindes und aus Gefäßmuskulatur der Ratte (Murphy et al. 1991; Sasaki et al. 1991). In beiden Spezies kodiert dieses Gen ein Protein aus 359 Aminosäuren mit 92 % Identität. Dieses Rezeptorprotein besitzt 7 transmembranäre Abschnitte (Abb. 4) und gehört damit zur großen Familie der G-Protein-gekoppelten Rezeptoren, zu der die vielen α- und β-Rezeptoren der Katecholamine, die muskarinischen Rezeptoren, die Serotoninrezeptoren und viele andere mehr gehören.

Vor kurzem konnten molekularbiologisch 2 sehr ähnliche Isoformen des AT-1-Rezeptors (AT-1$_A$ und AT-1$_B$) identifiziert werden, die von 2 verschiedenen Genen kodiert werden (Lewis et al. 1992; Sasamura et al. 1992; Elton et al. 1992). Funktionelle und pharmakologische Unterschiede dieser beiden Subtypen sind noch nicht mitgeteilt. Möglicherweise gibt es von einem dieser beiden AT-1-Rezeptorgene noch Isoformen durch alternatives Splicing der Primär-RNS (Takeuchi et al. 1992). Außerdem muß es aufgrund pharmakologischer Untersuchungen weitere AT-Rezeptoren geben, die in das bisherige Schema von AT-1-A/B- und AT-2-Rezeptoren nicht einzuordnen sind (Nishimura et al. 1992; Chaki u. Inagami 1992). Eine vorläufiges Schema zur Klassifikation der augenblicklich bekannten AT-Rezeptoren zeigt Abb. 4.

Die AT-1-Rezeptoren sind der Subtyp der glatten Gafäßmuskulatur und bewirken dort Konstriktion, sie sind beteiligt an der angiotensininduzierten Sekretion von Aldosteron (aus der Nebennierenrinde) und Vasopressin (aus dem hypothalamisch-hypophysären System) und der zentralen und peripheren Sympathikusverstärkung durch Angiotensin, sie sind deshalb für viele Blutdruckwirkungen des Angiotensins wichtig. Oral applizierbare AT-1-Antagonisten befinden sich gegenwärtig in der klinischen Prüfung als Antihypertensiva. Die AT-2-Rezeptoren überwiegen (nach Untersuchungen in Ratten) im Nebennierenmark, im Uterus, in reifenden Follikeln der Ovarien und in Feten während des Wachstums vor der Geburt (Catt u. Abbott 1991). Die Aktivierung von AT-2-Rezeptoren wird spekulativ mit einigen der wachstums- und entwicklungfordernden Wirkungen der Angiotensine in Zusammenhang gebracht. Für beide Rezeptorsubtypen haben Ang-II und Ang-III eine ähnlich hohe Affinität, während die Affinität von Ang-(1–7) für AT-2 Rezeptoren höher ist (Abb. 4).

Die Homologie der bisher klonierten AT-1_A- und AT-1_B-Rezeptoren mit dem ebenfalls aus 7 transmembranären Abschnitten bestehenden Membranprotein des MAS-Protoonkogens ist jedoch sehr gering (< 10 %, Catt u. Abbott 1991; Murphy et al. 1991; Sasaki et al. 1991). Onkogene sind Krebsgene, deren Proteine zum unregulierten, aggressiven Wachstum transformierter Zellen beitragen. Sie unterscheiden sich nur in wenigen (manchmal nur in einer einzigen) Mutation von solchen normalen Genen, deren Proteine in die physiologische Steuerung von Wachstum und Dedifferenzierung involviert sind und die deshalb Protoonkogene genannt werden. Das Protein des MAS-Protoonkogens ist vor kurzem als Angiotensinrezeptor vermutet worden und hat damit natürlich das Interesse an den wachstumsstimulierenden Wirkungen des Angiotensins erneut verstärkt. Diese Klassifikation von MAS als Angiotensinrezeptor wird mittlerweile bezweifelt, möglicherweise moduliert das MAS-Protein die Ansprechbarkeit von existierenden Angiotensinrezeptoren (Catt u. Abbott 1991).

Die intrazelluläre Signalübertragung nach Aktivierung der beiden AT-1-Rezeptoren (Abb. 5) führt zur Stimulation von Phospholipase C über gegen Pertussistoxin insensitive G-Proteine (identifiziert und kloniert als G-q; Taylor et al. 1990; Smrka et al. 1991). Phospholipase C (von der es mehr als 10 Isoenzyme gibt) bildet aus membranären Phosphoinositiden die intrazellulären Botenstoffe IP_3 (Inositoltriphosphat und daraus abgeleitete Mediatoren der Ca^{2+}-Freisetzung aus intrazellulären Speicherorganellen) und DAG (Diacylglycerol, ein Stimulator für ein weiteres, multifunktionelles Signalsystem der Zellen, die Proteinkinase C). Die Proteinkinase(n) C können membranäre Kanäle aktivieren und/oder Austauschvorgänge (z. B. den Na^+-H^+-Austausch in glatter Muskulatur), die Phospholipase A-2 (die die Ararchidonsäurekaskade mit Prostaglandinbildung initiiert), und die Expression von Zellkernprotoonkogenen, die an der Steuerung von Wachstumsvorgängen beteiligt sind. In einigen Zelltypen kommen neben der Stimulation der

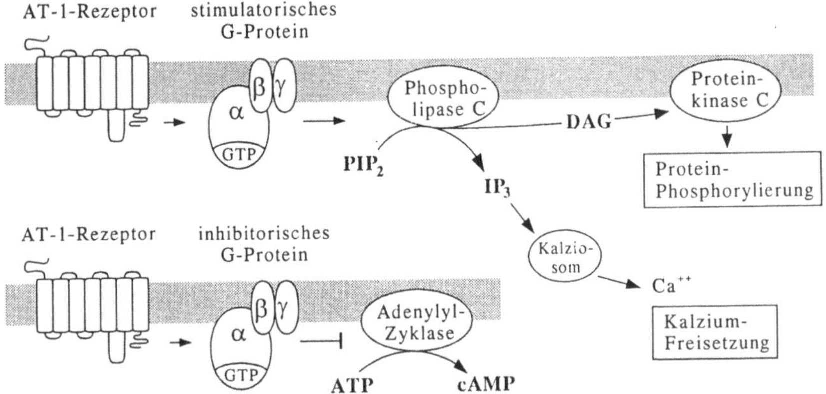

Abb. 5. Die wichtigsten Wege der transmembranären Signaltransduktion bei Aktivierung von AT1A/ 1B-Rezeptoren

Phospholipase C auch noch andere Wege der Signalübertragung vor, z. B. die Hemmung der Adenylylcyclase (Catt u. Abbott 1991).

Außerdem könnte Ang-II (nach Internalisation des an den Rezeptor gebundenen Peptids) auch als intrazelluläres Signal wirken, die Bedeutung von Angiotensinbindungsstellen an der Zellkern-DNS ist jedoch umstritten.

Angiotensinwirkungen

Die Gewebe reagieren auf die Stimulation ihrer Angiotensinrezeptoren mit Erhöhung der zytosolischen Ca^{2+}-Konzentration. Dies ist ein universelles Aktivierungssignal für nahezu alle Zelltypen. In der glatten Gefäßmuskulatur bewirkt es die Namen gebende Vasokonstriktion, aber es ist wahrscheinlich auch das entscheidende intrazelluläre Signal für die sonstigen Angiotensinwirkungen (Hall u. Brands 1992).

Im Kreislauf steht die Erhöhung des peripheren Gefäßwiderstandes durch Arteriolenkonstriktion in nahezu allen Organen (Ausnahme Gehirn, dort nur präferentiell Vasokonstriktion) im Vordergrund der Effekte bei Angiotensininfusionen. Die daraus entstehende akute Blutdrucksteigerung gilt jedoch als „pharmakologischer" Effekt, d. h. sie entsteht erst bei infusionsbedingten Plasmakonzentrationen, die um Größenordnungen über den physiologischen Werten liegen (Abb. 3). Diese Diskrepanz zwischen physiologischen Plasmaspiegeln und den zur Auslösung eines Effektes notwendigen unphysiologisch hohen Konzentrationen bei Infusionen in vivo (oder beim isolierten Experiment im Organbad) gilt für alle bekannten Angiotensinwirkungen.

Diese Diskrepanz besagt nicht unbedingt, daß diese Angiotensineffekte keine physiologische Bedeutung haben können. Schließlich muß jegliche exogen applizierte Substanz im intakten Organismus erst die Kontrollmechanismen der Kreislaufhomöostase überwinden, bevor ein Kreislaufeffekt (d. h. eine Abweichung von der Homöostase) meßbar wird. Dazu sind viel höhere Konzentrationen erforderlich als für einen Effekt bei endogener Freisetzung, wenn die gleiche Substanz die Kreislaufhomöostase unterstützt im Zusammenwirken mit anderen Regulationsmechanismen. Trotzdem bleibt diese große Diskrepanz beim Angiotensin ein wichtiges Argument bei Überlegungen zur Bedeutung von „lokalem" und „systemischem" RAS (vgl. S. 15ff).

Angiotensininwirkungen am Herzen werden im Zusammenhang mit den dramatischen Ergebnissen der Interventionsstudien mit ACE-Hemmung bei Herzinsuffizienz diskutiert (wobei uns immer bewußt sein muß, die ACE-Hemmung ja nicht allein über die Hemmung der Ang-II-Bildung wirkt). Unphysiologisch hohe, pharmakologische Angiotensindosierungen bewirken Koronarkonstriktion und haben am Myokard, zusätzlich zu den indirekten Effekten via Sympathikusverstärkung, eine direkte kontraktionssteigernde Wirkung, die mit Verzögerung der Relaxation und mit Verlängerung des transienten zytosolischen Ca^{2+}-Anstieges einhergeht (im Gegensatz zur positiv-inotropen und positiv-lusitropen Wirkung der β-adrenergen Stimulation). Mit der transienten zytosolischen Ca^{2+}-Erhöhung erfolgt auch eine in vitro nachweisbare Minderung der interzellulären Leitfähigkeit („junctional canductance"; De Mello u. Altieri 1992). Zumindest unter pathophysiologischen Bedingungen (mit vermehrter intrakardialer Angiotensinbildung, (s. S. 24) könnten diese kardialen Wirkungen von lokal gebildetem Angiotensin tatsächlich relevant sein: intrakoronare Infusionen von ACE-Hemmern bei Herzinsuffizienzpatienten in geringen, systemisch nicht wirksamen Dosierungen bewirken Minderung des Koronarwiderstandes, Verbesserung der diastolischen Kammerdehnbarkeit und der Füllung sowie grenzwertige Minderung der systolischen Druckentwicklung (Foult et al. 1988; Friedrich et al. 1992), was mit dem Wegfall parakriner Wirkungen von lokal gebildetem Angiotensin erklärbar ist.

Besonderes Interesse hat die Wirkung von Angiotensinen als Wachstumsfaktoren gefunden. Unter Zellkulturbedingungen kann Ang-II trophisch wirken, auch auf Gefäßmuskelzellen des Menschen (Campbell-Boswell u. Robertson 1981). Dabei bewirkt Ang-II in den Muskelzellen normotensiver großer Arterien eher eine Zellhypertrophie (Geisterfer et al. 1988; Berk et al. 1989; Paquet et al. 1990), in denjenigen von Widerstandsgefäßen auch eine Hyperplasie (Dubey et al. 1992). Dies entspricht in etwa auch den trophischen Gefäßveränderungen bei moderater Hypertonie in vivo (Mulvany u. Aalkjaer 1990; Schwartz et al. 1990; Owens et al. 1988). Das Ausmaß der Wachstumswirkung von Ang-II auf kultivierte Gefäßmuskelzellen und das Gleichgewicht zwischen mitogenen und trophischen Effekten hängt aber nicht nur vom Gefäßtyp ab. Beides wird beeinflußt von der Anwesenheit von Serum oder Aldosteron im Kulturmedium (Lyall et al. 1988; Scott-Burden et al. 1991; Ullian et al. 1992), von der Art der Hypertrophie vor der Gefäßentnahme (Paquet et al. 1990; Bunkenburg et al. 1992), von mechanischer Dehnung während der Kultur (Sudhir et al. 1992) und von der Induktion anderer Wachstumsfaktoren in den kultivierten Zellen (Koibuchi et al. 1992; Naftilan et al. 1989). Trophische Reaktionen kulivierter Gefäßmuskelzellen sind nicht nur durch Ang-II im Kulturmedium auslösbar, sondern auch durch die Induktion der vermehrten Ang-II-Bildung in den kultivierten Zellen durch genetechnische Manipulationen der Expression (Mori-Shita et al. 1992). Im Gegensatz zur Wachstumsstimulation durch Ang-II in kultivierten Gefäßmuskelzellen kann in proliferierenden Endothelzellen sogar eine Wachstumshemmung durch Ang-II bewirkt werden (Stoll et al. 1992).

Die Beeinflussung der Subintimaproliferation und Restenosierung durch ACE-Hemmung nach mechanischer, lokalisierter Intimaschädigung in verschiedenen Tiermodellen wird ebenfalls mit den trophischen Angiotensinwirkungen in Zusammenhang gebracht, neuerdings mit einer spezifischen Rolle von AT-2-Rezeptoren an den Stellen derartiger Schädigung (s. Abb. 4). Die Wirkungen chronischer ACE-Hemmung in vivo sind jedoch komplex und nicht nur angiotensinspezifisch, sie sind in verschiedenen Modellen der Restenosierung sehr unterschiedlich und klinisch bisher eher enttäuschend.

Auch an Kardiozyten in Kultur ist eine Zellvergrößerung durch trophische Ang-II-Wirkungen nachweisbar (Aceto u. Baker 1990; Baker et al. 1992). Sie wird als Erklärung für die unter ACE-Hemmern erzielbare Regression von linksventrikulärer Hypertrophie bei Hochdruck und Herzinsuffizienz herangezogen, auch wenn hierbei andere Effekte der ACE-Hemmung nicht ausgeschlossen werden können. Klinisch wichtig ist sicherlich die Stimulation der kardialen Kollagenbildung durch Ang-II in vivo (Landau et al. 1992) und in vitro (Crawford et al. 1992; Schorb et al. 1992).

Die Mechanismen dieses Wachstumswirkungen des Ang-II sind noch offen. Sie können durch die Aktivierung der Proteinkinase C bedingt sein, der weitere Schritte der Signaltransduktion folgen (Tsuda et al. 1992). Die Existenz von Angiotensinbindungsstellen an der DNS des Zellkerns wird damit ebenfalls in spekulativem Zusammenhang gebracht. Das Konzept von Angiotensin als Wachstumsfaktor beherrscht augenblicklich die Überlegungen zur Pathophysiologie des RAS und wird dort näher diskutiert (s. S. 24ff).

Angiotensinbildung

Angiotensinogen: Nur Präkursor für Angiotensine?

Das Angiotensinogen im menschlichen Blutplasma (in der α_2-Globulinfraktion) ist ein Glykoprotein von 452 Aminosäuren mit 4 Stellen für N-Glykosylierung. Es liegt in einer Konzentration von ca. 1 µmol/l vor und wird überwiegend von der Leber freigesetzt. Angiotensinogen ist die einzige bekannte Vorstufe, aus der Renin und andere Enzyme Ang-I freisetzen können, indem nach der 10. Aminosäure (vom N-Terminus her gesehen) eine Leucin-Leucin-Bindung gespalten wird. Eine sonstige Funktion der restlichen 442 Aminosäuren des Des-Ang-I-Angiotensinogens oder des vollständigen Angiotensinogens ist jedoch unbekannt (Lynch u. Peach 1991). Dies widerspricht eigentlich allen bisherigen Erfahrungen mit Signalpeptiden. Ein Vergleich der Genstruktur (Intron-Exon-Organisation) und der Aminosäurensequenz des Angiotensinogens führte aufgrund von engen

Homologien zu seiner Einordnung in eine Superfamilie von Serpinen (Serinproteaseinhibitoren wie α_1-Antitrypsin oder Antithrombin III), Ovalbumin und Hormonbindungsproteinen (wie T_4-Bindungsglobulin oder Kortikosteroidbindungsglobulin). Doch hat auch die Aufklärung dieser Homologien bisher keine sonstige Funktion des Moleküls neben der Angiotensinbereitstellung erbracht (Lynch u. Peach 1991).

Mit molekularbiologischen Methoden (Nachweis der Boten-RNS für das Molekül) wurde gezeigt, daß Angiotensinogen auch in extrahepatischen Geweben wie Gehirn, Gefäßen, Nieren, Nebennieren, Herz and Testes synthetisiert werden kann. Dies hat besondere Bedeutung für das Konzept der lokalen Angiotensinbildung durch ein „gewebsständiges" RAS (Campbell 1985, 1987).

Renin und reninähnliche Enzymaktivitäten

Renin ist eine renale Aspartylproteinase, die in ihrer aktiven Form von den myoendokrinen Zellen der afferenten Arteriolen an den Nierenglomeruli freigesetzt wird in das renale Plasma und in die renale Lymphe (Dzau u. Pratt 1992). Im Plasma spaltet es das Dekapeptid Ang-I vom zirkulierenden Angiotensinogen ab. Für diese Reakton sind die ersten 14 der 452 Aminosäuren des Angiotensinogens entscheidend, weshalb dieses Tetradecapeptidfragment oft als synthetisches Reninsubstrat Verwendung findet. Im Plasma ist Angiotensinogen meist im Überschuß vorhanden, so daß die Konzentration des aktiven Renins für die Ang-I-Bildung limitierend ist. Deshalb wird die Ang-I-Bildungsrate unter definierten Inkubationsbedingungen als „Reninaktivität" verwendet zur Abschätzung des zirkulierenden aktiven Renins. Lediglich bei Lebererkrankungen und bei Nebenniereninsuffizienz kann die Reninaktivität von einem Angiotensinogenmangel beeinflußt sein und muß dann bei zugesetztem Reninsubstrat bestimmt werden.

Eine Besonderheit der Reninphysiologie, der hohe Anteil an inaktivem Prorenin im Plasma, hat in der Vergangenheit viel Verwirrung gestiftet. Etwa 90% des Renins im Plasma liegt als inaktives Prorenin (Molekulargewicht 57 000) vor und nur etwa 10% als aktives Renin (Molekulargewicht 48 000). Mit der Analyse des Reningens und der Strukturaufklärung des Enzyms wurde klar, daß Prorenin (ein Glykoprotein mit 386 Aminosäuren) die physiologische Vorform des aktiven Renins darstellt, zu dessen Aktivierung 46 Aminosäuren vom N-terminalen Ende des Prorenin abgespalten werden (Inagami u. Murakami 1980; Galen et al. 1984; Pratt et al. 1987). Diese Aktivierung des hohen Proreninanteils kann in vitro unbeabsichtigt erfolgen (z. B. durch Kälte und Säuerung) und die gemessene „Reninaktivität" verfälschen (in vitro können neben natürlichem Prorenin auch noch andere inaktive Reninformen auftreten, u. U. durch sekundäre Verbindung von Fragmenten oder Komplexierung mit anderen Proteinen; Sealey et al. 1980).

Während aktives Renin aus der Niere freigesetzt wird (zumindest ist eine extrarenale Bildung aktiven Renins umstritten, vgl. S. 18), kann Prorenin in vielen Organen gebildet werden. Der Nachweis einer Proreninsynthese (durch Nachweis des Boten-RNS) in Herz, Gefäßen, Nebennieren, Gehirn u. a. (Hsueh u. Baxter 1991; Dzau u. Pratt 1992) ist als ein wichtiges Argument für die Existenz des gewebsständigen RAS gewertet worden. Anscheinend ist aber für die physiologische Umwandlung des Prorenins in aktives Renin die Niere erforderlich (Hsueh u. Baxter 1991). In der Niere konnte auch ein Prorenin aktivierendes Enzym identifiziert werden (Shinagawa et al. 1991; Wang et al. 1991). Daraus ergibt sich die noch unbeantwortete Frage nach dem Sinn der hohen Proreninspiegel. Prorenin ist nach Nephrektomie vorhanden, wenn auch in niedrigerer Konzentration (Derkx et al. 1978; Hsueh et al. 1983). Es wird auch von den Chorinzellen der Plazenta mit hoher Rate gebildet, so daß die Proreninkonzentration in der Ammionflüssigkeit 100fach über der im Plasma liegt (Hsueh u. Baxter 1991). Seine Funktion ist jedoch noch unklar. Faktoren der Gerinnungskaskade (Kallikrein und Faktor XII) können in vitro Prorenin aktivieren (Inagami u. Murakami 1980), aber ob und wann dies zur Bildung von aktivem Renin in vivo beitragen kann, bleibt umstritten.

Enzyme mit reninähnlicher Aktivtät (d. h. der Abspaltung von Ang-I von Angiotensinogen), wie beispielsweise Kathepsine, haben in der Vergangenheit eine große Rolle gespielt bei Kontroversen zur Frage nach extrarenalen authentischen Reninsystemen. Ob sie zur Angiotensinbildung unter physiologischen oder pathologischen Bedingungen in vivo führen können, ist nicht bekannt.

Konvertierungs-Enzym

Dieses Enzym ist eine Ca^{2+}-abhängige Dipeptidase, die 2 Aminosäuren vom C-terminalen Ende des Ang-I abspaltet (Abb. 2). Es benötigt zu seiner vollen Aktivierung Chloridionen. Die Spezifität für Ang-I ist nicht hoch, es kann viele Peptide abbauen und ist unter dem Namen „Kininase II" schon lange bekannt als beteiligt am Abbau von Enkephalinen und Kininen (vgl. Kap. 2, Bönner). Das Glykoprotein ist eine Metalloprotease mit einem für die Katalyse wichtigen Zinkatom im aktiven Zentrum (Soubrier et al. 1988; Erdös 1990). Es ist ein ubiquitäres Enzym, das in vielen Zelltypen nachweisbar ist, möglicherweise auch intrazellulär in der Membran von Vakuolen.

In hoher Konzentration liegt es als Ektoenzym verankert in der Membran aller Endothelzellen vor mit dem aktiven Zentrum extrazellulär zum Gefäßlumen (Erdös 1990). Wegen des hohen Endothelzellanteils am Gesamtgewebe der Lunge ist hier die ACE-Aktivität am höchsten; wegen des intensiven Plasmaendothelkontaktes während der Lungenpassage ist dieses Organ für die Umwandlung von zirkulierendem Ang-I in Ang-II am wichtigsten. Mit Ausnahme des testikulären ACE kommt in allen anderen Organen das gleiche Isoenzym von ACE vor, weshalb unterschiedliche Organselektivitäten von verschiedenen ACE-Inhibitoren nur aufgrund unterschiedlicher Löslichkeiten und Pharmakokinetiken zu erwarten sind, oder aber durch zusätzliche Wirkungen auf andere Enzyme. Das im Plasma zirkulierende ACE scheint vom Endothel freigesetzt zu sein, möglicherweise während des Endothelzellturnovers. Es ist massiv erhöht bei Sarkoidosis und anderen granulomatösen Erkrankungen der Lunge.

Sonstige Angiotensin-II bildende Enzyme

Im menschlichen Myokard ist eine „human heart chymase" (hH-Chymase, Abb. 2) identifiziert worden (Urata et al. 1990). Dieses Enzym hat eine sehr hohe Spezifität für die Konversion von AngI-zu Ang-II (Kinoshita et al. 1991) und wird als ein mastzellspezifisches Enzym angesehen (Jenne u. Tschopp 1991). Nach Mastzellaktivierung wird es ins myokardiale Interstitium freigesetzt und an interstielles Bindegewebe gebunden, wo es seine Aktivität anscheinend behält. Mit einem hH-Chymase-spezifischen Ang-I-Analog kann eine hH-Chymaseaktivität bei Primaten in vivo nachgewiesen werden (Hoit et al. 1992), während analoge Enzyme in Nagern nicht zur Ang-II-Bildung führen, sondern Ang-II weiter abbauen. Hinsichtlich dieses gegenüber ACE-Hemmung resistenten Weges der kardialen Ang-II-Bildung gibt also große Speziesunterschiede.

Unter den sonstigen Angiotensin-II-bildenden Enzymen ist das vaskuläre Tonin zu nennen, ein Enzym, das Ang-II direkt aus Angiotensinogen bilden kann ohne Ang-I als Zwischenstufe. Es hat vom strukturellen Aufbau her Homologien zu den Kallikreinen (Dzau 1989). Zur Bildung von Ang-II aus Angiotensinogen kann auch t-PA („tissue plasminogen activator") beitragen. Dieses vom Endothel synthetisierte fibrinolytische Enzym könnte, ebenso wie Tonin, an Stellen von Gefäßschädigung, Entzündung und Nekrose zur lokalisierten Ang-II-Bildung beitragen (Dzau 1989). Ob diese beiden (oder ähnliche) Enzyme zum kreislaufregulierenden RAS zu rechnen sind, bleibt fraglich.

Angiotensinasen

Der Abbau von Ang-II im Plasma erfolgt sehr rasch, und alle dazu beitragenden zirkulierenden und gewebsständigen Enzyme werden unter dem Begriff Angiotensinasen subsumiert. Darunter fallen auch Ang-I-abbauende Enzyme, die nicht zur Bildung von Ang-II führen. Bisher haben Angiotensinasen bei der Erforschung des RAS wenig Interesse gefunden.

Kürzlich konnte jedoch gezeigt werden, daß das aktive Ang-(1–7) aus Ang-I gebildet werden kann ohne die Bildung von Ang-II als Zwischenstufe durch eine endotheliale Prolylendopeptidase (s. Abb. 2). Dementsprechend muß dieses bisher unter dem Sammelbegriff der Angiotensinasen subsumierte Enzym auch unter der Kapitelüberschrift „Angiotensinbildung" eingeordnet werden, denn es bildet das aktive Ang-(1–7).

Von klinischer Bedeutung ist die Tatsache, daß die Endopeptidase 24.11 ebenfalls zu den Angiotensinasen gehört. Diese Endopeptidase 24.11. ist wichtig für den Abbau von zirkulierendem atrialem natriuretischem Peptid (Anp; Kenny u. Sephenson 1988), und Inhibitoren dieses Enzyms werden gegenwärtig als Therapeutika bei der kongestiven Herzinsuffizienz erprobt (Jardine et al. 1989). Bei Hemmung von Endopeptidase 24.11 im Menschen in einem therapeutisch relevanten Dosierungsbereich ist die Clearance von zirkulierendem Ang-II vermindert und die pressorische Wirksamkeit von exogenem Ang-II erhöht (Richards et al. 1992).

„Zirkulierendes" oder „gewebsständiges RAS"

Ist das Plasma-RAS unbedeutend?

Mehrere Beobachtungen führten zu dieser wahrscheinlich überspitzten Frage. Mit den ersten Erfahrungen bei der Anwendung des ACE-Hemmers Captopril bei Patienten stellte sich entgegen den urprünglichen Erwartungen heraus, daß die mit der Langzeittherapie erzielbare Blutdrucksenkung bei Hypertonikern nicht mit den vorherigen Werten der Plasmareninaktivität korrelierte. Captopril wirkte keineswegs am besten bei Patienten mit hoher Plasmareninaktivität, sondern durchaus auch bei Hypertoniken mit normaler oder erniedrigter Aktivität. Ein überzeugender Zusammenhang zwischen Ausgangsrenin und Langzeitcaptoprileffekt ergab sich auch nicht für die Vasodilatatortherapie der Herzinsuffizienz und bestätigte sich bei der Einführung weiterer ACE-Hemmer. Aus diesen Beobachtungen ergab sich das Interesse einerseits am lokalen RAS in den Geweben, andererseits an ACE-Wirkungen außerhalb des RAS, also an Wirkungen auf das Kallikrein-Kinin-System (vgl. Kap. 2, Bönner).

Ein weiteres Argument für Zweifel an der Relevanz des Plasma-RAS ergaben sich aus Untersuchungen zur Plasmakinetik der Angiotensine in vivo (Campbell 1985, 1987). Messungen der Bildungs- und Abbaurate des Ang-I mittels Tracermarkierungen sowie der Kinetik der Renin-Angiotensinogen-Reaktion ergaben, daß der überwiegende Teil des Ang-I im gemischtvenösen Blut nicht aus der Renin-Angiotensinogen-Reaktion im Plasma entstammen kann, sondern von der Ang-I-Bildung und -Freisetzung der Gewebe kommen muß. Gleiches ergab sich für das Ang-II im Plasma: auch hier kann ein erheblicher Anteil nicht aus der Umwandlung des Ang-I im Blut entstammen, sondern muß aus den Geweben freigesetzt sein (Campbell 1985, 1987). Diese Analysen konnten, soweit untersucht, auch für den Menschen bestätigt werden (Webb et al. 1984; Admiraal et al. 1990a, b; Gasic et al. 1991). Das bedeutet aber, daß selbst zirkulierende Angiotensine kaum Produkte des zirkulierenden RAS sein können, sondern überwiegend ein „spillover" der lokalen Angiotensinbildung in den Geweben sind, wo die Angiotensine am Ort der Bildung längst gewirkt haben können, bevor sie im Plasma überhaupt erscheinen. Hinzu kommt, daß die meßbaren Plasmakonzentrationen der aktiven Angiotensine für die Auslösung aller Angiotensinwirkungen zu niedrig sind.

Diese Zweifel an der Relevanz des zirkulierenden RAS stimulierten die Forschungen zum Nachweis eines RAS in extrarenalen Geweben.

Gibt es ein nierenunabhängiges „Gewebs-RAS"?

Diese Suche konzentrierte sich zuerst auf den Nachweis eines eigenständigen, kompletten RAS im Gehirn und in der Niere (wird dort nur Renin freigesetzt oder gibt es dort auch eine lokale Angiotensinbildung?). Später wurde diese Suche auf andere Organe ausgedehnt. Solange nur mit traditionellen biochemischen Methoden gearbeitet werden konnte, gab es große Auseinandersetzungen um die Natur von authentischem Renin einerseits und „Isoreninen" oder reninähnlichen

Enzymen andererseits sowie um die Frage nach gewebsständiger Bildung oder Kontamination durch Bestandteile des Plasma-RAS.

Dies braucht hier nicht rekapituliert zu werden. Mit der Klonierung aller Gene des RAS wurde der molekularbilologische Nachweis der lokalen Synthese der RAS-Elemente in vielen Geweben durch Identifizierung der intrazellulären Boten-RNS der Systembestandteile möglich. Dazu gehören – neben dem Gehirn – das Myokard, die Gefäße, die Nebennieren u.a.m. (Dzau u. Pratt 1991).

Zu diesen molekularbiologischen Nachweisen kamen funktionelle Befunde: in isolierten, extrarenalen Gefäßen kann durchβ-Stimulation mit Isoproterenol oder Adrenalin die Bildung von Ang-II ausgelöst werden. Dieses lokal gebildete Ang-II wirkt parakrin auf benachbarte Nervenendigungen des Sympathikus und steigert dort die reizinduzierte Noradrenalinfreisetzung (Nakamaru et al. 1986; Mizuno et al. 1989). Dies ist der Nachweis der extrarenalen Angiotensinbildung durch ein lokales RAS mit lokaler Wirkung des Ang-II am Ort der Entstehung in vitro.

Beide Systeme wirken zusammen in einem „nephrozentrischen" kombinierten RAS

Läßt sich dieser Nachweis der extrarenalen Angiotensinentstehung in vitro übertragen auf die physiologische Situation in vivo mit der Folgerung, daß das zirkulierende RAS nur so etwas wie ein Indikator der viel wichtigeren Renin-Angiotensin-Systeme der extrarenalen Gewebe ist? Diese Folgerung wäre mit Sicherheit eine Überinterpretation.

Der Schlüssel für die Bewertung beider Systeme liegt in der bereits diskutierten Frage nach der Entstehung des aktiven Renins (vgl. S. 12ff). Er führt zu der der Einsicht, daß die Trennung in ein „zirkulierendes" und ein „gewebsständiges" RAS nur ein methodisch bedingtes Artefakt darstellt und daß es sich hierbei um zusam-mengehörende Teileelemente eines einheitlichen Systems handelt mit der Niere als dem entscheidenden Aktivierungszentrum.

Renin wird, wie bereits diskutiert, in vielen Geweben zunächst als Präprorenin synthetisiert. Nach der intrazellulären Abspaltung eines Signalpeptids von 23 Aminosäuren entsteht daraus das noch immer inaktive Prorenin, das freigesetzt werden kann. Nur für die Niere ist bisher zweifelsfrei bewiesen, daß dort auch die weitere Abspaltung zum aktiven Renin erfolgen kann (Hsueh u. Baxter 1991). In der Niere kommen 2 Freisetzungsmechanismen parallel vor: die konstitutive (d. h. parallel zur Synthese verlaufende) Freisetzung von Prorenin sowie die regulierte Freisetzung von aktivem Renin auf bestimmte Stimuli (vgl. dazu S. 13) nach vorhergehender Speicherung (Dzau u. Pratt 1991). Beide Freisetzungsmechanismen unterliegen wahrscheinlich unterschiedlicher Regulation.

Das aktive, in den extrarenalen Geweben (v.a. in den Gefäßen) nachweisbare Renin ist nach allen bisher vorliegenden Befunden zum ganz überwiegenden Teil renaler Herkunft und wird nach Aufnahme aus dem Plasma in den Geweben angereichert (Loudon et al. 1983; Hilgers et al. 1991; Inagami et al. 1991). Reninbindende Proteine sind bereits nachgewiesen und werden gegenwärtig intensiv untersucht (Fukui et al. 1989). Falls aus dem extrarenal zweifelsfrei gebildeten Prorenin aktives Renin lokal gebildet werden sollte, ist diese lokale Aktivierung so gering, daß sie bisher (mit Ausnahme des Gehirns) nicht nachgewiesen werden konnte. Dies bedeutet, daß bei der vorher erwähnten Angiotensinbildung in isolierten Gefäßen in vitro wahrscheinlich aktives Renin renaler Herkunft beteiligt ist, das vorher in diesen Gefäßen angereichert wurde.

Das kombinierte, „nephrozentrische" RAS läßt sich demnach beim gegenwärtigen Erkenntnisstand folgendermaßen beschreiben: die Aktivierung des Systems erfolgt durch die Niere mit der Freisetzung von aktivem Renin. Dies ist im Plasma als transiente „Hyperreninämie" (Halbwertszeit ca. 30 min) mittels „Plasmareninaktivität" erfaßbar. Nach 30 min ist das Renin jedoch nicht inaktiviert, sondern in die Gefäße (und Gewebe) aufgenommen und wirkt dort nun an der lokalen Angiotensinbildung mit. Das dafür notwendige Angiotensinogen ist sowohl hepatischen wie extrahepatischen Ursprungs (vgl. S. 19, 20). Die zirkulierenden Angiotensine sind tatsächlich in erster Linie Indikatoren der lokalen Angiotensinbildung. Diese setzt aber die renale Aktivierung voraus.

Unklar an diesem kombinierten System sind bisher noch Details zur Aufnahme und Speicherung des aktiven Renins. Wo genau erfolgt die lokale Angiotensinbildung: interzellulär oder in intrazellulären Vesikeln? Welchen Anteil haben dabei neben dem ACE auch andere angiotensinbildende Enzyme, beispielsweise die „Chymase" des menschlichen Herzens? Gibt es lokale ACE-hemmende Faktoren? Ungeachtet dieser noch offenen Details dürfte das Konzept des nephrozentrischen kombinierten RAS die Grundzüge der Biologie dieses Signalsystems zutreffend beschreiben.

Ein naheliegender Test für dieses Konzept ist die beidseitige Nephrektomie. Im Experiment verschwinden dabei die Plasmaangiotensine in Übereinstimmung mit dem Konzept. Die allgemeine Intoxikation durch die progrediente Urämie entwertet allerdings den Aussagewert solcher Befunde. Etwas anders sind die Verhältnisse bei langjährig anephrischen, dialysepflichtigen Patienten. Hier ist etwas aktives Renin (ca. 1/10 der Norm) im Plasma nachweisbar (Taylor et al. 1986; Mizuno et al. 1990; Campbell et al. 1991; Wilkes et al. 1991) und etwa im ähnlichen Verhältnis erniedrigte Spiegel der Angiotensine (Campbell et al. 1991; Wilkes et al. 1991). Mitteilungen von nahezu normalen Angiotensinimmunoreaktivitäten bei Nephrektomiepatienten sind aus methodischen Gründen kaum aussagefähig. Aber auch bei methodisch aufwendiger Auftrennung der Angiotensinimmunoreaktivität ergeben sich eindeutige Hinweise auf eine geringe extrarenale Angiotensinbildung (Campbell et al. 1991).

Dies widerspricht nicht dem nephrozentrischen Konzept. Eine gewisse katalytische Wirkung von Prorenin ist diskutiert worden (Sealey u. Rubattu 1989; Heinrikson et al. 1989), deren Bedeutung bei Nephrektomie unbekannt ist. Außerdem ist es allgemeine biologische Erfahrung, daß rudimentäre Funktionen (d.h. extrarenale Bildung aktiven Renins oder reninunabhängige Angiotensinbildung) heraufreguliert werden, wenn das normalerweise dominierende Regulationsprinzip für lange Zeit weggefallen ist.

Regulation

Renale Freisetzung von aktivem Renin

Nach dem nephrozentrischen Konzept ist dies der wichtigste Schritt für die Regulation des gesamten Systems. Da viele klassische, grundlegende Studien in der Vergangenheit mittels der Analyse der Reninaktivität in Nierenvenenblut und Nierenlymphe vorgenommen wurden, sind sie für diese Frage durchaus noch relevant. Neuere Studien mittels immunologischem Nachweis des Reninmoleküls haben da eher Verwirrung gebracht, sofern sie nicht zwischen aktivem Renin und Prorenin differenziert haben. Im Rückblick kann festgestellt werden, daß diese Verwirrung aus der Existenz von 2 verschiedenen Regulationswegen resultierte, mit denen in den juxtaglomerulären Zellen der Niere Prorenin gebildet, weiter verarbeitet und freigesetzt werden kann.

Diese beiden, in den gleichen Zellen nebeneinander verwirklichten Wege werden als „regulierte" und „konstitutive" Freisetzung bezeichnet. Bei der ursprünglicheren, konstitutiven Freisetzung bestimmt die Syntheserate des Prorenins auch die Rate seiner Freisetzung; eine vorübergehende Speicherung des Syntheseproduktes bis zur Freisetzung durch einen bestimmten Reiz findet nicht statt. Das freigesetzte Prorenin ist inaktiv, die Rate dieser konstitutiven Proreninfreisetzung kann nur über eine Modulation der Syntheserate verändert werden.

Demgegenüber ist die „regulierte" Freisetzung eine weiterentwickelte, spezialisierte Form der Freisetzung, bei der das synthetisierte Prorenin zunächst in Vesikeln gespeichert wird. Dabei werden unter der Wirkung eines dem Kathepsin B ähnlichen Enzyms (Sinagawa et al. 1990; Wang et al. 1991) vom Prorenin 43 Aminosäuren abgespalten, so daß aktives Renin entsteht. Dies wird dann, unabhängig von der aktuellen Syntheserate, aus den Speichern auf einen bestimmten Reiz hin freigesetzt. Dieser Reiz besteht, und dies ist die Besonderheit der renalen Reninfreisetzung im Gegensatz zu sonstigen Prozessen der Exozytose, in einer Erniedrigung der zytosolischen Ca^{2+}-Konzentration und in der damit verbundenen Relaxation der reninproduzierenden glatten Muskelzellen im Vas afferens (Dzau u. Pratt 1992; Hall u. Brands 1992).

Diese regulierte Freisetzung des aktiven Renins durch Relaxation der Muskulatur im Vas afferens ist der Mechanismus, der den klassischen Stimuli der renalen Reninfreisetzung zugrunde liegt; der Freisetzung durch Drucksenkung („renaler Barorezeptor"), durch Kochsalzentzug („Macula-densa-Mechanismus") und durch Sympathikusaktivierung (via β-Rezeptorstimulation).

Die physiologische Reaktion der Gefäßmuskulatur im Vas afferens auf Verminderung des transmuralen Druckes besteht in Relaxation entsprechend dem Baylisseffekt (d. h. myogene Autoregulation), die einerseits den Filtrationsdruck durch Minderung des präglomerulären Widerstandes aufrecht erhält und die gleichzeitig mit der Reninfreisetzung ein blutdrucksteigerndes System aktiviert (Hall u. Brands 1992). Die lokale Prostaglandinbildung ist an dieser präglomerulären Relaxation und Reninfreisetzung bei Druckabfall beteiligt. Bei chronischem Kochsalzentzug werden mehr Vas-afferens-Zellen zu Renin freisetzenden Zellen umgebildet; die Reaktion setzt dann bereits auf geringe Drucksenkungen intensiv ein. Schwellenverschiebungen der autoregulativen Reninfreisetzung können zwanglos über Veränderungen der Konstriktion des Vas afferens erklärt werden.

Die Regulation der Reninfreisetzung über die Macula densa ist untrennbar mit dem tubuloglomerulären Rückkoppelungsmechanismus in der Niere verbunden (Schnermann u. Briggs 1992). Dieser Mechanismus ist ein Schutz gegenüber Kochsalzverlusten durch geschädigte Nephronen, bei denen keine ausreichende Rückresorption erfolgt. Bei derartigen Nephronen ist das Kochsalzangebot im distalen Tubulus hoch, so daß für die Rückresorption an der Macula densa viel Kochsalz zur Verfügung steht. Bei einer zu hohen Rate des Rücktransportes in der Macula densa erfolgt eine Konstriktion des benachbarten Vas afferens im zugehörigen Nephron, so daß weniger filtriert wird. Mediator dieser rückkoppelnden Vasokonstriktion ist das in der Macula densa gebildete Adenosin (vielleicht zusammen mit weiteren Signalen), das mit der Konstriktion zur Hemmung der Reninfreisetzung führt. Umgekehrt ist ein nieriges NaCl-Angebot an der Macula densa (bei chronischem Kochsalzentzug) oder die Hemmung des Transportes in der Macula densa (durch Schleifendiuretika) ein Anreiz zur Öffnung (= Relaxation) des Vas afferens und damit zur Reninfreisetzung (Schnermann u. Briggs 1992).

Bei der Reninfreisetzung durch Sympathikusaktivität ist schließlich die hohe Dichte von β-Rezeptoren im Vas afferens für die Relaxation und Reninfreisetzung entscheidend, während Aktivierung von α-Rezeptoren mit der Konstiriktion auch hemmend auf die Reninfreisetzung wirkt.

Entsprechend dem hier geschilderten Zusammenhang von Vasomotorik und regulierter Freisetzung von aktivem Renin im Vas afferens können auch die primären Wirkungen von Medikamenten oder Hormonen auf die renale Reninfreisetzung abgeleitet werden (Hall u. Brands 1992). Diese direkten Wirkungen werden freilich in vivo oft von indirekten Wirkungen auf andere renale Elemente überlagert. So ist die manchmal nachweisbare Reninhemmung durch ANF eine indirekte Wirkung durch ANF-Effekte auf die Filtration und tubulären Transport (Hall u. Brands 1992). Auch der EDRF („endothelium derived relaxing factor") wirkt direkt steigernd auf die Reninfreisetzung (obwohl mitunter Gegenteiliges behauptet wird), während der endotheliale Konstriktor Endothelin die Reninfreisetzung hemmt (Hall u. Brands 1992).

Angiotensinogenbildung

Das zirkulierende Angiotensin entstammt überwiegend der konstitutiven Freisetzung aus der Leber, wo die Syntheserate der Kontrolle durch Glukokortikoide unterliegt. Bei schwerer Leberinsuffizienz kann deshalb die Angiotensinogenkonzentration soweit abfallen, daß sie für die Bildung von Angiotensin I im Plasma durch das zirkulierende Renin der limitierende Faktor wird. Unter solchen Bedingungen ist die „Plasmareninaktivität" (i. e. die Rate der Ang-I-Bildung) dann kein Maß mehr für die Konzentration an aktivem Renin, sofern bei der Messung nicht Angiotensinogen im Überschuß zugesetzt wird.

Neuerdings konnte in einigen experimentellen Herzinsuffizienzmodellen gezeigt werden, daß die Boten-RNS von Angiotensinogen im Herzen vermehrt gebildet wird, wenn die ventrikuläre Wandspannung chronisch erhöht ist. (Baker et al. 1990; Finckh et al. 1991; Lindpaintner et al. 1992). Vergleichbare Untersuchungen an menschlichem Myokard von Herzinsuffizienzpatienten werden augenblicklich durchgeführt. Diese Befunde beweisen eine vermehrte lokale Synthese des Angiotensinogens im Herzen, wobei das Ausmaß der Synthesesteigerung aus der Konzentration der Boten-RNS nicht direkt abgeleitet werden kann. Diese Befunde zeigen aber, daß das variable Verhältnis von lokaler und systemischer Bildung von Angiotensin II (vgl. S. 15ff) auch durch lokale Synthese des Substrates modifiziert werden kann. Bei chronischem Kochsalzentzug wird in der Aorta ebenfalls eine 3fach höhere Konzentration der Boten-RNS von Angiotensinogen gefunden.

Gewebs-ACE-Aktivitäten

Das ACE ist ein ubiquitär vorkommendes Ektoenzym, das an der luminalen Endothelzelloberfläche besonders dicht lokalisiert ist. Einzelne experimentelle Studien haben eine Erhöhung der pulmonalen ACE-Aktivität bei chronischer Hypoxie beobachtet, doch konnte dies nicht von allen Untersuchern bestätigt werden. Pathophysiologisch bedeutsam könnte die mehrfache Erhöhung der ACE-Aktivität im Herzen und in den großen, dehnbaren Windkesselarterien sein, die durch chronisch erhöhte Wandspannung in diesen Organen hervorgerufen werden kann (vgl. S. 24ff).

Die ACE-Aktivität in den Testes ist unter hormoneller Kontrolle und entwickelt sich mit der Pubertät. Das testikuläre ACE unterscheidet sich jedoch vom sonstigen ACE in anderen Organen (Erdös 1990) und wird in seiner Aktivität bei Therapie mit ACE-Hemmern nicht beeinflußt. ACE kommt auch in den Follikeln der Ovarien vor; bei manchen Spezies ist das lokale Follikel-RAS an der Steuerung der Follikelreifung beteiligt. Eine pathologische Rolle der massiven Erhöhung der Plasma-ACE-Aktivität bei Sarkoidose ist nicht bekannt.

Angiotensinrezeptordichte, Kochsalzbilanz und Aldosteron

Die meisten Hormone und Neurotransmitter bewirken bei anhaltender Einwirkung auf die Zielzellen eine Verminderung der Zahl ihrer Membranrezeptoren an diesen Zielzellen, teilweise durch Rezeptorendocytosis und teilweise durch Verminderung der Transskription und Neusynthese der Rezeptoren. Außerdem können an dieser „Desensibilisierung", die für die β-Rezeptoren am besten untersucht ist, noch weitere Veränderungen in der Signaltransduktion auf der Ebene der G-Proteine und der Effektorenzyme beteiligt sein.

Beim Angiotensin gibt es eine bemerkenswerte Ausnahme von dieser allgemeinen Regel: durch hohe Konzentrationen von zirkulierendem Angiotensin erfolgt eine Vermehrung der Angiotensinrezeptoren in den Aldosteron produzierenden Zellen der Zona glomerulosa der Nebennierenrinde, während vaskuläre Angiotensinrezeptoren der allgemeinen Regel entsprechend gleichzeitig vermindert (herabreguliert) werden (Aguilera et al. 1980; Hollenberg et al. 1974). Auch die Angiotensinrezeptoren an anderen Organen werden durch zirkulierendes Angiotensin vermindert. In der Nebennierenrinde wird bei hohen zirkulierenden Angiotensinspiegeln eine Zunahme der Angiotensinrezeptordichte an den Zellen, eine Vermehrung der Aldosteron produzierenden Zellen und eine gesteigerte Stimulierbarkeit der Aldosteronfreisetzung durch Angiotensin gefunden. Diese paradoxe Erhöhung in der Dichte der adrenokortikalen Angiotensinrezeptoren trotz hoher Angiotensinspiegel wird durch Aldosteron bewirkt, das ebenso wie erhöhte Kaliumkonzentrationen eine Zunahme der adrenalen Angiotensinrezeptoren bewirken kann (Douglas 1986). Bei reduzierter Kochsalzzufuhr wird die Erhöhung der adrenokortikalen Angiotensinrezeptoren ebenfalls großenteils über Aldosteron bewirkt (Quinn u. Williams 1988).

Dies hat physiologische Bedeutung bei Änderungen der Kochsalzbilanz. Die hohen Angiotensinkonzentrationen bei der Aktivierung des Renin-Angiotensin-Systems beim chronischen Kochsalzmangel führen über die aldosteronvermittelte Erhöhung der adrenokortikalen Rezeptoren zu einer gesteigerten Ansprechbarkeit der für die Volumenhomöostase wichtigen Aldosteronfreisetzung. Kochsalzüberschuß vermindert die Zahl der Angiotensinrezeptoren in der Nebennierenrinde, Kochsalzmangel erhöht ihre Dichte. Wird bei Kochsalzentzug das RAS pharmakologisch gehemmt, beispielsweise durch ACE-Hemmer, dann vermindert dieser Eingriff mit der Senkung des Aldosteronspiegels auch wieder die Zahl der Rezeptoren in der Nebennierenrinde. Durch diese paradoxe Regulation der Angiotensinrezeptoren in der Nebennereninde wird also der Aldosteronanteil am gesamten Wirkungsspektrum des Systems gesteigert, wenn das System durch Volumen- und Salzmangel stimuliert ist.

Die aldosteronvermittelte Erhöhung der Dichte der Angiotensirrezeptoren ist auch in anderen Geweben nachweisbar (Summers u. Fregly 1989; Ullian et al. 1992). Intrazelluläre Aldosteronrezeptoren existieren auch in Gefäßen und im Herzen (Lombes et al. 1992), ihre Aktivierung durch Aldosteron führt zu einer Erhöhung von Angiotensinrezeptoren in kultivierten Gefäßmuskelzellen durch Neusynthese (Ullian et al. 1992). In Gegenwart von Angiotensin schwächt Aldosteron die angiotensininduzierte Verminderung der vaskulären Angiotensinrezeptoren ab (Ullian et al. 1992). Über diese Modulation der Angiotensinrezeptorregulation wirkt Aldosteron als ein wichtiger Verstärker des RAS, das nicht zuletzt deshalb auch zu Recht als Renin-Angiotensin-Aldosteron-System bezeichnet wird.

Physiologische Bedeutung

Mit einer gewissen, aber wohl zulässigen Vereinfachung kann die physiologische Aufgabe des RAS verstanden werden als Sicherstellung der Voraussetzungen für ausreichende Perfusion und Filtratbildung in der Niere. Dies entspricht auch der hier vorgestellten „nephrozentrischen" Sicht des kombinierten RAS (vgl. S. 16ff). Pragmatisch gesehen beinhaltet diese Sicherstellung eine zentrale Rolle des RAS in der Regulation von Blutdruck, Nierendurchblutung und Kochsalzbilanz.

Diese Aufgabe als zentrale physiologische Bedeutung des Systems wird besonders offensichtlich, wenn wir uns vor Augen halten, daß über Jahrtausende unserer Menschheitsentwicklung die Kochsalzzufuhr in der Nahrung um Größenordnungen niedriger war als heute. Zu dieser Stimulation des Systems durch den „physiologischen Kochsalzmangel", für dessen Bewältigung unsere Regulationsmechanismen optimiert sind, kam die häufige Sympathikusaktivierung bei Jagd, Kampf, Flucht und Blutverlust als weitere Beanspruchung hinzu. Deshalb verstehen wir die physiologische Bedeutung des Systems am besten, wenn wir uns seine Wirkung für die Nierenfunktion vor Augen halten in der Situation des NaCl-Entzuges sowie bei Sympathikusaktivierung. Hemmende Eingriffe in das RAS bei diesen Konstellationen haben für die Nierenfunktion und die Blutdruckregulation unmittelbar verheerende Wirkungen (Guyton et al. 1972; Haber 1976) und illustrieren seine physiologische Bedeutung sehr eindrucksvoll.

Bei hoher Kochsalzzufuhr haben dieselben Eingriffe in das RAS beim gesunden Menschen bekanntlich keinen faßbaren ungünstigen Einfluß auf die Nierenfunktion. Daraus kann nicht gefolgert werden, daß das System für die Nierenfunktion des gesunden Menschen keine Bedeutung hätte. Die heute als „normal" geltende NaCl-Zufuhr stellt biologisch gesehen nur eine Extremsituation dar, bei der die Niere ausnahmsweise auch ohne den Schutz durch ein voll funktionsfähiges RAS zur ausreichenden Filtratbildung in der Lage ist. Ungeachtet dieser Extremsituation soll im folgenden die physiologische Aufgabe des Systems dargestellt werden unter dem Gesichtspunkt der Sicherstellung der Möglichkeiten zur Bildung eines ausreichenden Glomerulumfiltrates. Die Dosis-Wirkungs-Beziehung von Ang-II an verschiedenen Geweben in vitro (Abb. 6) illustriert in diesem Zusammenhang, daß renale Wirkungen des Ang-II auf Nierenhämodynamik und Kochsalzretention dabei im Vordergrund stehen.

Als wichtigste akute hämodynamische Wirkungen des RAS zur Aufrechterhaltung des Glomerulumfiltrates sind die intrarenale Konstriktion des Vas efferens durch Ang-II und die Aufrechterhaltung des arteriellen Mitteldruckes durch extrarenale Ang-II vermittelte Vasokonstriktion zu nennen. Die Konstriktion des Vas efferens durch Ang-II ist bei Senkung des arteriellen Druckes ein wesentlicher Mechanismus für die Autoregulation (d. h. Konstanthaltung) des Glomerulumfiltrates. Bei Kochsalzverarmung ist diese GFR-Autoregulation bereits bei geringfügigen Drucksenkungen nicht mehr aufrecht zu erhalten, wenn in das RAS mit Pharmaka hemmend eingegriffen wird (Robertson 1986; Hall 1986)

Bei experimenteller Stimulation der renalen Sympathikusnerven, bei intrarenaler Noradrenalininfusion und bei reflektorischer Sympathikusaktivierung

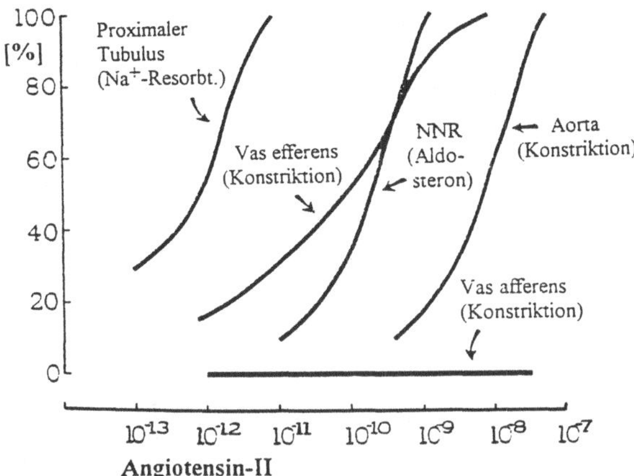

Abb. 6. Konzentrations-Wirkungs-Beziehungen für Angiotensin II (mol/l) in verschiedenen Zielorganen, jeweils in % des Maximaleffektes (*NNR* Nebennierenrinde). (Nach Hall u. Brands 1992)

wird die Untergrenze der GFR-Autoregulation nach oben verschoben (Kirchheim et al. 1988), wahrscheinlich durch Konstriktion des präglomerulären Vas afferens (dessen Dilatation ja ebenfalls zur GFR-Autoregulation bei Drucksenkung beiträgt). Deshalb bewirken auch unter dieser Bedingung RAS-Hemmungen sofort eine GFR-Reduktion durch Minderung der Konstriktion im Vas efferens. Bei chronischer intrarenaler Noradrenalinapplikation wird schließlich die Untergrenze der GFR-Autoregulation über Normotoniewerte des arteriellen Blutdrucks nach oben verschoben, so daß bei dieser experimentellen Imitation einer chronischen Aktivierung des Nierensympathikus das Glomerulumfiltrat nur dann noch konstant gehalten werden kann, wenn das systemische RAS durch extrarenale Wirkungen zu einer Steigerung des arteriellen Blutdruckes in hypertensive Bereiche führen kann (Hall 1986).

Zu diesem Schutz der renalen Filtration durch das RAS bei renaler Sympathikusaktivierung und bei Kochsalzverarmung können natürlich alle indirekt pressorisch wirksamen Effekte der Angiotensine ebenfalls beitragen, wie die Steigerung von Durst und Salzappetit, die zentrale und periphere Sympathikusverstärkung, die Volumenretention durch Vasopressin- und Aldosteronfreisetzung und durch direkte tubuläre Wirkungen des Ang-II (Liu u. Cogan 1988, 1989; Hall u. Brands 1992) sowie die Sollwertverstellung der tubuloglomerulären Rückkoppelung über die Macula densa, die ebenfalls zur Vermeidung von NaCl-Verlusten durch einzelne, tubulär geschädigte Nephronen beitragen kann. Im spezifischen Experiment ist der jeweilige Beitrag dieser indirekten Mechanismen zur physiologischen Sicherstellung von renalem Perfusionsdruck und renaler Filtration schwer zu quantifizieren. Sie können aber zumindest konzeptionell zur physiologischen, „nephrozentrischen" Rolle des Systems hinzugerechnet werden (Hall 1986).

Für die wachstumsfördernden Wirkungen des Ang-II auf Gefäßmuskelzellen, Kardiozyten und Fibroblasten ist es dagegen schwieriger zu beurteilen, ob sie zur physiologischen Sicherstellung der renalen Filtration bei NaCl-Mangel beitragen. Trotz eindeutiger Belege für diese trophischen Ang-II-Wirkungen bei der Zellkultur in vitro wissen wir nicht, ob sie in vivo bei Kochsalzmangel zur Wirkung kommen können. Möglicherweise sind diese trophischen Angiotensinwirkungen wichtiger bei der unphysiologischen Aktivierung des RAS beim NaCl-Überangebot, wo sie dann zur pathologischen Fixation von Hochdruck beitragen können.

Pathophysiologie des aktivierten RAS

Herzinsuffizienz

Eine anhaltende Hyperreninämie besteht am häufigsten bei der kongestiven Herzinsuffizienz, meist zusammen mit erhöhten Katecholaminspiegeln als Zeichen der Sympathikusaktivierung. Gemeinsam werden RAS und Sympathikus unter dem Schlagwort neuroendokrine Aktivität erfaßt, wobei die ebenfalls vermehrt zirkulierenden kardialen natriuretischen Hormone, Arginin-Vasopressin und Prostaglandine (bzw. ihre zirkulierenden Metaboliten) oft unter diesem Begriff mit subsumiert werden.

Dabei dürfte die bei der Herzinsuffizienz stets drohende und intermittierend auftretende Hypotension ein ganz wichtiger Stimulus für die Aktivierung des RAS durch renale Freisetzung von aktivem Renin sein. Sie wird verstärkt durch die durch Diuretika induzierte Reninfreisetzung, wenn der Patient sich in Behandlung befindet. Dazu kommt die Stimulation der Reninfreisetzung durch die β-adrenerge Sympathikuswirkung auf die Niere (Packer et al. 1986; Packer 1987; Holtz u. Finckh 1991). Zur gesteigerten Sympathikusaktivität bei der Herzinsuffizienz tragen exzitatorische Afferenzen aus der unterperfundierten Muskulatur (sowie – im Extremfall – von den peripheren arteriellen Chemorezeptoren) und die Angiotensinwirkung auf den Sympathikus auf mehreren Ebenen bei, während die inhibitorische Kontrolle der Sympathikusaktivität durch die kardiopulmonalen und arteriellen Dehnungsrezeptoren vermindert ist. Auch die inhibitorische Wirkung des Vorhofhormons auf die renale Reninfreisetzung ist bei Herzinsuffizienz vermindert oder sogar aufgehoben. Neben der iatrogenen Stimulation des RAS durch die Diuretikatherapie sind v. a. die wechselseitige Stimulation von Sympathikus und Angiotensin (zentral und peripher) sowie von Prostaglandinen und Angiotensin innerhalb der Niere für die anhaltende neuroendokrine Aktivierung bei der Herzinsuffizienz wichtig.

Zu diesen Stimuli des renalen Hyperreninismus kommt bei Herzinsuffizienz anscheinend noch eine Aktivierung des lokalen RAS im Herzen hinzu. In mehreren experimentellen Modellen der Herzinsuffizienz wurde eine vermehrte Angiotensinogenexprimierung in den Herzkammern gemessen (quantifiziert als erhöhte Konzentration der Boten-RNS von Angiotensinogen; Baker et al. 1991; Finckh et al. 1991; Lindpaintner et al. 1992), außerdem bewirkt die Dehnung einzelner Herzabschnitte eine Erhöhung der lokalen ACE-Aktivität in diesen Abschnitten (Holtz 1992). Bisher ist nicht bekannt, ob auch die Aktivitäten anderer Angiotensin formender Enzyme (vgl. S. 14) bei Herzinsuffizienz im Herzen erhöht sind. Die

Rolle der kardialen RAS-Aktivierung bei der Herzinsuffizienz des Menschen wird augenblicklich intensiv untersucht, abgeschlossene Studien dazu liegen noch nicht vor.

Die starke Aktivierung des „nephrozentrischen" RAS bei Herzinsuffizienz dient logischerweise zur Aufrechterhaltung der vitalen Aufgabe der Niere: Bereitstellung eines ausreichenden Glomerulumfiltrates als Voraussetzung für Volumenregulation und Entgiftung durch die Niere trotz Hypotension und reduziertem Herzminutenvolumen. Diese Bereitstellung wird ermöglicht durch Erhöhung der Filtrationsfraktion und Erhöhung (bzw. Aufrechterhaltung) des Filtrationsdruckes in den Glomerulumkapillaren. Dem dient die intrarenale Vasokonstriktion durch Ang-II, die am postglomerulären Vas efferens am meisten zur Wirkung kommt (Ichikawa et al. 1984; Packer et al. 1986). Dem dient gleichermaßen die Vasodilatation des Vas afferens durch die myogene Autoregulation und durch die renalen Prostaglandine Prostacyclin und Prostaglandin E_2, deren Freisetzung u. a. durch Angiotensin stimuliert wird und deren Dilatationswirkung unter dem Einfluß konstriktorischer Stimuli akzentuiert wird. Dilatationswirkungen des ANP auf das Vas afferens können hierbei noch mitwirken, wenngleich dies nur von grenzwertiger Bedeutung ist.

Ergänzt werden diese Primärwirkungen des RAS auf die Filtration durch generalisierte Angiotensinwirkungen auf die periphere Vasokonstriktion und die Salz- und Volumenretention. Zum letzteren trägt Angiotensin direkt über die Steigerung der tubulären Natriumreabsorbtion bei sowie indirekt durch die Stimulation der Freisetzung von Aldosteron aus der Nebenniere und Arginin-Vasopressin aus dem Hypothalamus. Wechselwirkungen der zentralnervös bewirkten Durststeigerung durch Angiotensin und der nicht osmotisch bewirkten Vasopressinfreisetzung durch Angiotensin sind wichtige Ursachen für die Verdünnungshyponatriämie bei der fortgeschrittenen Herzinsuffizienz (Packer 1987). Das Auftreten dieser Hyponatriämie ist ein wichtiger Indikator für eine dramatische Verschlechterung der Prognose (Lee u. Packer 1986). Sie fällt oft zusammen mit der Hypokaliämie, zu der die Effekte der angiotensininduzierten Aldosteronfreisetzung und der Diuretikatherapie beitragen. Mit der Hypokaliämie assoziiert sind Magnesiumverluste, deren eigenständige Bedeutung für die kardiale Arrhythmogenese noch nicht eindeutig zu beurteilen ist.

Diese „nephrozentrische" Ausrichtung des RAS bei Herzinsuffizienz kann für das Herz in mehrfacher Weise problematisch wirken. Sie bedingt einerseits eine vermehrte Belastung durch erhöhte Vor- und Nachlast aufgrund von Hypervolämie und Vasokonstriktion und trägt so zum bekannten Circulus vitiosus von Herzschädigung durch Kompensationsmechanismen bei. Dazu kommt andererseits die prognostisch wichtige Arrhythmieanfälligkeit aufgrund der bereits erwähnten Elektrolytverschiebungen sowie aufgrund der Arrhythmiegenese durch Herzüberdehnung und Sympathikusüberaktivität.

Diese bisher dargestellten funktionellen Konsequenzen des Hyperreninismus bei Herzinsuffizienz werden traditionellerweise als Ursachen dafür gesehen, daß eine Herzentlastung dann nicht zu einer Verbesserung der Prognose führen kann, wenn sie mit einer Zunahme der RAS-Aktivität einhergeht.

In letzter Zeit konzentriert sich das Forschungsinteresse auf die Frage, ob und in welcher Weise auch die trophischen Wirkungen eines aktivierten RAS zur Progredienz der Herzinsuffizienz mit beitragen. Trotz vieler interessanter experimenteller Befunde hierzu ist für den Menschen eine Beantwortung dieser Frage noch nicht möglich.

Diskutiert werden in diesem Zusammenhang trophische Angiotensinwirkungen auf das intrakardiale Bindegewebe, die zu vermehrter interstitieller Kollagenbildung mit Verschiebungen in der Zusammensetzung der Kollagenisoformen führen können. Dies könnte Mitursache sein für die Verminderung der Kammerdehnbarkeit bei Herzinsuffizienz.

Ein weiterer potentiell wichtiger Faktor sind trophische Wirkungen auf die Kardiozyten selbst. Hier ist nicht nur die mechanische Hypertrophiestimulation durch erhöhte myokardiale Wandspannung von Interesse, sondern auch direkte trophische Angiotensinwirkungen auf die Myozyten, die nicht durch die geänderte Herzmechanik bedingt sind. Eine Myozytenhypertrophie durch Angiotensin, durch erhöhte Vordehnung (Wandspannung) und durch andere, ähnlich wirkende Wachstumsfaktoren führt nicht nur zu einer gesteigerten Zellgröße, sondern auch zu einer Veränderung des Zellphänotyps durch Verschiebungen der Genexprimierung. Da hierbei eine Rückentwicklung der Herzmuskelzellen vom adulten Phänotyp zum fetalen Phäntotyp erfolgt (vgl. Übersichten bei Holtz u. Finckh 1991; Holtz 1992), wird diese Veränderung auch als Dedifferenzierung bezeichnet. Das durch diese Dedifferenzierung entstehende Myokard hat eine bessere Kontraktionsökonomie, z. T. durch die verminderte ATPaseaktivität der kontraktilen Proteine, aber auch eine verminderte Kapazität zur intrazellulären Kalziumsequestrierung am Ende der Systole. Aus dieser Veränderung ergeben sich die Gefährdungen des hypertrophierten Myokards durch Relaxationsstörungen, durch intrazelluläre Kalziumüberladung und durch Arrhythmieentstehung aufgrund von späten Nachpotentialen (Holtz 1992, 1993).

Schließlich sind in diesem Zusammenhang auch trophische Wirkungen des RAS auf das Koronarsystem zu diskutieren. Auch ohne morphologisch faßbare Arteriosklerose der Koronararterien haben überdehnte, hypertrophierte Herzen eine eingeschränkte Koronarreserve und dies nicht nur aus Gründen einer erhöhten Einstrombehinderung durch die Kontraktion des hypertrophierten Myokards (also nicht nur aufgrund eines erhöhten extravaskulären Koronarwiderstandes). An dieser verminderten Dilatationsfähigkeit können perivaskuläre Fibrose, Mediahypertrophie der Koronararteriolen und verminderte endotheliale Stimulierbarkeit der Freisetzung von EDRF („endothelium derived relaxing factor") beteiligt sein. Für alle diese kritischen Veränderungen im Koronarsystem gibt es vorläufige Hinweise für eine direkte Beteiligung des Angiotensins oder des Angiotensinkonvertierungenzyms, deren Erforschung in naher Zukunft neue Einsichten erwarten läßt (Holtz 1993).

Essentielle Hypertonie

Bei der essentiellen Hypertonie, die noch nicht durch eine kardiale Funktionseinschränkung oder durch Nierenschädigung kompliziert ist, gibt es trotz der antihypertensiven Wirksamkeit der ACE-Hemmer bisher keinen Beweis für eine kausale Rolle des zirkulierenden RAS (oder einer Aktivitätssteigerung eines lokalen RAS) an der Entstehung und an der Progredienz des Hochdruckes. Die Arbeitsgruppe um Laragh vertritt allerdings das gedanklich attraktive und plausible Konzept, wonach auch bei einer Hypertonie ohne global faßbare Funktionseinschränkung der Niere und ohne systemische Hyperreninämie bereits ein Mißverhältnis zwischen lokaler Aktivierung des intrarenalen RAS lokaler Filtrations- und Ausscheidungsfunktion in bestimmten Einzelnephronen besteht, sofern in einer solchen Niere bereits Heterogenitäten der Nephronfunktion vorliegen (Sealey et al. 1988; Laragh 1989). Dieses plausible, aber nur indirekt belegbare Konzept bedeutet praktisch eine zeitliche „Vorverlagerung" der allgemeinen Erwartung, daß jede essentielle Hypertonie ohne adäquate (d. h. nephroprotektive) Behandlung irgendwann schließlich „sekundär nephrogen" werden kann. Dieses Konzept besagt, daß beim Vorliegen von Nephronheterogenitäten jegliche Aktivität des RAS (auch bei normalen oder sogar subnormalen Plasmareninaktivitäten) unangemessen und zu hoch ist, um einer solchen Niere die ausreichende Natrium- und Volumenausscheidung bei Normotonie zu ermöglichen. Auch „normale" Werte des Plasmarenins müssen deshalb beim Vorliegen von Nephronheterogenitäten als hypertensogen angesehen werden (Laragh 1989).

Laraghs Gruppe hatte seit rund 20 Jahren propagiert, Patienten mit essentieller Hypertonie einem „Reninprofil" zuzuordnen (Brunner et al. 1972; Laragh et al. 1972), wobei die Plasmareninaktivität in Beziehung gesetzt wird zur renalen Natriumausscheidung pro Tag. Während die Bedeutung einer derartigen Klassifikation als Entscheidungshilfe für die Auswahl von antihypertensiven Therapieprinzipien strittig geblieben ist, konnte kürzlich eine prognostische Wertigkeit dieser Klassifikation bewiesen werden (Alderman et al. 1991). Bei 1717 Hypertonikern, die seit mindestens 4 Wochen nicht mit Antihypertensiva behandelt worden waren, wurde das Reninprofil bestimmt zur Unterteilung dieser Population in 3 Gruppen: normal (Renin/Natrium-Verhältnis im 95-Prozent-Bereich gesunder Normotoniker), hoch (über diesem Bereich) oder niedrig (darunter). Bei der Nachbeobachtung dieses Kollektivs über 8,5 Jahre waren die Inzidenz von Myokardinfarkt und die Mortalität am höchsten in der Gruppe mit dem hohen Reninprofil und am niedrigsten in der Gruppe mit dem subnormalen Reninprofil (Alderman et al. 1991). Diese Assoziation des hohen Reninprofils mit dem Infarktrisiko war unabhängig von sonstigen kardiovaskulären Risikofaktoren und unabhängig von der Art oder dem Erfolg der antihypertensiven Behandlung während der Nachbeobachtung (Alderman et al. 1991). Von den Autoren dieser wichtigen Studie wird spekuliert, ob die relative Hyperreninämie ursächlich zum erhöhten Infarktrisiko beitragen könnte. Hypothesen zu denkbaren Wechselwirkung zwischen dem RAS und der Progredienz von Gefäßerkrankungen wurden kürzlich vorgelegt (Holtz 1993).

Literatur

Aceto JF, Baker KM (1990) [Sar1] angiotensin II receptor-mediated stimulation of protein synthesis in chick heart cells. Am J Physiol 258: 806–813

Admiraal PJJ, Derkx FHM, Danser AHJ, Pieterman H, Schalekamp MADH (1990) Metabolism and production of angiotensin I in different vascular beds in subjects with hypertension. Hypertension 15: 44–55

Admiraal PJJ, Derkx FHM, Danser AHJ, Pieterman H, Schalekamp MADH (1990) Intrarenal de novo production of angiotensin I in subjects with renal artery stenosis. Hypertension 16: 555–563

Aguilera G, Schirer A, Baukal A, Catt KJ (1980) Angiotensin II receptors. Properties and regulation in adrenal glomerulosa cells. Circ Res [Supply 1] 46: 118–127

Alderman MH, Madhavan S, Ooi WL, Cohen H, Sealey JE, Laragh JH (1991) Association of the renin-sodium profile with the risk of myocardial infarction in patients with hypertension. N Engl J Med 324: 1098–1104 (1990)

Baker KM, Aceto JF (1990) Angiotensin II stimulation of protein synthesis and cell growth in chick heart cells. Am J Physiol 259: 610–618

Baker KM, Chernin MI, Wixson SK, Aceto JF (1990) Renin-angiotensin system involvement in pressure-overload cardiac hypertrophy in rats. Am J Physiol 259: H324–H332

Berk BC, Vekshtein V, Gordon HM, Tsuda T (1989) Angiotensin II-stimulated protein synthesis in cultured vascular smooth muscle cells. Hypertension 13: 305–314

Brunner HR, Laragh JH, Baer L, Newton MA, Goodwin FT, Krakoff LR, Bard RH, Bühler FR (1972) Essential hypertension: renin and aldosterone, heart attack and stroke. N Engl J Med 286: 441–449

Bumpus FM, Catt KJ, Chiu AT et al. (1991) Nomenclature for angiotensin receptors: A report of the nomenclature committee of the Council for High Blood Pressure Research. Hypertension 17: 720–721

Bunkenberg B, Amelsvoort T van, Rogg H, Wood JM (1992) Receptor-mediated effects of angiotensin II on growth of vascular smooth muscle cells from spontaneously hypertensive rats. Hypertension 20: 746–754

Campagnole-Santos MJC, Diz Dl, Santos RAS, Khosla MC, Brosnihan KB, Ferrario CM (1989) Cardiovascular actions of angiotensin-(1–7) microinjected into the dorsomedial medulla of rats. Am J Physiol 257: H324–H329

Campbell DJ (1985) The site of angiotensin production. J Hypertens 3: 199–207

Campbell DJ (1987) Circulating and tissue angiotensin systems. J Clin Invest 79: 1–6

Campbell DJ, Kladis A (1990) Simultaneous radioimmunoassay of six angiotensin peptides in arterial and venous plasma of man. J Hypertens 8: 165–172

Campbell DJ, Kladis A, Skinner SL, Whitworth JA (1991) Characterization of angiotensin peptides in plasma of anephric man. J Hypertens 9: 265–274

Campbell-Boswell M, Robertson AL (1987) Effects of angiotensin II and vasopressin on human smooth muscle cells in vitro. Exp Mol Pathol 35: 265–276

Catt K, Abbott A (1991) Molecular cloning of angiotensin II receptors may presage further receptor subtypes. Trends Pharmacol Sci 12: 279–281

Chaki S, Inagami T (1992) Identification and characterization of a new angiotensin II receptor subtype in differentiated neuro-2A cells (abstr). Hypertension 20: 397

Crawford DC, Chobanian V, Brecher P (1992) Angiotensin II increases fibronectin expression in rat cardiac fibroblasts in vivo (abstr). Circulation 86: I–89

De Mello WC, Altieri P (1992) Effect of angiotensin II and enalapril on heart cell coupling (abstr). Circ Res 86: I–9

Derkx F, Wenting G, Man in't Veld AJ, Verhoeven RP, Schalenkamp MADH (1978) Control of enzymatically inctive renin in man under various pathological conditions: Implications for the interpretation of renin measurements in peripheral and renal venous plasma. Clin Sci Mol Med 54: 529–538

des Senanayake P, Brosnihan B, Kumagi H, Moriguchi A, Martins A, Ganten D, Ferrario CM (1992) Plasma ANG-(1–7) is supressed in hypertensive transgenic rats (abstr). Hypertension 20: 437

Diz DI, Goldfarb DA, Tubbs RR, Ferrario CM, Novick AC (1992) Angiotensin-(1–7) shows selectivity for AT-2 receptors in human renal cortex (abstr). Hypertension 20: 417

Diz DI, Pirro NT (1992) Differential actions of angiotensin II and angiotensin-(1–7) on transmitter release. Hypertension 19: II.41–II.48

Douglas JG (1986) Regulation of angiotensin receptors. NIPS 1: 67–68

Dubey RK, Roy A, Overbeck HW (1992) Culture of renal arteriolar smooth muscle cells: Mitogenic responses to angiotensin II. Circ Res 71: 1143–1152

Dzau VJ (1989) Multiple pathways of angiotensin production in the blood vessel wall: evidence, possibilities and hypotheses. J Hypertens 7: 933–936

Dzau VJ, Baxter JA, Cantin M et al. (1987) Report of the joint nomenclature and standardization committe of the International Society of Hypertension, the American Heart Association, and the World Health Organization. Hypertension 10: 461–464

Dzau VJ, Pratt RE (1992) Renin angiotensin system. In: Fozzard HA, Haber E, Jennings RB, Katz AM, Morgan HE (eds) The heart and cardiovascular system. Raven Press, New York, pp 1817–1849

Elton TS, Stephan CC, Taylor GR, Kimball MG, Martin MM, Duran JN, Oparil S (1992) Isolation of two distinct type I angiotensin II receptor genes (abstr). Hypertension 20: 411

Erdös EG (1990) Angiotensin I converting enzyme and the changes in our concepts through the years: Lewis K memorial lecture. Hypertension 16: 363–370

Finckh M, Hellmann W, Ganten D, Furtwängler A, Allgeier J, Boltz M, Holtz J (1991) Enhanced cardiac angiotensinogen gene expression and angiotensin converting enzyme activity in tachypacing-induced heart failure in rats. Basic Res Cardiol 86: 303–316

Foult JM, Tavolaro O, Antony I, Nitenberg A (1988) Direct myocardial and coronary effects of enalaprilat in patients with dilated cardiomyopathy: assessment by a bilateral intracoronary infusion technique. Circulation 77: 337–344

Friedrich SP, Lorell BH, Douglas PS (1992) Intracardiac ACE inhibition improves diastolic distensibility in patients with left ventricular hypertrophy due to aortic stenosis (abstr). Circulation 86: I–119

Fukui K, Inoue H, Takahashi S, Miyake Y (1989) Biosynthesis of a renin binding protein. Biochem Biophys Res Comm 164: 265–270

Galen FX, Devaux C, Hovot AM (1984) Renin biosynthesis of human tumoral juxtaglomerular cells. J Clin Invest 73: 1144–1155

Gasic S, Kleinbloesem CH, Heinz G, Waldhäusl W (1991) Contribution of splanchnic and peripheral vascular tissues to the disposal of angiotensin II and to regional conversion rates or angiotensin I: a pilot study in humans. J Cardiovasc Pharnacol 17: 615–620

Geisterfer AAT, Peach MJ, Owens GK (1988) Angiotensin II induces hypertrophy, not hyperplasia, of cultured rat aortic smooth muscle cells. Circ Res 62: 749–756

Goldblatt H, Lynch J, Hanzal RF, Summerville WW (1939) Studies on experimental hypertension I: The production of persistent elevation of systolic blood pressure by means of renal ischemia. J Exp Med 59: 347–380

Goodfriend TL (1991) Angiotensins: A family that grows from within. Hypertension 17: 139–140

Goodfriend TL, Peach MJ (1975) Angiotensin III: (des-aspartic acid1)-angiotensin II. Circ Res 36 (Suppl I): 138–148

Guyton AC, Coleman TG, Cowley AW, Scheel KW, Manning RD, Normal RA (1972) Arterial pressure regulation. Am J Med 52: 485–594

Haber E (1976) The role of renin in normal and pathological cardiovascular homeostasis. Circulation 54: 849–861

Hall J (1986) Control of sodium excretion by angiotensin II: intrarenal mechanisms and blood pressure regulation. Am J Physiol 250: R960–R972

Hall JE, Brands MW (1992) The renin-angiotensin-aldosterone systems: Renal mechanisms and circulatory homeostasis. In: Seldin DW, Giebisch G (eds) The kidney: physiology and pathophysiology. Raven Press, New York

Heinrikson RL, Hui J, Zurcher-Nelly H, Poorman RA (1989) A structural model to explain the partial catalytic activity of human prorenin. Am J Hypertens 2: 367–380

Hilgers KF, Mann JFE, Hilgenfeldt U, Ganten D (1991) Vascular production and regulation of angiotensin. Blood Vessels 28: 201–209

Hirakata H, Foud-Tarazi FM, Bumpus FM (1990) Angiotensins and the failing heart: enhanced positive inotropic response to angiotensin in cardiomyopthic hamster heart in the presence of captopril. Circ Res 66: 891–899

30   J. Holtz

Hoit BD, Shao Y, Gabel M, Bauer B, Urata H, Husain A, Walsh RA (1992) Hemodynamic effects of an angiotensin II-forming chymase in conscious baboons with high renin hypertension (abstr). Circulation 86: 1–432

Hollenberg NK, Chenitz WR, Adams DF, Williams GH (1974) Reciprocal influence of salt intake of adrenal glomerulosa and renal vascular responses to angiotensin II in normal man. J Clin Invest 54: 34–42

Holtz J (1992) Bedeutung der Myokardhypertrophie bei Herzinsuffizienz. Z Kardiol 81 [Suppl 4]: 41–48

Holtz J (1993) Pathophysiology of renal failure and the renin-angiotensin-system. In: Grobecker H, Heusch G, Strauer B (eds) Angiotensin and the heart. Steinkopff, Darmstadt/Springer, New York, pp 183–201

Holtz J, Finckh M (1991) Pathophysiologie kardiorenaler Regelmechanismen bei Herzin-suffizienz. Z Kardiol 80 [Suppl 2]: 1–10

Hsueh WA, Baxter JD (1991) Human prorenin. Hypertension 17: 469–479

Hsueh WA, Carlson JE, Dzau V (1983) Characterization of inactive renin from human kidney and plasma: evidence for a renal source of circulating inactive renin. J Clin Invest 71: 506–517

Ichikawa I, Pfeffer JM, Pfeffer MA, Hostetter TH, Brenner B (1984) Role of angiotensin II in the altered renal function of congestive heart failure. Circ Res 55: 669–675

Inagami T, Murakami K (1980) Prorenin. Biomed Res 1: 456–475

Inagami T, Murakami T, Higuchi K, Nakajo S (1991) Role of vascular wall renin: intracellular and extracellular mechanism. Blood Vessels 28: 217–223

Jaiswal N, Diz DI, Chappell MC, Khosla MC Ferrario CM (1992) Stimulation of endothelial cell prostaglandin production by angiotensin peptides. Hypertension 19: II.49–II.55

Jaiswal RK, Tallant EA, Diz DI, Ferrario CM (1992) Alterations in prostaglandin production in SHR smooth muscle cells (abstr). Hypertension 20: 432

Jenne DE, Tschopp J (1991) Angiotensin II-forming heart chymase is a mast-cell-specific enzyme. Biochem J 276: 567–568

Kinoshita A, Urata H, Bumpus FM, Husain A (1991) Multiple determinants for the high substrate specificity of an angiotensin II-forming chymase from the human heart. J Biol Chem 266: 19192–19197

Kirchheim H, Emke H, Persson P (1988) Physiology of the renal baroreceptor mechanism of renin release and its role in congestive heart failure. Am J Cardiol 62: 68E–71E

Kohara K, Brosnihan KB, Chappell MC, Khosla MC, Ferrario CM (1991) Angiotensin-(1–7): A member of circulating angiotensin peptides. Hypertension 17: 131–138

Koibuchi Y, Gibbson GH, Pratt RE (1992) Role of TGF-β1 activation in the cellular growth response to Ang II (abstr). Hypertension 20: 418

Landau C, Jacobs AK, Haudenschild CC (1992) Left ventricular hypertrophy induced by angiotensin II is accompanied by a dose dependent fibrotic response (abstr). Circulation 86: I–754

Laragh JH (1989) Nephron heterogeneity: clue to the pathogenesis of essential hypertension and effectiveness of angiotensin-converting enzyme-inhibitor treatment. Am J Med 87 [Suppl 6B]: S2–S14

Laragh JH, Baer L, Brunner HR, Bühler FR, Sealey JE, Vaughan ED (1972) Renin, angiotensin and aldosteron system in pathogenesis and management of hypertensive vascular disease. Am J Med 52: 633–652

Lee WH, Packer M (1986) Prognostic importance of serum sodium concentration and its modification by converting-enzyme inhibition in patients will severe chronic heart failure Circulation 73: 257–267

Lewis JL, Serikawa T, Warnock DG (1992) Chromosomal localization of type 1A and 1B angiotensin II receptor in the rat (abstr). Hypertension 20: 411

Lindpaintner K, Lu W, Niedermaier N, Schieffer B, Just H, Ganten D, Drexler H (1993) Selective activation of cardiac angiotensinogen gene expression in post-infarction ventricular remodeling in the rat. J Mol Cell Cardiol 25: 133–143

Liu FY, Cogan MG (1989) Angiotensin II stimulation of hydrogen ion secretion in the rat early proximal convoluted tubule. J Clin Invest 82: 601–607

Liu FY, Cogan MG (1989) Angiotensin II stimulates early proximal bicarbonate absorbtion in the rat by decreasing cyclic adenosine monophosphate. J Clin Invest 84: 83–91

Lombes M, Oblin ME, Gasc JM, Baulieu EE, Farman N, Bonvalet JP (1991) Immunohistochemical and biochemical evidence for a cardiovascular mineralocorticoid receptor. Circ Res 71: 503–510

Loudon M, Bing RF, Thurston H, Swales JD (1983) Arterial wall uptake of renal renin and blood pressure control. Hypertension 5: 629–634

Lyall F, Morton JJ, Lever AF, Cragoe EJ (1988) Angiotensin II activates Na^+-H^+ exchange and stimulates growth in vascular smooth muscle cells. J Hypertens 6: 438–441

Lynch KR, Peach MJ (1991) Molecular biology of angiotensinogen. Hypertension 17: 263–269

Millan MA (1989) Novel sites of expression of functional angiotensin II receptors in the late gestation fetus. Science 244: 1340–1342

Mizuno K, Higashimori K, Stone WJ, Shimamoto K, Fukuchi S, Inagami T (1990) Re-evaluation of the plasma renin-angiotensin system in anephric patients. Clin Exp Hypertens [A] 12: 1135–1157

Mizuno K, Tani M, Niimura S et al. (1989) Direct evidence for local generation and release of angiotensin II in human vascular tissue. Biochem Biophys Res Comm 165: 457–463

Morishita R, Gibbson G, Kaneda Y, Ogihara T, Dzau V (1992) Novel gene transfer method for study of vascular renin-angiotensin system (RAS) (abstr). Hypertension 20: 441

Mulvany MJ, Aalkajaer C (1990) Structure and function of small arteries. Physiol Rev 70: 921–961

Muñoz JM, Braun-Menendez E, Fasciolo JC, Leloir LF (1939) Hypertensin: the substance causing renal hypertension. Nature 144: 980

Murphy TJ, Alexander RW, Griendling KK, Runge MS, Bernstein KE (1991) Isolation of a cDNA endocing the vascular type-1 angiotensin II receptor. Nature 351: 233–236

Naftilan AJ, Pratt RE, Dzau VJ (1989) Induction of platelet-derived growth factor A-chain and c-myc gene expression by angiotensin II in cultured rat vascular smooth muscle cells. J Clin Invest 83: 1419–1424

Nakamaru M, Jackson EK, Inagami T (1986) β-Adrenoceptor-mediated release of angiotensin II from mesenteric arteries. Am J Physiol 250: H144–H148

Nussberger J, Brunner DB, Waeber B, Brunner HR (1985) True versus immunoreactive angiotensin II in human plasma. Hypertension 7 [Suppl. I]: 11–17

Nussberger J, Brunner DB, Waeber B, Brunner HR (1986) Specific measurement of angiotensin metabolites and in vitro generated angiotensin II in plasma. Hypertension 8: 476–482

Owens GK, Schwartz SM, McCanna M (1985) Evaluation of medial hypertrophy in resistance vessels of spontaneously hypertensive rats. Hypertension 11: 695–705

Packer M (1987) Why do kidneys release renin in patients with congestive heart failure? A nephrocentric view of converting-enzyme inhibition. Am J Cardiol 60: 179–184

Packer M, Lee WH, Kessler PD (1986) Preservation of glomerular filtration rate in human heart failure by activation of the renin-angiotensin system. Circulation 74: 766–774

Page IH, Helmer OM (1940) A crystalline pressor substance (angiotonin) resulting from the action between renin and renin-activator. J Exp Med 71: 29–42

Paquet J-L, Baudouin-Legros M, Brunelle G, Meyer P (1990) Angiotensin II-induced proliferation of aortic myocytes in spontaneously hypertensive rats. J Hypertens 8: 565–572

Pawlowski-Dahm Corinn, Fink GD (1992) Chronic intravenous infusion of angiotensin (1–7) produces increases in circulating vasopressin but not arterial pressure (abstr). Hypertension 20: 437

Pratt RE, Carleton JE, Richie JP, Heusser C, Dzau VJ (1987) Human renin biosynthesis and secretion in normal and ischemic kidneys. Proc Natl Acad Sci USA 84: 7837–7840

Quinn SJ, Williams GH (1988) Regulation of aldosterone secretion. Annu Rev Physiol 50: 409–426

Richards AM, Wittert GA, Espiner EA, Yandle TG, Ikram H, Frampton C (1992) Effect of inhibition of endopeptidase 24.11 on responses to angiotensin II in human volunteers. Circ Res 71: 1501–1507

Robertson JIS (1986) Circulatory basis for the use of angiotensin converting enzyme inhibitors in hypertension and cardiac failure. J Cardiovasc Pharmacol 8 [Suppl 1]: S2–S8

Rubin SA (1992) Alternative splicing of the angiotensin II receptor message is tissue specific in the cardiovascular system (abstr). Circ Res 86: I–175

Santos RAS, Brosnihan KB, Jacobsen DW, DiCorleto PE, Ferrario CM (1992) Production of angiotensin-(1–7) by human vascular endothelium. Hypertension 19: II.56–II.61

Sasaki K, Yamano Y, Bardhan S et al. (1991) Cloning and expression of a complementary DNA encoding a bovine adrenal angiotensin II type-1 receptor. Nature 351: 230–233

Sasamura H, Hein L, Krieger JE, Pratt RE, Kobilka BK, Dzau VJ (1992) Molecular evidence for two angiotensin (AT-I) receptor isoforms: Tissue distribution and functional implications (abstr). Hypertension 20: 416

Schiavone MT, Santos RAS, Brosnihan KB, Khosla MC, Ferrario CM (1988) Release of vasopressin from the rat hypothalamo-neurohypophysial system by angiotensin-(1–7) heptapeptide. Proc Natl Acad Sci USA 85: 4095–4098

Schnermann J, Briggs JP (1992) Function of the juxtaglomerular apparatus: control of glomerular hemodynamic and renin secretion In: Seldin DW, Giebisch G (eds) The kidney: physiology and pathophysiology. Raven Press, New York, pp 1249–1290

Schorb W, Booz GW, Dostal DE, Chang KC, Baker KM (1992) Angiotensin II receptor mediated growth of cardiac fibroblasts (abstr). Circulation 86: I89

Schwartz SM, Heimark RL, Majesky MW (1990) Developmental mechanisms underlying pathology of arteries. Physiol Rev 70: 1177–1209

Schwyzer R, Sieber P (1956) New synthesis in the peptide field. Chimia 10: 265

Scott-Burden T, Resink TJ, Hahn AWA, Bühler FR (1991) Angiotensin-induced growth related metabolism is activated in cultured smooth muscle cells from spontaneously hyertensive rats and Wistar-Kyoto rats. Am J Hypertens 4: 183–188

Sealey JE, Atlas SA, Laragh JH (1980) Prorenin and other large molecular weight forms of renin. Endocrinol Rev 1: 365–391

Sealey JE, Blumenfeld JD, Bell GM, Pecker MS, Sommers SC, Laragh JH (1988) On the renal basis for essential hypertension: nephron heterogeneity with discordant renin secretion and sodium excretion causing a hypertensive vasoconstriction-volume relationship. J Hypertens 6: 763–777

Sealey JE, Rubattu S (1989) Prorenin and renin as separate mediators of tissue and circulating systems. Am J Hypertens 2: 358–366

Shinagawa T, Do YS, Baxter JD, Carilli C, Schilling J, Hsueh WA (1990) Identification of an enzyme in human kidney that correctly processes prorenin. Proc Natl Acad Sci USA 87: 1927–1931

Smrka AV, Hepler JR, Brown KO, Sternweis P (1991) Regulation of polyphosphoinositide-specific phospholipase C activity by purified G_q. Science 251: 804–807

Soubrier F, Alhenc-Gelas F, Hubert C, Allegrini J, John M, Tregear G, Corvol P (1988) Two putative active centers in human angiotensin I converting enzyme revealed by molecular cloning. Proc Natl Acad Sci USA 85: 9286–9390

Stoll M, Metsärinne KP, Gohlke P, Paul M, Unger T (1992) Proliferation of rat heart capillary endothelial cells is attenuated by angiotensin II (abstr). Hypertension 20: 418

Sudhir K, Wilson E, Chatterjee K, Ives HE (1992) Mechanical stretch potentiates angiotensin II induced proliferation in cultured vascular smooth muscle cells (abstr). Hypertension 20: 417

Summers C, Fregly MJ (1989) Modulation of angiotensin II binding sites in neuronal cultures by mineralocorticoids. Am J Physiol 256: 121–129

Takeuchi K, Murphy TJ, Nakamura Y, Alexander RW (1992) Molecular cloning of the rat vascular At-1 angiotensin II receptor gene (abstr). Hypertension 20: 411

Taylor GM, Carmichael DJS, Peart WS (1986) Active and inactive renin in anephric man: a comparison of molecular weight studies with normal human plasma and the effect of a specific monoclonal anti-renin antibody. J Hypertens 4: 703–712

Taylor SJ, Smith JA, Exton JH (1990) Purification from bovine liver membranes of a guanine nucleotide-dependent activator of phosphoinositide-specific phospholipase C. Immunologic identification as a novel G-protein alpha subunit. J Biol Chem 265: 17150–17156

Tewksbury DA (1990) Angiotensinogen: Biochemistry and molecular biology. In: Laragh JH, Brenner BM (eds) Hypertension: Pathobiology, diagnosis and management, vol 1. Raven Press, New York, pp 1197–1216

Tigerstedt R, Bergman PG (1898) Niere und Kreislauf. Scand Arch Physiol 8: 223–271

Timmermans PBMWM, Wong PC, Chiu AT, Herblin WF (1991) Nonpeptide angiotensin II receptor antagonists. Trends Pharmacol Sci 12: 55–62

Tsuda T, Kawahara Y, Ishida Y, Koide M, Shii K, Yokoyama M (1992) Angiotensin II stimulates two myelin basic protein/microtubule-associated protein 2 kinases in cultured vascular smooth muscle cells. Circ Res 71: 620–630

Ullian ME, Hutchison FN, Morinelli TA (1992) Aldosterone potentiation of angiotensin II-stimulated protein synthesis (abstr). Hypertension 20: 418

Ullian ME, Schelling JR, Linas SL (1992) Aldosterone enhances angiotensin II receptor binding and inositol phosphate responses. Hypertension 20: 67–73

Urata H, Healy B, Stewart RW, Bumpus FM, Husain A (1990) Angiotensin II-forming pathways in normal and failing hearts. Circ Res 66: 883–890

Urata H, Kinoshita A, Misono KS, Bumpus FM, Husain A (1990) Identification of a highly specific chymase as the major angiotensin II-forming enzyme in the human heart. J Biol Chem 265: 22348–22357

Urata H, Kinoshita A, Perez DM, Misono KS, Bumpus FM, Graham RM, Husain A (1991) Cloning of the gene and cDNA for human heart chymase. J Biol Chem 266: 17173–17179

Walker E, Patton CM (1992) Novel vascular angiotensin receptor subtypes and signal pathway in fowl (abstr). Hypertension 20: 435

Wang PH, Do YS, Macaulay L, Shinagawa T, Anderson PW, Baxter JD, Hsueh WA (1991) Identification of renal cathepsin B as a human prorenin Processing enzyme. J Biol Chem 266: 12633–12638

Webb DJ, Cumming AMM et al. (1984) Changes in active and inactive renin and in angiotensin II across the kidney in essential hypertension and renal artery stenosis. J Hypertens 2: 605–614

Wilkes BM, Mento PF, Pearl AR et al. (1991) Plasma angiotensins in anephric humans: evidence for an extrarenal angiotensin system. J Cardiovasc Pharmacol 17: 419–423

2. Bedeutung der Kinine für die Wirkung der ACE-Hemmer
Überblick für die Praxis

Bedeutung der Kinine für die Wirkung der ACE-Hemmer

1. Kinine sind biologisch hochaktive Peptide, die durch lokale oder zirkulierende Kallikreine aus Kininogen freigesetzt werden. Sie entfalten ihre Wirkung innerhalb von Sekunden und werden ebenso rasch wieder inaktiviert. Die Inaktivierung erfolgt durch sog. Kininasen, von denen die Kininase II mit dem Angiotensin-I-Konversionsenzym des Renin-Angiotensin-Systems identisch ist. ACE-Hemmer inhibieren somit auch die Kininase II und greifen hierüber auch in die Aktivitäten der Kallikrein-Kinin-Systeme ein.
2. ACE-Hemmer verhindern durch die Hemmung der Kininase II den raschen Abbau der Kinine. Die Wirkung der Kinine wird hierdurch ungefähr um das 50fache gesteigert.
3. Kinine wirken diuretisch und natriuretisch und induzieren eine ausgeprägte Vasodilatation mit Blutdruckabfall. In verschiedenen Entzündungsgeschehen sind sie an der Entstehung von Schmerzen, Schwellungen (Ödeme) und lokalen Hyperämien beteiligt. Über eine Stimulation der Prostaglandine PGE_2 und PGI_2 entfalten Kinine wichtige metabolische Wirkungen und greifen in den Zuckerstoffwechsel, die Aktivierung der Blutplättchen und evtl. sogar den Cholesterinstoffwechsel ein. Des weiteren wirken sie kardio- und vasoprotektiv, da sie die Reperfusionsarrhythmie nach regionaler Ischämie verhindern, die Infarktentwicklung verzögern und die cholesterininduzierte Atheroskleroseentwicklung verlangsamen.
4. Die Potenzierung der endogenen Kinine aufgrund der Hemmung der Kininase II durch ACE-Hemmer trägt zur blutdrucksenkenden Wirkung der ACE-Hemmer bei und macht je nach Modell bis zu 30 % der maximalen Wirkung aus.
5. Über eine Stimulation endogener Kinine entfalten ACE-Hemmer weitere positive Wirkungen. Hierzu gehören die Abschwächung einer Insulinresistenz mit verbesserter muskulärer Glukoseutilisation, die Reduktion einer Reperfusionsarrhythmie nach Myokardischämie, die Verzögerung einer Infarktmanifestation nach experimenteller Vorderwandischämie, die Regression einer Myokard- und Mediahypertrophie wie auch die Abschwächung einer Intimaproliferation nach Endothelläsion.
6. Alle diese protektiven Zusatzeffekte der ACE-Hemmer, die der Potenzierung der endogenen Kinine zugeschrieben werden, sind für die Langzeitbehandlung des hypertonen Patienten von größter Bedeutung, da sie eine ausgeprägte Kardio- und Vasoprotektion der ACE-Hemmer erwarten lassen.

2. Bedeutung der Kinine für die Wirkung der ACE-Hemmer

G. Bönner

Einleitung

Von den pharmakologischen Substanzen, die die Aktivität des Renin-Angiotensin-Systems zu hemmen vermögen, sind nur die ACE-Hemmer in der Lage, gleichzeitig auch in die Aktivität der Kallikrein-Kinin-Systeme einzugreifen. Die nachfolgenden Abschnitte werden sich mit dieser Interferenz von ACE-Hemmern und Kininen befassen und diskutieren, ob und welche Wirkungen der ACE-Hemmer sich über eine zusätzliche Potenzierung der Kinine erklären lassen.

Biochemie der Kallikrein-Kinin-Systeme

Man unterscheidet generell ein plasmatisches Kallikrein-Kinin-System, das an der lokalen Regulation der Gerinnung beteiligt ist, und multiple glanduläre Kallikrein-Kinin-Systeme in fast allen exokrinen Drüsen, Nieren, Gefäßen, Hirn und Herz. Die Kallikrein-Kinin-Systeme unterscheiden sich hauptsächlich in ihren Kallikreinen. Das Plasmakallikrein ist eine Serinprotease mit einem Molekulargewicht von 88 000 d und einem isoelektrischen Punkt bei pH-Wert 8,6. Die glandulären Kallikreine haben ein Molekulargewicht von ca. 32 000 d und einen isoelektrischen Punkt von pH-Wert 4,0. Beide Kallikreine werden durch Aprotinin gehemmt, Plasmakallikrein auch noch durch Sojabohnentrypsininhibitor. Endogene Inhibitoren des Plasmakallikreins sind α_2-Makroglobulin und C_1-Esteraseinhibitor. Gewebekallikreine werden durch α_1-Proteaseninhibitor gehemmt [10].

Als Substrate für die Kallikreine gelten hochmolekulares (HMW) und niedermolekulares (LMW) Kininogen. Kallikreine spalten aus ihnen Kininpeptide ab.

Die Kinine sind die eigentlichen biologisch aktiven Komponenten der Kallikrein-Kinin-Systeme. Kinine sind hochaktive Peptide aus 8–11 Aminosäuren mit einer In-vivo-Halbwertszeit von wenigen Sekunden. Unterschieden werden Bradykinin (BK), Kallidin (Lys-BK), Meth-Kallidin (Met-Lys-BK), T-Kinin (Ile-Ser-BK) und des-Arg^9-BK. Die Kinine wirken über spezifische Rezeptoren, den B_1-Rezeptoren mit höchster Affinität zum des-Arg^9-BK und den B_2-Rezeptoren mit höchster Affinität zu Bradykinin und seinen Analoga [36, 39].

Bradykinin wird in wenigen Sekunden durch Kininasen inaktiviert. Die Kininase I, auch Carboxypeptidase N genannt, bildet als einzige Kininase noch ein biologisch aktives Fragment, das des-Arg^9-BK. Die Kininase II, identisch mit dem

Angiotensin-Konversionsenzym, und die neutrale Endopeptidase bilden inaktive Fragmente [27, 37]. Eine Hemmung der Kininase II kann durch ACE-Hemmer erfolgen, wodurch der Abbau der Kinine deutlich verlangsamt, wegen der weiterbestehenden Aktivitäten der Kininase I und der neutralen Endopeptidase jedoch nicht vollständig verhindert werden kann. Eine Hemmung der Kinine am B_2-Rezeptor ist mit spezifischen Antagonisten möglich. Die Substanz HOE 140 (D-Arg, [Hyp³, Thi⁵, D-Tic⁷, Oic⁸]- Bradykinin) ist der erste Bradykininrezeptorantagonist, der auch am Menschen eingesetzt werden kann und so neue Wege in der Kininforschung eröffnet [69].

Für alle Kallikrein-Kinin-Systeme existiert, soweit bis heute bekannt, keine negative Rückkopplung, was bedeutet, daß die Kininkonzentration keinen Einfluß auf die Kallikreinaktivität nehmen kann.

Physiologie der Kinine

Die Regulationen der plasmatischen und glandulären Kallikreinaktivitäten sind völlig different. Das plasmatische Kallikrein wird streng infolge der Gerinnungskaskade über den Hagemann-Faktor aktiviert. Die Gewebekallikreine werden überwiegend lokal reguliert. Das Kallikrein der Speicheldrüsen wird z. B. durch gesteigerte sympathische Nervenaktivität stimuliert, das Kallikrein der Nieren hingegen durch Natriumdepletion, Kaliumsupplementation oder durch eine gesteigerte Aktivität von Mineralokortikoiden, besonders Aldosteron.

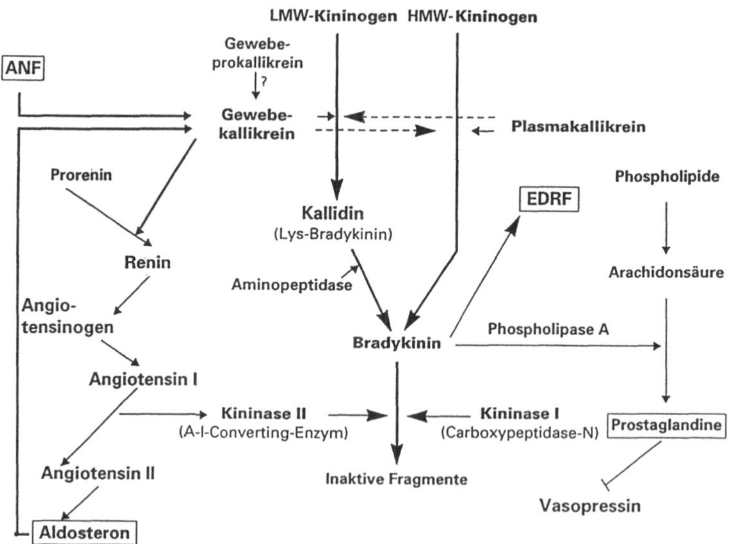

Abb. 1. Schematische Darstellung der Kallikrein-Kinin-Systeme und ihrer Interaktionen mit anderen vasoaktiven Hormonen

Die Kallikrein-Kinin-Systeme besitzen multiple Interaktionen mit anderen Hormonsystemen (Abb. 1). So ist die Kininase II absolut mit dem Angiotensin-I-Konversionsenzym des Renin-Angiotensin-Systems identisch. Kallikrein kann in vitro Prorenin in Renin überführen [61], während Angiotensin II und Aldosteron die glanduläre Kallikreinaktivität stimulieren können [6, 10, 43]. Kinine stimulieren die Prostaglandinsynthese, je nach Organ bevorzugt PGE_2 oder Prostacyclin [12, 47, 48]. Über PGE_2 können Kinine letztlich auch die renale Wirkung des antidiuretischen Hormons (ADH) abschwächen. Inzwischen konnte auch dargestellt werden, daß Bradykinin die endotheliale Freisetzung von EDRF („endothelium derived relaxing factor") stimuliert. Das atriale natriuretische Peptid (ANP) steigert kurzfristig die renale Kallikreinaktivität [8].

Hämodynamische Wirkungen

Kinine bewirken an den Arteriolen des großen Kreislaufs eine sofortige Vasodilatation [14]. Diese Vasodilatation ist unabhängig von den verschiedensten anderen Hormonsystemen, lediglich eine Hemmung der NO-Synthese schwächt die vaskuläre Wirkung von Bradykinin deutlich ab [68]. Aus diesen Daten kann geschlossen werden, daß Bradykinin seine vasodilatierende Wirkung unmittelbar über EDRF entfaltet. Hierüber werden der periphere Gefäßwiderstand und der systemische Blutdruck gesenkt. Die Herzfrequenz steigt reaktiv an [13, 14]. Die arteriellen Wirkungen des Bradykinins werden überwiegend durch B_2-Rezeptoren an den Endothelzellen vermittelt, denn eine Hemmung dieser Rezeptoren hebt die Bradykininwirkung auch in vivo komplett auf [24].

In vitro wirkt Bradykinin an renalen Venen über eine Stimulation von $PGF_{2\alpha}$ vasokonstringierend [47, 48]. In vivo hingegen war an den dorsalen Handvenen des Menschen ein dilatierender Effekt der Kinine zu beobachten [19, 31].

An den Gefäßen der Lungenstrombahn scheinen die Kinine in vivo keine spezifische Wirkung zu entfalten [17]. Unter Bradykinin wurde bei systemischer Blutdruckreduktion zwar ein Anstieg des pulmonalarteriellen Drucks beobachtet; dieser beruhte jedoch nicht auf einer spezifischen Vasokonstriktion der Pulmonalarterien, sondern war allein in einer Erhöhung des Herzminutenvolumens bei unverändertem Gefäßtonus begründet. Dieser Befund paßt zu der These, daß die Lunge kein Zielorgan für Kinine ist, sondern eher die Aufgabe hat, das zirkulierende Bradykinin möglichst vollständig zu inaktivieren. Aus dem direkten Vergleich von intraarteriellen und intravenösen Bradykinininjektionen kann geschlossen werden, daß die Lungen in der Lage sind, ungefähr 97 % der Kinine im venösen Blut bei einer Lungenpassage zu inaktivieren. Die Lungen schützen so die arteriellen Gefäße vor unerwünscht hohen Kininkonzentrationen [17].

Renale Mechanismen

An der Niere bedingen intraarteriell injizierte Kinine eine Steigerung des renalen Blutflusses, während die glomeruläre Filtration kaum beeinflußt wird. Die Natriurese und Diurese läßt sich konzentrationsabhängig steigern. Die Kaliurese wird nur durch die Urinflußsteigerung kurzfristig erhöht [7, 10]. Die Aktivität des renalen Kallikreins wird durch die Natriumbilanz, die Aldosteronkonzentration und die sympathische Innervation der Niere beeinflußt. Da Kallikrein im Harn nicht nennenswert inaktiviert wird, reagiert es spontan mit dem im Harn befindlichen Kininogen. Die so tubulär freigesetzten Kinine induzieren im Nierenmark eine Stimulation der Prostaglandinsynthese mit konsekutiver Natriummmehrausscheidung. Im Ureter fördern die Kinine die rhythmische Kontraktion des harnableitenden Systems und sorgen für einen kontinuierlichen Harnabfluß. Eine Hemmung der endogenen Kininfreisetzung durch Aprotinin oder ihrer Wirkung durch spezifische Bradykininantikörper führt dementsprechend zu einem Rückgang der Diurese und Natriurese [40, 44]. Die Wirkung von Furosemid wird durch Kinine verstärkt. Eine Hemmung der Kininfreisetzung mindert daher auch die Furosemidwirkung an der Niere [64].

Metabolische Effekte

Die Stoffwechseleffekte der Kinine sind in der Regel prostaglandinvermittelt. Von besonderer Bedeutung scheint in diesem Zusammenhang das Prostacyclin zu sein. Über dieses Prostanoid können die Kinine in die Regulation des intrazellulären Cholesterinstoffwechsels eingreifen. Über Prostacyclin wird das intrazelluläre zyklische AMP erhöht, das seinerseits wiederum die Cholesterinesterhydrolase aktiviert. Hierdurch werden die Cholesterinester der Zelle zu freiem Cholesterin abgebaut, das dann über ein Carrierprotein (Sterolträgerprotein) von der Zelle an das HDL des zirkulierenden Blutes abgegeben werden kann [12].

Kinine verhindern nach regionaler Ischämie am isoliert perfundierten Rattenherzmodell wahrscheinlich ebenfalls über Prostacyclin den raschen Abbau von energiereichen Phosphaten in den Myokardzellen und können so zu einer besseren Überlebensrate von Myokard nach zeitlich begrenzter, regionaler Ischämie beitragen [41]. Diese protektive Wirkung von Bradykinin erkennt man auch am verminderten Anstieg der Laktatkonzentration in Koronarvenensinusblut während und nach Ischämie [41]. Am Hund in vivo war Bradykinin in der Lage, die Infarktentwicklung nach lokaler Ischämie signifikant zu verzögern. So war bei mit Ramipril behandelten Hunden nach 6stündiger Ischämie das pathologisch-anatomisch nachweisbare Infarktareal signifikant kleiner als bei den unbehandelten Kontrolltieren (s. auch Abb. 7) [45]. Gleichzeitig verbesserten Kinine die Reperfusionsarrhythmien nach Myokardischämie [11, 15]. Die Hemmung der endogenen Kinine durch den Bradykininrezeptorantagonisten HOE 140 verschlechterte die Reperfusionsarrhythmien deutlich [41]. Kammerflimmern wird unter Bradykinin nach Reperfusion wesentlich seltener beobachtet, und in den Fällen, wo es noch auftritt, sind die Flimmerepisoden signifikant verkürzt. Der Laktatausstoß aus dem ischämischen Herzen ist unter Bradykinin erheblich reduziert, die Azidose wird vermindert [11, 15]. Alle diese positiven Bradykinineffekte lassen sich nicht oder nur teilweise durch Indomethazin unterdrücken, können aber auch unter Prostacyclin gesehen werden. Deshalb wird Prostacyclin als ein, aber nicht als einziger Vermittler dieser kardialen metabolischen Bradykinineffekte diskutiert.

Kinine, die bei der Aktivierung der Gerinnungskaskade freigesetzt werden, wirken über das luminal vom Endothel sezernierte Prostacyclin einer Thrombozytenaggregation und -adhäsion entgegen [12]. Da die Kinine zusätzlich eine potente lokale Vasodilation bewirken und die Thrombozytenaktivierung abschwächen können, antagonisieren sie unter physiologischen Bedingungen auch die durch Thromboxan induzierte Vasokontraktion und halten den Blutfluß in der Mikrozirkulation aufrecht. Auf diese Art und Weise vermögen Kinine durchaus zum Gleichgewicht des Gerinnungssystems beizutragen. Ein schlüssiger Beweis dieser Hypothese steht jedoch noch aus.

Über eine Stimulation von PGE_2 vermögen Kinine in den Zuckerstoffwechsel der Skelettmuskelzellen und des Myokards einzugreifen, indem sie am isoliert perfundierten Rattenherzen die Phosphofruktokinase im Myokard in ihrer Aktivität steigern und so die zelluläre Glukoseverwertung verbessern [33]. Diese Effekte gelten nur am arbeitenden Muskel, nicht jedoch für die isolierte Muskelzelle [65]. Die muskuläre Glukoseaufnahme nach Hypoxie konnte in vivo am Unterarmmodell durch Hemmung der Kininbildung mit Aprotinin signifikant gesenkt werden. Die zusätzliche Infusion von exogenem Bradykinin normalisierte die verminderte Glukoseaufnahme wieder [34].

Inflammatorische Wirkungen

Unabhängig von den zuvor beschriebenen hämodynamischen und metabolischen Effekten sind die Kinine auch an der klassischen Entzündungsreaktion beteiligt. Sie besitzen ein hohes schmerzauslösendes Potential, führen zur reaktiven Hyperämie und sind auch für die Entstehung des lokalen Ödems mitverantwortlich. Bei Arthritiden mit Begleitsynovitis führen lokal freigesetzte Kinine zum Erguß. Auch bei der allergischen Rhinitis werden Kinine massiv freigesetzt und halten den Entzündungsprozeß aufrecht [2, 52]. Zudem sind Kinine in der Lage, über einen chemotaktischen Effekt eine lokale Leukozyteninfiltration zu induzieren. Bei der Entwicklung des angioneurotischen Ödems sollen Kinine ebenfalls eine entscheidende Rolle spielen [10, 23], wobei der Mechanismus bis heute unklar blieb.

ACE-Hemmung und Kinine

Die blutdrucksenkende Wirkung der ACE-Hemmer wurde lange Zeit allein auf die Hemmung des Renin-Angiotensin-Systems zurückgeführt. In den letzten Jahren wurden aber immer mehr Effekte der ACE-Hemmer beschrieben, die nicht über die Hemmung des Renin-Angiotensin-Systems zu erklären wären. Die überwiegende Zahl dieser Befunde deutet darauf hin, daß für diese Zusatzeffekte der ACE-Hemmer die Potenzierung der endogenen Kinine durch die ACE-Hemmer von besonderer Bedeutung ist. ACE-Hemmer inhibieren die Kininase II, die

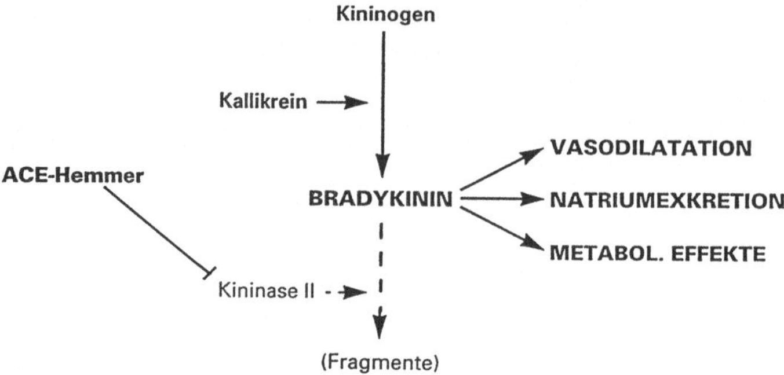

Abb. 2. Wirkmechanismus der ACE-Hemmer auf die Kallikrein-Kinin-Systeme und die daraus resultierenden Effekte.

mit dem Angiotensin-I-Konversionsenzym des Renin-Angiotensin-Systems identisch ist, und können so sehr effektiv auch den Abbau der körpereigenen Kinine verhindern. Diese Eigenschaft ist für alle ACE-Hemmer gleichermaßen nachzuweisen. Die Wirkung der Kinine wird somit durch alle ACE-Hemmer verstärkt (Abb. 2). Dies gilt sowohl für alle endogenen Kinine als auch für injiziertes exogenes Bradykinin. Die Wirkung der Kinine wird in vivo am Menschen um ca. das 50fache gesteigert. Die hämodynamische Wirkdauer der Kinine wird nach ACE-Hemmung fast verdreifacht [13]. Eine nennenswerte oder gar gefährliche Kumulation von Kininen im Blut während einer ACE-Hemmertherapie wird jedoch durch die zusätzlichen Kininasen im Blut, darunter besonders die Kininase I, verhindert. Wichtig ist jedoch zu wissen, daß das Abbauprodukt der Kininase I, das des-Arg^9-BK, im Gegensatz zu den Abbauprodukten der Kininase II noch eine eigene biologische Aktivität besitzt. Des-Arg^9-BK bevorzugt jedoch einen anderen Rezeptor als Bradykinin. Hierdurch wird das Wirkprofil der Kinine von einer überwiegenden B_2-Rezeptoraktivität auf eine überwiegende B_1-Rezeptoraktivität verschoben. Die klinische Relevanz einer solchen Aktivitätsverlagerung der Kinine vom B_2- auf den B_1-Rezeptor ist bis heute aber noch unbekannt.

Kininkonzentration im Blut

Die Bestimmung der Kinine im Blut ist auch heute noch mit großen methodischen Problemen behaftet. Der physiologische Bereich wird heute bei ca. 6–20 pg/ml Bradykininäquivalent angesetzt [10]. Es gibt aber inzwischen auch Forschergruppen, die Kininkonzentration mit weniger als 3 pg/ml als nicht meßbar bezeichnen. Hierzu passen Untersuchungen, bei denen trotz effektiver Hemmung der zirkulierenden Kininase-II-Aktivität unter ACE-Hemmertherapie kein sicherer Anstieg der Kininkonzentration im periphervenösen Blut der Patienten gemessen werden konnte [16, 28, 54]. Auch wenn einige Arbeitsgruppen über erhöhte Kininspiegel im Blut berichten, sind diese Daten wenig beweisend, da sie inkongruent und z. T.

im Zeitverlauf einzelner Versuche auch völlig widersprüchlich sind [9, 46, 55, 63]. So wurde in einer Untersuchung an Hypertonikern unter ACE-Hemmung im Zeitverlauf alle 30 min ein anderes Ergebnis gemessen. Signifikante Kininerhöhungen wechselten ohne Versuchsänderung spontan mit völlig normalen Werte in beliebiger Reihenfolge [46, 63]. In einem anderen Versuch stiegen die Kinine im Blut noch vor der effektiven Hemmung der Kininase II an; als diese dann aber vollständig gehemmt war, fanden sich nur noch normale Kininkonzentrationen [55]. Alle diese widersprüchlichen Befunde weisen auf noch erhebliche methodische Probleme hin.

Einfluß der ACE-Hemmer auf die hämodynamischen Effekte der Kinine

Den Einfluß der ACE-Hemmer auf die blutdrucksenkende Wirkung von Kininen kann man sowohl nach Stimulation der endogenen Kinine als auch nach Injektion von exogenen Kininen problemlos abklären. Schwieriger ist es aber zu klären, ob die Potenzierung der endogenen Kinine durch die ACE-Hemmer, die man pharmakologisch nachweisen kann, auch von klinischer Relevanz für die blutdrucksenkende Wirkung dieser Antihypertensiva im Klinikalltag ist.

Kininpotenzierung durch ACE-Hemmer

Die Potenzierung der endogenen Kinine durch ACE-Hemmer wurde an Ratten demonstriert, bei denen durch eine nervale sympathische Stimulation der Speicheldrüsen eine endogene systemische Kininfreisetzung induziert wurde. Die alleinige Stimulation des Sympathikus führte zwar zu einer systemischen Sekretion von aktivem Kallikrein in die Zirkulation und hierüber zu einer Kininfreisetzung [60], jedoch waren die Konzentrationen zu niedrig, um eine Kreislaufreaktion zu verursachen. Auch die Gabe des ACE-Hemmers allein blieb bei unbehandelten Ratten ohne Einfluß auf den Blutdruck. Wurde aber die Sympathikusstimulation der Speicheldrüse während der Hemmung der Kininase II durch den ACE-Hemmer wiederholt, so kam es bei allen Ratten durch den verzögerten Abbau der Kinine zu einer Wirkungsverstärkung der endogenen Kinine und zu einem massiven und lang anhaltenden Blutdruckabfall [50, 53, 60].

Auch die Wirkung von exogenem Bradykinin wird durch ACE-Hemmer massiv potenziert. So mußte bei normotensiven Probanden die Dosis von Bradykinin nach Hemmung der Kininase II mit einem ACE-Hemmer auf ein 50stel der Normaldosis reduziert werden, um den gleichen Blutdruckabfall zu induzieren (Abb. 3) [13]. Dieser ausgeprägte kininpotenzierende Effekt der ACE-Hemmer was bei Normotonikern und Hypertonikern gleichermaßen nachzuweisen [17]. Die Kininpotenzierung durch die ACE-Hemmer war in unseren Versuchen wesentlich ausgeprägter als die Hemmung des Renin-Angiotensin-Systems. So wurde die Dosis-Wirkungs-Kurve von Bradykinin um das 50fache nach links verschoben (Wirkungssteigerung), während die Dosis-Wirkungs-Kurve des Angiotensin I im

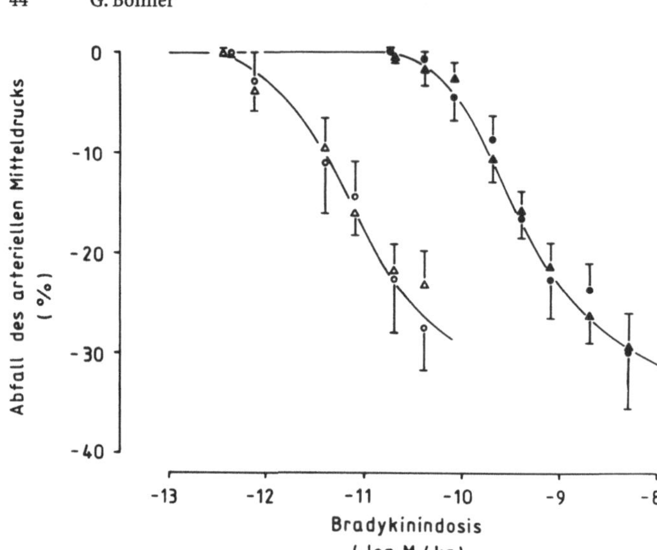

Abb. 3. Potenzierung der blutdrucksenkenden Wirkung von Bradykinin durch ACE-Hemmer bei 8 normotensiven Probanden ($\bar{x} \pm$ SEM). Bradykinin führt bei allen Probanden zu einer dosisabhängigen Blutdrucksenkung (geschlossene Symbole). Durch die Vorbehandlung mit 50 mg Captopril (offene Symbole) wird die Dosis-Wirkungs-Kurve deutlich nach links verschoben. Es resultiert eine ca. 50fache Verstärkung der Kininwirkung durch den ACE-Hemmer. (Nach [13])

gleichen Versuch am gleichen Probanden unter gleichen Versuchsbedingungen nur um das 4- bis 5fache nach rechts verschoben (Wirkungsabschwächung) wurde [13]. Berücksichtigt man diese unterschiedlichen pharmakodynamischen Verhältnisse, so liegt die Vermutung nahe, daß die Kinine doch eine ernstzunehmende Bedeutung für die klinischen Wirkungen der ACE-Hemmer haben.

Bedeutung der Kinine für die hämodynamischen Effekte der ACE-Hemmer

Die Hemmung des Renin-Angiotensin-Systems durch Saralasin, einen Angiotensin-II-Rezeptorantagonisten, führt in einer reninabhängigen Blutdrucksituation, z. B. nach ausgeprägter Natriumrestriktion, bei renaler Hypertonie oder auch bei schwerer Herzinsuffizienz zu einem unmittelbaren Blutdruckabfall. Nach Hemmung der Aktivität des Angiotensinkonversionsenzyms können ähnliche Blutdruckreaktionen beobachtet werden. Vergleicht man aber die blutdrucksenkende Wirkung des ACE-Hemmers mit der des Saralasins am gleichen Patienten, so fällt auf, daß der ACE-Hemmer den Blutdruck stärker senkt als Saralasin [9, 16]. Ursache für diese Differenz könnte durchaus die zusätzliche Wirkung der ACE-Hemmung resp. der Kininase-II-Hemmung auf die Kinine sein. Doch leider besitzt Saralasin eine dem Angiotensin ähnliche Eigenwirkung, die seiner blutdrucksenkenden Wirkung entgegenwirkt und so pharmakodynamisch keine vollständige Inaktivierung des Renin-Angiotensin-Systems zuläßt. Diese Befunde lassen also keine eindeutige Aussage zu, inwieweit die Kinine an der Wirkung der ACE-Hemmer beteiligt sind. Ebenso doppeldeutig blieben die Versuche, die kininvermittelte Wirkung der ACE-Hemmer durch Vorbehandlung mit Aprotinin, einem Kallikreininhibitor, aufzudecken. Captopril senkte bei renovaskulärer Hypertonie den Blutdruck signifikant. Nach Vorbehandlung der Patienten mit Aprotinin und Hemmung der endogenen Kallikreinaktivität war die Wirkung von Captopril bei diesen Patienten deutlich abgeschwächt. Interessanterweise wurde sie um einen genau so großen Anteil reduziert, daß sie gerade mit der des Saralasins vergleichbar war [49]. Hieraus schloß man initial, daß die Blutdrucksenkung, die auf der Hemmung des Renin-Angiotensin-Systems basiert, für Saralasin und Captopril identisch ist. Später stellte sich dann aber in Tierexperimenten heraus, daß Aprotinin auch die Aktivierung von Renin hemmen kann und allein schon darüber die Wirksamkeit von ACE-Hemmern abzuschwächen vermag, unabhängig von seiner Interferenz mit den Kallikrein-Kinin-Systemen [62]. Auch Untersuchungen, in denen bei Ratten die Kininwirkung der ACE-Hemmer mit spezifischen Bradykininantikörpern aufgehoben wurde, ergaben letzlich keine Klarheit über die Bedeutung der Kinine bei der blutdrucksenkenden Wirkung der ACE-Hemmer [28], da durch das Antiserum per se schon ein geringer Blutdruckanstieg induziert wurde. Erst die Entwicklung hochspezifischer Bradykininrezeptorantagonisten erlaubte dann einen besseren Einblick in die möglicherweise kininvermittelten Effekte der ACE-Hemmer.

Die Entwicklung der Bradykininrezeptorantagonisten hat in den letzten Jahren große Fortschritte gemacht. Mit HOE 140 steht der Forschung nun ein für B_2-Rezeptoren spezifischer Antagonist zur Verfügung, der nicht durch Kininasen inaktiviert wird und keine Eigenwirkung am Rezeptor entfaltet [69]. Eine Interferenz mit anderen Hormonrezeptoren ist nicht bekannt.

Im Modell der renovaskulären Hypertonie der Ratte konnte mit Hilfe der Bradykininrezeptorantagonisten nun endlich mit geeigneten Mitteln gezeigt wer-

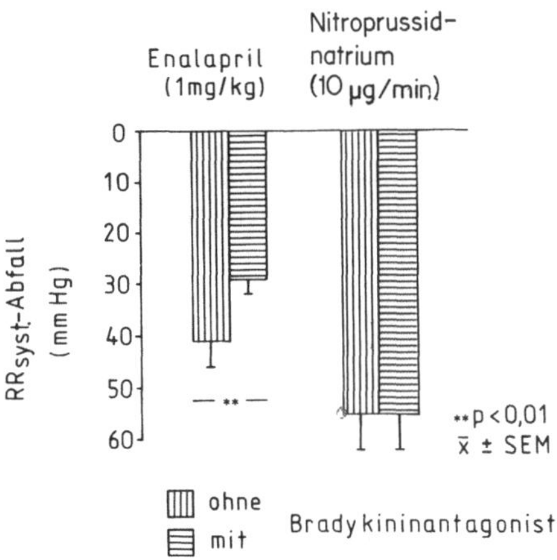

Abb. 4. Einfluß des Bradykininrezeptorantagonisten B 4146 auf die blutdrucksenkende Wirkung (RRsyst) von Enalapril und Nitroprussidnatrium bei Ratten mit renovaskulärer Hypertonie. Der Rezeptorantagonist kann durch die Hemmung der endogenen Kinine nur die Wirkung des ACE-Hemmern abschwächen, denn er bleibt bei Nitroprussidnatrium ohne jeden Effekt. (Nach [5])

den, daß durch die Hemmung der Kininwirkung am B_2-Rezeptor die blutdrucksenkende Potenz der ACE-Hemmer um ca. 25–30 % zu verringern war. Dieser Effekt war spezifisch für die Kininwirkung der ACE-Hemmer, da er bei keiner anderen antihypertensiven Substanz nachzuweisen war (Abb. 4). Dieser hohe Anteil der Kinine am blutdrucksenkenden Effekt der ACE-Hemmer war aber nur in Situationen mit einem stimulierten Renin-Angiotensin-System zu beobachten [5, 25, 26].

Bei spontan hypertensiven Ratten ohne endogene Reninstimulation war der kininvermittelte Effekt der ACE-Hemmer hingegen wesentlich kleiner und in einigen Studien sogar überhaupt nicht mehr nachweisbar [4].

Ein besonderes Tiermodell stellen die kininogenverarmten Ratten („katholic Brown-Norway rat") dar. Sie haben im Vergleich zu den Kontrolltieren und anderen gesunden Ratten eine drastisch erniedrigte renale Kininfreisetzung. Wird bei ihnen eine renovaskuläre Hypertonie erzeugt, ist die Wirkung der ACE-Hemmer deutlich geringer als bei vergleichbaren Tieren mit normalem Kininogenspiegel und ist auch nicht durch Bradykininrezeptorantagonisten zu beeinflussen [32]. Durch diese Ergebnisse bei den kininogenverarmten Ratten verdichten sich immer mehr die Hinweise darauf, daß in Situationen mit stimuliertem Renin-Angiotensin-System die blutdrucksenkende Wirkung der ACE-Hemmer durch eine Potenzierung der endogenen Kinine verstärkt wird. Bei nichtstimuliertem Renin-Angiotensin-System hingegen scheint die Bedeutung der Kinine für die blutdrucksenkende Wirkung der ACE-Hemmer eher gering zu sein [9]. Die Ursachen für diese unterschiedlichen Kininbeteiligungen an den ACE-Hemmerwirkungen sind bis heute noch nicht bekannt und Gegenstand intensiver Forschung.

Bedeutung der Kinine für die metabolischen Effekte der ACE-Hemmer

Eindeutiger sind die Ergebnisse bezüglich der Bedeutung der Kinine für die metabolischen Effekte der ACE-Hemmer.

Einfluß auf den Zuckerstoffwechsel

Unter Muskelarbeit ist die Glukoseaufnahme in der Muskulatur erhöht. Wird die Kallikreinaktivität durch Aprotinin gehemmt, so ist die Glukoseaufnahme in der Muskulatur nach Arbeit deutlich vermindert; sie kann aber durch exogenes Bradykinin wieder völlig normalisiert werden [34, 35]. Mit Hilfe des eu- bzw. isoglykämischen Clamptests konnte bei Patienten mit gestörter Glukoseutilisation wie Diabetikern und Hypertonikern nachgewiesen werden, daß ACE-Hemmer, wie hier für Ramipril gezeigt, spontan zu einer Verbesserung der Glukoseutilisation und der Insulinsensitivität führen [18, 20, 55]. Dieser Effekt ist spezifisch für ACE-Hemmer und konnte in diesem Ausmaß bisher für kein anderes Antihypertensivum gezeigt werden. Wie wir heute wissen, wird die Verbesserung der

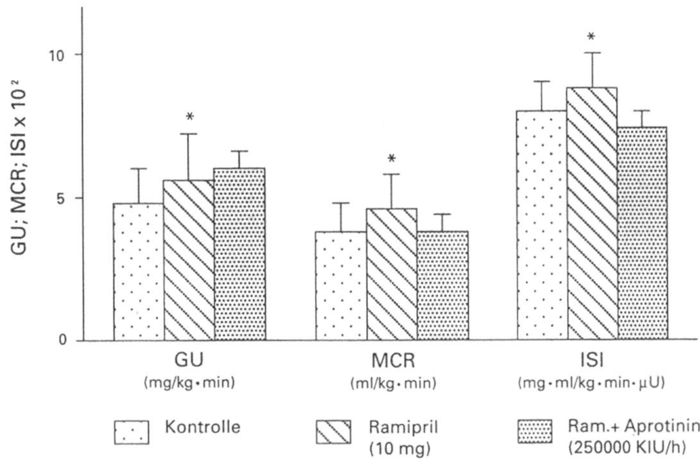

Abb. 5. Aufhebung der positiven Wirkung von Ramipril auf den Zuckerstoffwechsel durch Hemmung der Kallikrein-Kinin-Systeme mit intravenös infundiertem Aprotinin. $\bar{x} \pm$ SEM; * $p < 0{,}05$ vs. Kontrolle. *GU* Glukoseuptake, *MCR* metanolische Clearancerate, *ISI* Insulinsensitivitätsindex. (Nach [21])

Glukoseutilisation durch die ACE-Hemmer über die Kinin-Prostaglandin-Achse vermittelt. Denn nach einer Vorbehandlung der Patienten mit Aprotinin (Abb. 5) oder Indomethazin war der positive Effekt von Ramipril auf den Zuckerstoffwechsel nicht mehr nachweisbar [21].

Diese Veränderungen der Glukoseutilisation waren in klinischen Untersuchungen mit ACE-Hemmern nicht von signifikanten Änderungen der Konzentrationen von Hämoglobin A_1 oder des Blutzuckers begleitet. Abfälle der Serumglukosekonzentration oder der Hämoglobin-A_1-Werte waren nur dann in den klinischen Studien mit ACE-Hemmern zu beobachten, wenn die Patienten über den Beobachtungszeitraum auch an Körpergewicht verloren hatten. In einer einzigen Studie an Hypertonikern war nach längerfristiger ACE-Hemmertherapie ein minimal verminderter Anstieg der Blutzuckerkonzentration nach oraler Glukosebelastung zu beobachten [51]. Der Unterschied zwischen der ACE-Hemmertherapie und der Placebotherapie war minimal und erst gegen Ende des Tests (90 min) gerade signifikant, falls man die angewandten statistischen Tests überhaupt akzeptiert. Kritisch betrachtet sind diese marginalen Unterschiede sicherlich kaum von klinischer Relevanz. In anderen Akutversuchen an Gesunden und Patienten mit pathologischer oraler Glukosebelastung war kein positiver Einfluß einer ACE-Hemmerbehandlung auf den Blutzuckerspiegel nach oraler Glukosebelastung festzustellen [30]. Insgesamt läßt sich also z. Z. mit pharmakologischen Untersuchungen wie der euglykämischen Glukoseclamptechnik ein positiver Effekt der ACE-Hemmer auf den Zuckerstoffwechsel nachweisen, der bisher in klinischen Untersuchungen aber noch nicht ausreichend belegt werden konnte. Trotzdem kommt den Ergebnissen der pharmakologischen Untersuchungen eine wichtige klinische Bedeutung zu, denn sie zeigen, daß die ACE-Hemmer sicher nicht negativ auf den Zuckerstoffwechsel wirken und deshalb, zumal sie auch als

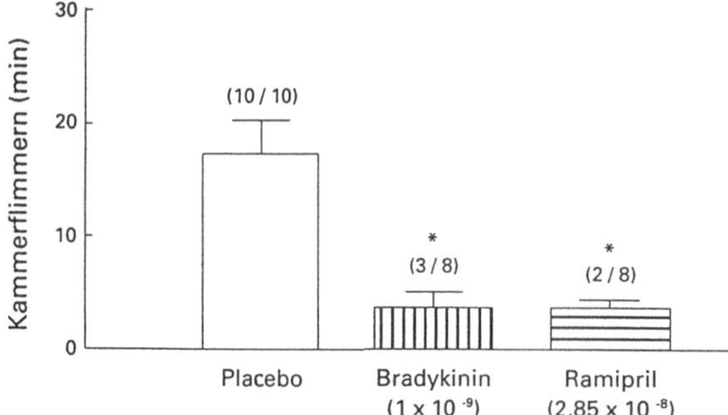

Abb. 6. Einfluß von Bradykinin und Ramipril auf die Dauer der Reperfusionsarrhythmie am isolierten druckkonstant perfundierten Rattenherzen nach Langendorff. Sowohl Bradykinin als auch der ACE-Hemmer Ramipril sind in der Lage, die Reperfusionsarrhythmie nach regionaler Ischämie (Vorderwandinfarkt) wirkungsvoll zu unterdrücken. Auch die Inzidenz des Kammerflimmers wird signifikant verringert (Zahlen in Klammern). $\bar{x} \pm$ SEM; * p < 0,05. (Nach [41])

fettstoffwechselneutral gelten, als besonders günstige Antihypertensiva für Hypertoniker mit metabolischem Syndrom anzusehen sind.

Bedeutung der Kinine für die Kardioprotektion durch ACE-Hemmer

ACE-Hemmer können wie exogenes Bradykinin am isoliert perfundierten Rattenherzen eine protektive Wirkung gegen die Reperfusionsarrhythmien nach regionaler Ischämie entfalten. Tritt normalerweise wenige Sekunden nach der Wiederdurchblutung des Herzmuskels im Anschluß an eine Ischämie ein Kammerflimmern auf, so kann dieses durch ACE-Hemmer wie Ramiprilat (Abb. 6) weitgehend verhindert werden. Gleichzeitig geht der Laktatausstoß aus dem Myokard zurück, und die energiereichen Phosphate werden erhalten. Die Myokardfunktion ist während der Ischämie unter ACE-Hemmertherapie deutlich besser als unter Placebo und erholt sich nach Reperfusion rascher [11, 41, 56, 67]. Für diese positiven Effekte der ACE-Hemmer bei akuter regionaler Ischämie werden z.Z. 2 Mechanismen diskutiert, die Kinin-Prostaglandin-Potenzierung und die Reduktion der freien O_2-Radikale durch Zufuhr von Sulfhydrylgruppen. Beide Mechanismen sind nach eigenen Untersuchungen durchaus möglich, jedoch scheint bei den niedrigen therapeutischen Konzentrationen der ACE-Hemmer im Blut die Stimulation der Kinin-Prostaglandin-Achse für die protektiven Effekte der ACE-Hemmer eindeutig von vorrangiger Bedeutung zu sein [22].

Am Hund konnte dann später gezeigt werden, daß neben diesen positiven Stoffwechseleffekten auch die Entwicklung eines Myokardinfarkts durch Bradykinin wie auch durch ACE-Hemmer verzögert werden kann. Nach 6stündiger Ischämie war bei den mit Ramipril behandelten Hunden die anatomische Infarktgröße noch deutlich kleiner als bei den unbehandelten Kontrolltieren [45].

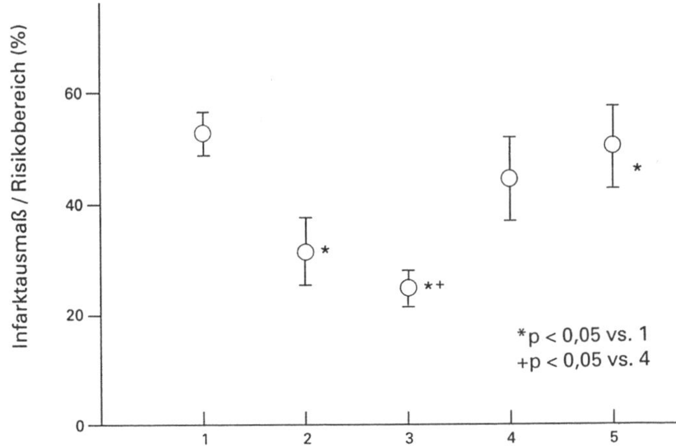

Abb. 7. Reduktion der Infarktgröße am Hund nach 6stündiger regionaler Ischämie (Nr. 1) durch Bradykinin (Nr. 2) und Ramiprilatvorbehandlung (Nr. 3). Die Wirkung von Ramiprilat kann durch den Bradykininrezeptorantagonisten HOE 140 weitgehend aufgehoben werden (Nr. 4). HOE 140 bleibt allein (Nr. 5) ohne Einfluß auf die Infarktgröße. $\bar{x} \pm$ SD. (Nach [45])

Alle diese Befunde am Herzen in vitro und in vivo konnten durch den hochspezifischen Bradykinin-B_2-Rezeptorantagonisten HOE 140 komplett aufgehoben werden (Abb. 7), was darauf hinweist, daß die Kinine die Hauptvermittler dieser Effekte sind.

In ersten Untersuchungen an Patienten mit koronarer Herzkrankheit und belastungsinduzierten, d. h. ischämieinduzierten Herzrhythmusstörungen wurde beobachtet, daß die Herzrhythmusstörungen, die während oder kurz nach ergometrischer Belastung auftraten, durch Captopril ganz erheblich unterdrückt werden konnten [66].

Bedeutung der Kinine für die Vasoprotektion durch ACE-Hemmer

In aktuellen Untersuchungen wurde nachgewiesen, daß bei Mediahypertrophie der Gefäße oder linksventrikulärer Myokardhypertrophie auf dem Boden einer arteriellen Hypertonie die lokale Konzentration des Angiotensinkonversionsenzyms bzw. der Kininase II deutlich erhöht ist [57, 59]. Die erhöhte lokale Kininase-II-Aktivität führt zu einem übermäßigen Abbau von Kininen. ACE-Hemmer hemmen diese gesteigerte Kininasenaktivität und sind in der Lage, die lokale Kininkonzentration wieder anzuheben. In Tierexperimenten konnte dementsprechend unter einer ACE-Hemmertherapie mit Ramipril eine rasche Regression der Mediahypertrophie der Gefäße und der Linksherzhypertrophie beobachtet werden, unabhängig von der Wirkung auf den Blutdruck [42]. Die Frage, ob dieser Effekt des ACE-Hemmers Ramipril mit einer kininpotenzierenden Wirkung verbunden ist, konnte durch den Einsatz der neuen Bradykininrezeptor-

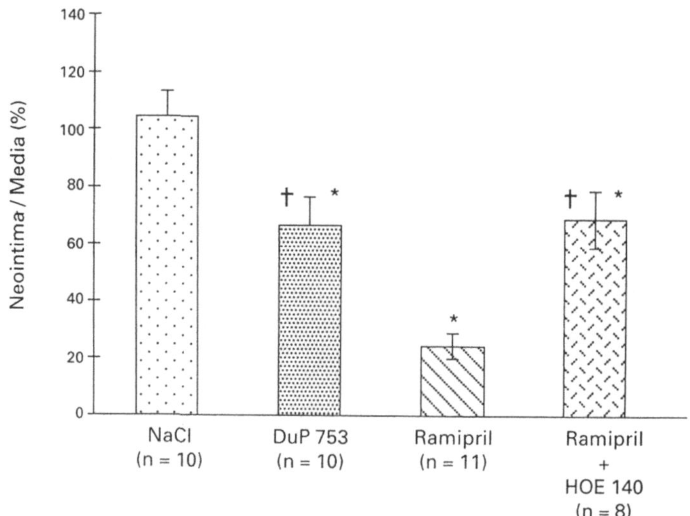

Abb. 8. Bildung von Neointima in der A. carotis von Ratten 2 Wochen nach Ballon-Deendothelialisation. Verglichen wird die Neubildungsrate in unbehandelten Tieren (NaCl) mit der in Tieren, die mit dem Angiotensin-II-Rezeptorantagonisten DuP 753, dem ACE-Hemmer Ramipril oder einer Kombination von Ramipril mit dem Bradykininrezeptorantagonisten HOE 140 behandelt wurden. ($\bar{x} \pm$ SD; + p < 0,05 verglichen mit Ramipril; * p < 0,05 verglichen mit Kochsalzlösung (NaCl). (Nach [38])

antagonisten geklärt werden. Denn unter gleichzeitiger Gabe von HOE 140 verschwand der günstige Effekt auf die Muskulatur, und die Gefäßwanddicke und die Myokardstärke blieben unverändert [42].

Bedeutung der Kinine für die Atheroskleroseprävention durch ACE-Hemmer

In den letzten Jahren verdichtete sich die Vermutung, daß ACE-Hemmer über ihren kininstimulierenden Effekt auch einen günstigen Einfluß auf die Atheroskleroseentwicklung ausüben könnten. So konnte bei Kaninchen und Affen die Atheroskleroseentwicklung unter einer cholesterinreichen Kost durch eine parallele Behandlung mit Captopril, Benazepril, Ramipril oder Enalapril deutlich abgeschwächt werden [1, 3, 58, 70]. Die Ergebnisse dieser artefiziellen Atherosklerosemodelle wurden durch Versuche an Kaninchen mit genetischer Dyslipoproteinämie bestätigt [29]. Der günstige antiatherosklerotische Effekt der ACE-Hemmer wird den Kininen zugeschrieben, da er prostaglandinvermittelt zu sein scheint und nicht über einen Blutdruckabfall, eine Cholesterinsenkung im Blut oder eine Hemmung der Angiotensin-II-Wirkung zu erklären war [58].

In einem anderen Modell der Atheroskleroserforschung wird das Endothel der Karotiden durch einen Ballon zerstört und entfernt und so eine Neointimabildung induziert. Mit Ramipril war auch diese Neointimabildung nach Deendothelialisierung weitgehend zu verhindern [38]. Der größte Teil der antiproliferativen Wirkung des Ramiprils beruhte auf einer Potenzierung der endogenen Kinine, da eine Hemmung der Kininwirkung mit dem hochspezifischen Bradykininrezeptorantagonisten HOE 140 alle günstigen Effekte des ACE-Hemmers, die über die Hemmung des Renin-Angiotensin-Systems hinausgingen, wieder aufhob (Abb. 8).

Literatur

1. Aberg G, Ferrer P (1990) Effects of captopril on atherosclerosis in cynomolgus monkeys. J Cardiovasc Pharmacol 15 [Suppl 5]: S65–S72
2. Baumgarten CR, Naclerio RM, Lichtenstein LM, Norman PS, Proud D (1988) Generation of kinins in vivo during allergic rhinitis. Atemwegs- und Lungenkrankheiten 14[Suppl 1]: S74–S78
3. Becker RHA, Wiemer G, Linz W (1991) Preservation of endothelial function by ramipril in rabbits on a long-term atherogenic diet. J Cardiovasc Pharmacol 18[Suppl]: S110–S115
4. Benetos A, Gavras I, Gavras H (1986) Hypertensive effect of bradykinin antagonist in normotensive rats. Hypertension 8: 1089–1092
5. Benetos A, Gavras H, Stewart JM, Vavrek R, Hatinoglou S, Gavras I (1987) The antihypertensive contribution of bradykinin as assessed by a specific bradykinin antagonist. Agents Actions 22[Suppl]: 355–364
6. Bönner G, Autenrieth R, Marin-Grez M, Speck G, Gross F (1984) Steroid induced changes of the renal kallikrein-kinin system in rats. Acta Endocrinol 107: 131–140
7. Bönner G (1984) Bedeutung des renalen Kallikrein-Kinin-Systems für die Regulation der Wasser- und Natriumausscheidung. In: Graul EH, Loew D (Hrsg) Workshop Diuretika 84. Medice Verlag, Isarlohn, S 67–83
8. Bönner G, Hirzel B, Ganten D, Kaufmann W (1988) Effekt des atrialen natriuretischen Peptids (ANP) auf die Aktivität des renalen Kallikrein-Kinin-Systems bei normotonen und spontanhypertonen Ratten. Z Kardiol 77[Suppl 2]: 85–91
9. Bönner G (1988) Haben die Kinine eine Bedeutung für die antihypertensive Wirkung der ACE-Hemmer? Z Kardiol 77[Suppl]: 23–27
10. Bönner G (1989) Das renale Kallikrein-Kinin-System. Springer, Berlin Heidelberg New York Tokyo
11. Bönner G, Barbulescu I, Toussaint C (1989) Protektive Wirkung von Bradykinin auf die Reper-fusionsarrhythmie am isoliert perfundierten Rattenherz. Herz/Kreislauf 21[Suppl 11]: 39–42
12. Bönner G, Rahn KH (1989) Prostazyklin und Hypertonie, 2. erweiterte Aufl. Springer, Berlin Heidelberg New York Tokyo
13. Bönner G, Schunk U, Preis S, Wambach G, Toussaint C (1989) Einflüsse von Bradykinin auf die systemische und die Pulmonale Hämodynamik am Menschen. Klin Wochenschr 67: 1085–1095
14. Bönner G, Preis S, Schunk U, Iwersen D (1989) Hemodynamic effects of kinins and their role in blood pressure regulation. In: Fritz H, Schmidt I, Dietze G (eds) The kallikrein-kinin-system in health and disease. Limbach, Braunschweig, pp 79–96
15. Bönner G, Barbulescu I, Toussaint C (1989) Zofenopril verhindert die Reperfusionsarrhythmie nach regionaler Ischämie am isoliert, fluß-konstant perfundierten Rattenherz. Hochdruck 9: 41
16. Bönner G (1990) Kinin-related effects of ACE-inhibition. Clin Physiol Biochem 8 [Suppl]: 6–15
17. Bönner G, Preis S, Schunk U, Toussaint C, Kaufmann W (1990) Hemodynamic effects of bradykinin on systemic and pulmonary circulation in healthy and hypertensive humans. J Cardiovasc Pharma-col 15[Suppl 6]: S46–S56
18. Bönner G, Baumann J, Chrosch R, Toussaint C, Krone W (1991) ACE-Hemmung und Zuckerstoffwechsel. Hochdruck 11: 43–46

19. Bönner G, Preis S, Schunk U, Wagmann M, Chrosch R, Toussaint C (1992) Effect of Bradykinin on arteries and veins in systemic and pulmonary circulation. J Cardiovasc Pharmacol 20 [Suppl 9]: S21–S27

20. Bönner G (1992) Bedeutung der Kinine für die ACE-Hemmer. Cassella-Riedel-Archiv 75(3): 17–20

21. Bönner G, Döring R, Baumanns J, Toussaint C, Chrosch R, Krone W (1992) ACE-Hemmer wirken über endogene Kinine auf den Zuckerstoffwechsel. Hochdruck 12: 37–38

22. Bönner G, Barbulescu I, Schielke D, Toussaint C (1993) Protective effects of bradykinin and ACE-inhibitors against reperfusion arrhythmias and lactate generation after local ischemia in the isolated flow-constant perfused rat heart. Pharm Pharmacol Lett 3[Suppl]: 58–63

23. Bönner G (1993) Kallikrein-Kinin system in shock. In: Neugebauer E, Holiday J (eds) Handbook of mediators in septic shock. CRC Press, Boca Raton, pp 167-192

24. Bönner G, Rütten H, Chrosch R, Krause E, Krone W (1994) Efficacy of HOE 140, a B2-kinin receptor antagonist, measured by bradykinin injections – a dose finding study. Am J Hypertens 7: 137A

25. Carbonell LF, Carretero OA, Maddedu P, Scicli AG (1988) Effects of a kinin antagonist on mean blood pressure. Hypertension 11 [Suppl]: 84–88

26. Carbonell LF, Carretero OA, Stewart JM, Scicli AG (1988) Effect of a kinin antagonist on the acute antihypertensive activity of enalapril in severe hypertension. Hypertension 11: 239–243

27. Carretero OA, Scicli AG (1980) The renal kallikrein-kinin system. Am J Physiol 238: F247–255

28. Carretero OA, Miyazaki S, Scicli AG (1981) Role of kinins in the acute antihypertensive effect of the converting enzyme inhibitor, captopril. Hypertension 3: 18–22

29. Chobanian AV, Haudenschild CC, Nickerson C, Drago R (1990) Antiatherogenic effect of captopril in the Watanabe Heritable Hyperlipidemic rabbit. Hypertension 15: 327–331

30. Chrosch R, Frericks A, Bönner G (1991) Stimulation of kallikrein-kinin system did not change serum glucose. Kinin 91 Abstract book, p 302

31. Collier J, Vallance P (1991) Role of nitric oxide in the vasodilator response to bradykinin in human peripheral veins and arteries in situ. Kinin 91 Abstract book, p 47

32. Danckwart L, Shimizu I, Bönner G, Rettig R, Unger T (1990) Converting enzyme inhibition in kinin-deficient brown norway rats. Hypertension 16: 429–435

33. Dietze G, Wicklmayr M (1977) Evidence for a participation of the kallikrein-kinin system in the regulation of muscle metabolism during muscular work. FEBS Letters 74: 205–208

34. Dietze G, Wicklmayr M, Mayer L (1977) Evidence for a Participation of the kallikrein-kinin system in the physiological regulation of muscle substrate metabolism during muscular work and hypoxia. In: Haberland GL, Rohen JW, Suzuki T (eds) Kininogenases. Kallikrein. Schattauer, Stuttgart, pp 291–298

35. Dietze G, Wicklmayr M, Böttger I, Mayer L (1978) Inhibition of insulin action on glucose uptake into skeletal muscle by a kallikrein-trypsin inhibitor. Hoppe Seylers Z Physiol Chem 359: 1209–1215

36. Drouin JN, St. Pierre SA, Regoli D (1979) Receptors for bradykinin and kallidin. Can J Physiol Pharmacol 57: 375–379

37. Erdös EG (1992) Bradykinin, kallidin and kallikrein. Handbook Exp Pharmacol 25[Suppl]. Springer, Berlin Heidelberg New York Tokyo

38. Farhy RD, Ho KL, Carretero OA, Scicli AG (1992) Kinins mediate the antiproliferative effect of ramipril in rat carotid artery. Biochem Biophys Res Commun 182: 283–288

39. Gaudreau P, Barabe J, St. Pierre S, Regoli D (1980) Structure study of kinins in vascular smooth muscles. Can J Physiol Pharmacol 59: 380–389

40. Kramer HJ, Moch T, von Sicherer L, Düsing R (1979) Effects of aprotinin on renal function and urinary prostaglandin excretion in conscious rats after acute salt loading. Clin Sci 56: 547–553

41. Linz W, Martorana PA, Schölkens B (1990) Local inhibition of bradykinin degradation in ischemic hearts. J Cardiovasc Pharmacol 15[Suppl 6]:S99–S109

42. Linz W, Schölkens B (1992) Bradykinin receptor antagonist abolishes the antihypertrophic effect of ramipril. In: Bönner G, Schölkens BA, Scicli AG (eds) The role of bradykinin in the cardiovascular action of the converting enzyme inhibitor ramipril. Media Medica, Chichester, pp 85–90

43. MacFarlane NAA, Adetuyibi A, Mills IH (1974) Changes in kallikrein excretion during arterial infusion of angiotensin. J Endocrinol 61: 72P

44. Marin-Grez M (1974) The influence of antibodies against bradykinin on isotonic saline diuresis in the rat. Pflügers Arch Ges Physiol 350: 231–239

45. Martorana PA, Kettenbach B, Breipohl G, Linz W, Schölkens B (1990) Reduction of infarct size by local angiotensin-converting enzyme inhibition is abolished by a bradykinin antagonist. Eur J Pharmacol 182: 395–396

46. Masuda A, Shimamoto K, Tanaka S et al. (1987) The mechanism of the hypotensive effect of ramipril (HOE 498) in patients with essential hypertension. Kinin 87 Abstract book, p 34

47. McGiff JC, Itskovitz HD, Terragno A, Wong YK (1976) Modulation and mediation of the actions of the renal kallikrein-kinin system by prostaglandins. Fed Proc 35: 175-180

48. McGiff JC, Nasjletti A (1976) Kinins, renal function and blood pressure regulation. Fed Proc 35: 172-174

49. Mimran A, Targehetta R, Laroche B (1980) The antihypertensive effect of captopril. Evidence for an influence of kinins. Hypertension 2: 732-737

50. Orstavik TB, Carretero OA, Johansen L, Scicli AG (1982) Role of kallikrein in the hypotensive effect of captopril after sympathetic stimulation of the rat submandibular gland. Circ Res 51: 385–390

51. Pollare T, Lithell H, Berne C (1989) A comparison of the effects of hydrochlorothiazide and captopril on glucose and lipid metabolism in patients with hypertension. N Engl J Med 321: 868–873

52. Proud D, Togias AG, Silber GM, Naclerio RM (1988) The role of kinins in nonellergic rhinitis. Atemwegs- und Lungenkrankheiten 14[Suppl 1]: S83–S86

53. Rabito SF, Orstavik TB, Scicli AG, Schork A, Carretero OA (1983) Role of the autonomic nervous system in the release of rat submandibular gland kallikrein into the circulation. Circ Res 52:635-641

54. Rasmussen S, Nielsen F, Ibsen H, Nielsen MD, Leth A, Giese J (1982) Blood bradykinin concentration remains unchanged during captopril treatment. Agents Actions 9 [Suppl]: 592–597

55. Rett K, Lotz N, Wicklmayr M, Fink E, Jauch KW, Günther B, Dietze G (1988) Verbesserte Insulinwirkung durch ACE-Hemmung beim Typ-II-Diabetiker. Dtsch Med Wochenschr 113: 243–249

56. Roesen P, Eckel J, Reinauer H (1983) Influence of bradykinin on glucose uptake and metabolism studied in isolated cardiac myocytes and isolated perfused rat hearts. Hoppe Seylers Z Physiol Chem 364: 1431–1438

57. Saavedra JM, Correa FMA, Seltzer A, Pinto JEB, Viglione P, Tsutsumi K (1992) Enhanced angiotensin converting enzyme binding in arteries from spontaneously hypertensive rats. J Hypertens 10: 1353–1360

58. Schuh JR, Blehm DJ, Frierdich GE, McMahon EG, Blaine EH (1992) Differential effects of renin-angiotensin system blockade on atherogenesis in cholesterolfed rabbits. Proceedings FASEB Meeting, Anaheim

59. Schunkert H, Dzau VJ, Tang SS, Hirsch AT, Apstein CS, Lorell BH (1990) Increased rat cardiac angiotensin converting enzyme activity and mRNA expression in pressure overload left ventricular hypertrophy: effects on coronary resistance, contractility, and relaxation. J Clin Invest 86: 1913–1920

60. Scicli AG, Orstavik TB, Rabito SF, Murray RD, Carretero OA (1983) Blood kinins after sympathetic nerve stimulation of the rat submandibular gland. Hypertension 5[Suppl 1]: 1–101-1–106

61. Sealey JE, Atlas SA, Laragh JH (1978) Linking the kallikrein and renin systems of inactive renin. Am J Med 65: 994–1000

62. Seto S, Kher V, Scicli AG, Beierwalthes WH, Carretero OA (1983) The effect of aprotinin (a serin protease inhibitor) on renal function and renin release. Hypertension 5: 893–899

63. Shimamoto K, Iimura O (1987) Measurement of circulating kinins, their changes by inhibition of kininase II and their possible blood pressure lowering effect. Agents Actions 22 [Suppl]: 297–307

64. Shimoda K, Lee TC, Kushiro T, Girolami JP, Maxwell MH (1982) Suppression of furosemide induced natriuresis and renin secretion by aprotinin in conscious rabbits. Agents Actions Suppl 9: 484–490

65. Shimojo N, Mayfield R, Margolius HS (1984) Tissue kallikrein and kinin have no detectable effects on isolated skeletal muscle glucose metabolism. Kinin 84 Abstract book, p 129

66. Tousssaint C, Bönner G (1988) Verringerung belastungsinduzierter Herzrhythmusstörungen durch Captopril. Dtsch Med Wochenschr 113: 1377–1378

67. Toussaint C, Schielke D, Barbulescu I, Krone W, Bönner G (1995) Kardioprotektive Mechanismen der ACE-Hemmer am isoliert, flußkonstant perfundierten Rattenherzen. Clin Invest (in press)
68. Wiemer G, Schölkens BA, Becker RHA, Busse R (1991) Ramiprilat enhances endothelial autacoid formation by inhibiting breakdown of endothelium-derived bradykinin. Hypertension 18: 558–563
69. Wirth K, Hock FJ, Albus U (1991) HOE 140, a new potent and long acting bradykinin-antagonist: in vivo studies. Br J Pharmacol 102: 774–777
70. Yamamoto S, Takemori E, Hasegawa Y et al. (1991) General pharmacology of the novel angiotensin converting enzyme inhibitor benazepril hydrochloride. Drug Res 41(II): 913–923

3. Pharmakologie der ACE-Hemmer
Überblick für die Praxis

ACE-Hemmstoffe unterscheiden sich bezüglich ihres Zinkliganden, ihrer Potenz, Wirkdauer, Halbwertszeit, Bioverfügbarkeit und Elimination. Die Einnahmefrequenz und Höhe der Dosis der einzelnen Substanzen leiten sich von der Wirkdauer, Potenz und Bioverfügbarkeit ab. Die für die Praxis wichtigen Daten sind aus Tabelle 1 zu entnehmen.

Für eine sichere 24-h-Blutdrucksenkung sollte Captopril mindestens 2mal pro Tag, u. U. sogar 3mal pro Tag gegeben werden. Alle anderen ACE-Hemmstoffe, die keine sichere 24-h-Wirkdauer besitzen, sollten, individuell angepaßt, 1- bis 2mal am Tag verabreicht werden. Eine Niereninsuffizienz mit einer Kreatininclearance von 60–30 ml/min (entspricht einem Plasmakreatininwert von 1,25–2,5 mg%) verlangt eine Dosisreduktion auf die Hälfte bis zu ein Viertel in Abhängigkeit der renalen Elimination und der Halbwertszeit der einzelnen ACE-Hemmer. Bei Captopril, Cilazapril, Enalapril, Lisinopril, Perindopril, Quinapril und Ramipril sind solche Dosisreduktionen vom Bundesgesundheitsamt vorgeschrieben. Bei Benazepril ist eine Dosisreduktion auf die Hälfte nur bei einer Kreatininclearance < 30 ml/min vorzunehmen. Da aber alle ACE-Hemmstoffe, unabhängig von ihrer Elimination, dieselben pharmakodynamischen Eigenschaften besitzen, sollte der Patient aus Gründen der Arzneimittelsicherheit auch bei Fosinopril und Benazepril bei einer Niereninsuffizienz besonders gut beobachtet werden und eine Kontrolle seiner Kreatininwerte erfolgen. Keinesfalls darf sich der Arzt blind auf eine kompensatorische Ausscheidung über die Leber verlassen.

Bisher existieren keine Studien am Menschen, die therapeutisch relevante Unterschiede zwischen den einzelnen ACE-Hemmern herausgearbeitet hätten.

Tabelle 1. Wichtige Daten zu den ACE-Hemmstoffen. Die Dosierung der jeweiligen ACE-Hemmstoffe muß individuell erfolgen. Aus diesem Grund sind hier meist mehrere Dosierungen angegeben. Die Frequenz der Dosierung richtet sich nach der Wirkdauer. Ist eine 24-h-Wirksamkeit nicht sicher gegeben, dann sollte individuell eine 2malige Gabe pro Tag erfolgen. Die Angaben in Klammern sind Werte, die nur selten erreicht werden, bzw. Dosierungen, die nur selten benötigt werden

INN	Indikation	Wirkungs-beginn [h]	Wirkungs-maximum [h]	Wirkdauer [h]	Plasmahalb-wertszeit [h]	Mittlere Tagesdosis [mg]	Dosis [mg] bei Niereninsuffizienz[a]
Benazepril	RR	1	5	24	10–11	1 × 10–20	[b]
Captopril	RR, HI, PMI, DNP	0,5	1–2	8–12	1,7	2–3 × 12,5–50	2 × 12,5
Cilazapril	RR	1–2	4–10	12–18	15–20	1–2 × 1,25–2,50	0,5
Enalapril	RR, HI	1	4–6	12–24	11	1–2 × 5–10–(20)	2,5
Fosinopril	RR	1	3–4	24	<12	1 × 10–20	Ø
Lisinopril	RR, HI	1–2	6–8	24	12,6	1 × 5–10–(20)	2,5
Perindopril	RR, HI	1,5	4–6	24	6	1 × 4–(8)	1,0
Quinapril	RR, HI	0,5	2–4	12 (–24)	2	1–2 × 10–20	5,0
Ramipril	RR	0,5	6–8	24 (–48)	13–17	1 × 2,5–5(10)	1,25
Trandolapril	RR	1–2	3–4	24	16–24	1 × 2	2,0[c]

Die Daten stammen aus verschiedenen Studien und sind daher nur miteinander vergleichbar.

Sämtliche Werte sind hier für die aktiven Substanzen (Prilate, Captopril und Lisinopril) wiedergegeben.

[a] Kreatininclearance: 60–30 ml/min.

[b] Dosisreduktion notwendig bei Kreatininclearance <30 ml/min auf 5 mg.

[c] Darf wegen nicht ausreichender Therapieerfahrung bei Niereninsuffizienz mit Kreatininclearance <30 ml/min nicht angewendet werden.

Abkürzungen: RR = Hypertonie, HI = Herzinsuffizienz, PMI = Postmyokardinfarkt, DNP = Diabetische Nephropathie.

3. Pharmakologie der ACE-Hemmer

P. Dominiak, W. Raasch

Einleitung

Historie

Um 1960 wurde beschrieben, daß das Gift der brasilianischen Grubenotter Bothrops Jararaca zur Bradykininpotenzierung führte (Ferreira 1965). Ferreira et al. (1970) extrahierten eine Fraktion aus dem Schlangengift und nannten sie nach ihrer Wirkung „bradykininpotenzierender Faktor" (BPF). Die weitere pharmakologische Beschäftigung mit BPF zeigte, daß neben der Hemmung des Abbaus von Kininen durch die Kininase II zu inaktiven Fragmenten ebenfalls die Biosynthese von Angiotensin II (Ang II) aus Ang I durch das Ang I-Konversionsenzym blockiert wird. Erdös (1975) beschrieb dann, daß beide Vorgänge von ein und demselben Enzym katalysiert werden und stellte damit fest, daß die Kininase II mit dem Konversionsenzym identisch ist. Aus BPF wurden mehrere Peptide isoliert, von denen ein Nonapeptid, nämlich Teprotid, einen wirksamen Hemmstoff des Konversionsenzyms darstellte (Cheung u. Cushman 1973). Teprotid konnte aber nur parenteral appliziert werden und zeichnete sich außerdem durch eine kurze Halbwertszeit aus. So begann die Entwicklung synthetischer Konversionsenzymhemmstoffe, deren erster therapeutisch genutzter Vertreter Captopril war (Ferguson et al. 1977). Captopril wurde 1980 in Deutschland zur Behandlung der essentiellen Hypertonie in die Therapie eingeführt, 1984 folgte Enalapril. Im Jahre 1990/91 erschienen mit Perindopril, Lisinopril, Ramipril und Quinapril 4 weitere Konversionsenzymhemmer, die als 2. Generation bezeichnet wurden.

1992 sind nun Cilazapril und Fosinopril vom Bundesgesundheitsamt (BGA) zugelassen worden, 1993 Benazepril und Trandolapril. Damit stehen in Deutschland nun 10 ACE-Hemmstoffe als Monosubstanzen unter 16 verschiedenen Handelsnamen und 49 Verordnungsmöglichkeiten für den therapeutischen Gebrauch zur Verfügung. Seit Januar 1995 kommen zusätzlich 30 Generika von Captopril dazu, da sein Patentschutz erloschen ist.

Die Entwicklung und Vermarktung der Konversionsenzymhemmstoffe ist insofern mit den β-Adrenozeptorenantagonisten vergleichbar, ja sie übertrifft diese sogar, was die rasche Aufeinanderfolge der Zulassung und die absolute Anzahl der noch zu erwartenden Konversionsenzymhemmer – ca. 70 Substanzen – angeht (Salvetti 1990).

Bedeutung

Die Entwicklung und Einführung der Konversionsenzymhemmstoffe als Revolution in der Therapie der essentiellen Hypertonie und der Herzinsuffizienz bezeichnen zu wollen, wäre gewiß übertrieben. Nachdem aber über Jahrzehnte das sympathische System, zentral oder peripher, neben der Niere (Diuretika) fast den einzigen Angriffspunkt für Antihypertensiva darstellte und für die chronische Therapie der Herzinsuffizienz außer Herzglykosiden kein aussichtsreiches neues pharmakotherapeutisches Konzept vorhanden war, bedeuten die Konversionsenzymhemmer für beide Erkrankungen ein neues therapeutisches Prinzip. Wir haben durch sie gelernt, daß das Renin-Angiotensin-Aldosteron-System (RAAS) als Angriffspunkt für die Therapie der Hypertonie eine echte Alternative zu den Antisympathotonika, α- und β-Adrenozeptorenantagonisten, Diuretika, Kalziumantagonisten etc. bedeutet und wiederentdeckt, daß bei der Herzinsuffizienz die Entlastung des Herzens besser ist als die positiv-inotrope Stimulierung.

Konversionsenzymhemmer haben neben der pharmakotherapeutischen Komponente auch die Grundlagenforschung bei Hypertonie und Herzinsuffizienz erweitert. Die Bedeutung von Angiotensin II als proliferativem Faktor für Bindegewebe, glatte Muskulatur und Herzmuskelzellen, von Bradykinin als Stimulator des EDRF und der Prostacyclinfreisetzung am Endothel und letzten Endes des Renins als genetischem Faktor für die essentielle Hypertonie wäre ohne die Entdeckung der Konversionsenzymhemmstoffe, innerhalb eines Jahrzehnts, wohl nicht denkbar gewesen.

Pharmakodynamik

Chemie, Struktur-Wirkungs-Beziehungen

Konversionsenzymhemmstoffe lassen sich zunächst in 2 Gruppen unterteilen: Prodrugs, die in der Leber erst in die eigentlichen Wirksubstanzen, die Dicarbonsäuren („diacids") oder „-prilate", umgewandelt werden, wie z. B. Enalapril zu Enalaprilat, ferner Benazepril, Cilazapril, Fosinopril, Perindopril, Quinapril, Ramipril und Trandolapril (s. Abb. 1), und Substanzen, die bereits die wirksamen Konversionsenzymhemmer darstellen wie Captopril und Lisinopril (s. Abb. 1).

Eine weitere Differenzierung gelingt mit Hilfe des sog. Zinkliganden: Damit das Konversionsenzym gehemmt werden kann, ist es erforderlich, die Zinkionen am Enzym durch ACE-Hemmer zu binden. Captopril bindet die Zinkionen mit Hilfe der Sulfhydrylgruppe, Benazeprilat, Cilazaprilat, Enalaprilat, Lisinopril, Perindoprilat, Quinaprilat, Ramiprilat und Trandolaprilat mit der Carboxylgruppe und Fosinoprilat mit einer Phosphorylgruppe (Abb. 1).

Aus der Abbildung ist unschwer zu erkennen, daß Benazepril, Cilazapril, Lisinopril, Perindopril, Quinapril, Ramipril und auch Trandolapril Strukturähnlichkeit mit Enalapril besitzen (Abb. 1). Lisinopril ist z. B. das Lysinanaloge von Enalaprilat, Ramiprilat unterscheidet sich von Enalaprilat durch einen zusätzlichen Cyclopentanring und Quinaprilat durch einen zusätzlichen Benzolring.

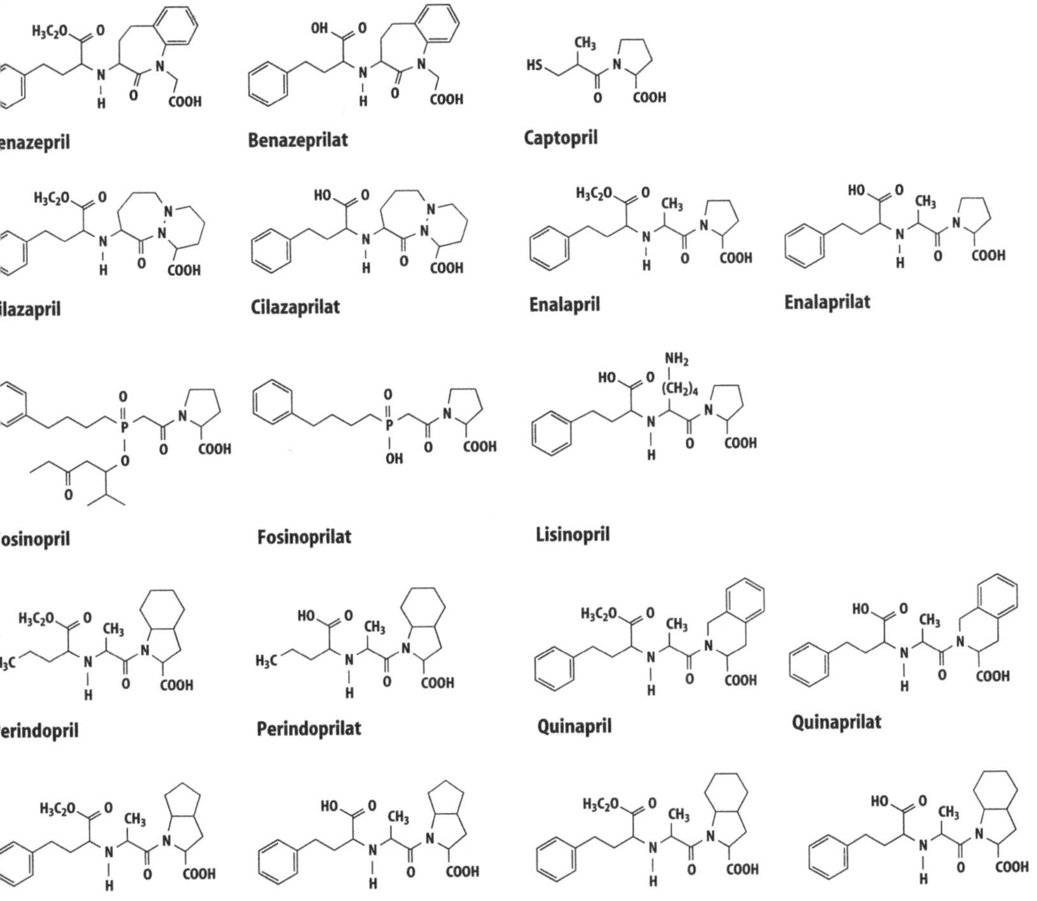

Abb. 1. Chemische Formeln der bisher auf dem deutschen Arzneimittelmarkt zur Verfügung stehenden ACE-Inhibitoren und ihrer aktiven Substanzen

Echte Struktur-Wirkungs-Beziehungen lassen sich aus den genannten Unterschieden jedoch nicht ableiten. Vergleicht man die Potenzen (s. Tabelle 2), dann liegen Benazepril, Cilazapril, Lisinopril, Perindopril, Quinapril, Ramipril und Trandolapril dicht beieinander. Der SH-gruppenhaltige Konversionsenzymhemmer Captopril und der phosphorylhaltige Inhibitor Fosinopril haben im Vergleich die niedrigste relative Potenz. Die Sulfhydrylgruppe von Captopril ist aber anscheinend nicht für die relativ schwache Potenz am Konversionsenzym verantwortlich, da für einen weiteren SH-haltigen Konversionsenzymhemmstoff, Zofenopril, eine höhere Potenz berichtet wurde (Übersicht bei Salvetti 1990).

Tabelle 2. Pharmakodynamik der zur Zeit zugelassenen ACE-Hemmstoffe. Alle hier publizierten Angaben entstammen verschiedenen Veröffentlichungen. Individuelle Schwankungen sind also möglich. Bei der Berechnung der relativen Potenz wurde Enalaprilat = 1 gesetzt und alle anderen Substanzen mit Enalaprilat verglichen. Dazu ist zu bemerken, daß keine einzige Studie existiert, in der sämtliche auf dem Markt befindlichen ACE-Hemmstoffe geprüft wurden. Die Angabe der relativen Potenz ist daher nur ein Näherungswert

INN	Indikation	Wirkungs-beginn [h]	Wirkungs-maximum [h]	Relative Potenz (zu Enalapril)	Mittlere Tages-dosis [mg]	Wirkdauer [h]	Zinkligand
Benazepril	RR	1	5	5–10	1×10–20	24	Carboxyl
Captopril	RR, Herzinsuffizienz	0,5	1–2	0,2	2–3×12,5–50	8–12	Sulfhydryl
Cilazapril	RR	1–2	4–10	2,5	1–2×1,25–2,50	12–18	Carboxyl
Enalapril	RR, Herzinsuffizienz	1	4–6	1,0	1–2×5–10–(20)	12–24	Carboxyl
Fosinopril	RR	1	3–4	0,4	1×10–20	24	Phosphoryl
Lisinopril	RR, Herzinsuffizienz	1–2	6–8	2,0	1×5–10–(20)	24	Carboxyl
Perindopril	RR, Herzinsuffizienz	1,5	4–6	2,5	1×4–(8)	24	Carboxyl
Quinapril	RR, Herzinsuffizienz	0,5	2–4	5–10	1–2×10–20	12 (–24)	Carboxyl
Ramipril	RR	0,5	6–8	5–10	1×2,5–5–(10)	24 (–48)	Carboxyl
Trandolapril	RR	1–2	3–4	6–10	1×2	24	Carboxyl

Die Daten stammen aus verschiedenen Studien und sind daher nur bedingt miteinander vergleichbar.
Sämtliche Werte sind hier für die aktiven Substanzen wiedergegeben.

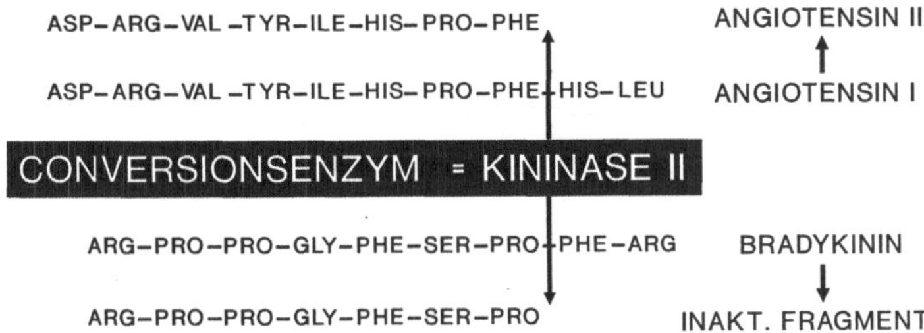

Abb. 2. Effekte des Konversionsenzyms bzw. der Kininase II auf die Peptide Angiotensin I und Bradykinin

Enzymhemmung

Das Konversionsenzym bzw. die Kininase II ist eine Dipeptidylcarboxypeptidase und spaltet prinzipiell Dipeptide vom Carboxylende entsprechender Peptide ab (Abb. 2; Ondetti u. Cushman 1982). Es ist damit ein sehr unspezifisches Enzym. Seine physiologisch-chemischen Eigenschaften – Biosynthese von Ang II, Katabolismus von Kininen, Abbau von Enkephalinen, um nur einige Beispiele zu nennen – lassen erahnen, daß die Hemmung des Konversionsenzyms zu zahlreichen pharmakologischen Effekten führen muß (Abb. 3).

Alle bisher bekannten Konversionsenzyminhibitoren hemmen das Konversionsenzym kompetitiv. Die Bindung an das Enzym erfolgt in 2 Schritten: Der erste Schritt ist rasch und besteht in der Bildung eines Enzym-Hemmstoff-Komplexes, der zweite Schritt schließt die Isomerisierung des Enzym-Hemmstoff-Komplexes ein und ist langsam (Abb. 4; Übersicht bei Unger et al. 1990; Shapiro u. Riordan 1984 a,b; Bünning 1984, 1987). Die Gesamtgeschwindigkeit dieser Reaktion wird durch die Dissoziation des Isomerisierungskomplexes bestimmt. Daraus resultiert eine recht lange Halbwertszeit für den „In-vitro-Enzym-Hemmstoff-Kom-

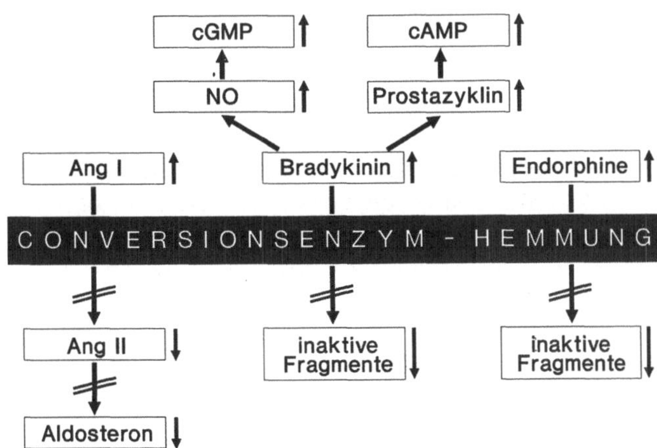

Abb. 3. Effekte einer Konversionsenzymhemmung auf verschiedene Peptidsysteme

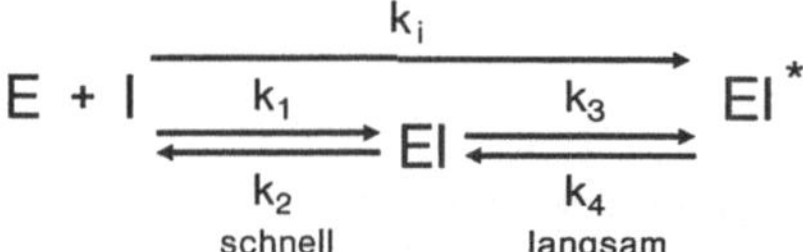

Abb. 4. Reaktionsgleichgewicht während einer Konversionsenzymhemmung. *E* Konversionsenzym; *I* Konversionsenzyminhibitor; *EI* Enzym-Hemmstoff-Komplex; *EI** isomerisierter Enzym-Hemmstoff-Komplex; k_i Hemmkonstante des gesamten Komplexes (Affinität zum Enzym), mitverantwortlich für Dosis; k_1, k_3 Assoziation; k_2, k_4 Dissoziation; k_3/k_4 Dauer des langsamen Komplexes, mitverantwortlich für Wirkdauer

plex", die allerdings große Unterschiede für die einzelnen Substanzen aufweist (z. B. Captopril 29 min, Enalaprilat 105 min, Ramiprilat 640 min; Bünning 1984). So zeigt Captopril eine vergleichsweise sehr kurze Halbwertszeit für den Enzym-Hemmstoff-Komplex, während Enalaprilat und v. a. Ramiprilat sehr lange Halbwertszeiten besitzen. Diese berichteten Halbwertszeiten sind allerdings nur „In-vitro-Halbwertszeiten" und repräsentieren nicht die Plasmahalbwertszeit oder Wirkdauer. Sie gehen aber mit beiden parallel. Die Hemmung des Konversionsenzyms führt zu folgenden Effekten:

Die Biosynthese von Ang II aus Ang I wird verhindert oder vermindert, woraus eine Abnahme des peripheren Widerstandes resultiert, da Ang II die potenteste endogen vasokonstriktorische Substanz ist. Sie ist ca. 10- bis 40fach stärker vasokonstriktorisch an der glatten Muskulatur der Widerstandsgefäße (Arteriolen) wirksam als Noradrenalin.

Darüber hinaus kommt es auch zur Erschlaffung der glatten Muskulatur der Venolen.

Ang II induziert die Bildung und Freisetzung des Nebennierenrindenhormons Aldosteron, das nach Hemmung des Konversionsenzyms vermindert freigesetzt wird. Als Folge davon wird mehr Natrium und damit Wasser ausgeschieden und so das Plasmavolumen verringert (Übersicht bei Unger et al. 1990).

Ein weiterer Effekt von Ang II ist die additive Wirkung zu Noradrenalin an der glatten Gefäßmuskulatur: Beide, Ang II und Noradrenalin, benutzen für ihren Effekt an der glatten Muskulatur denselben „second messenger", nämlich Inositol-triphoshat (IP$_3$; Bokaert et al. 1988; Griendling et al. 1987). Hemmung der Ang-II-Bildung führt daher zu einer verminderten Wirkung von Noradrenalin an der glatten Muskulatur, dem postsynaptischen Erfolgsorgan des sympathischen Systems (Dominiak et al. 1987a).

Alle diese genannten Effekte tragen zur Senkung des arteriellen Blutdrucks bei. Weitere Wirkungen betreffen den zweiten Arm der Konversionsenzymeffekte bzw. der Kininase II-Wirkungen, nämlich die Bradykininwirkungen. Bradykinin kann ebenfalls zur Blutdrucksenkung über die Bildung von NO am Endothel, v. a. aber zu den organprotektiven Eigenschaften beitragen, auf die weiter unten noch eingegangen wird.

Die Bradykininhypothese ist besonders vor dem Hintergrund interessant, daß in jüngster Zeit immer neuere Enzyme endeckt werden, die in der Lage sind,

Ang II direkt aus Angiotensinogen oder Ang I zu bilden, deren Aktivität aber nicht durch ACE-Inhibitoren hemmbar ist wie z. B. die H-Chymase, Tonin, t-PA oder Cathepsin G (Übersicht bei Dzau et al. 1993).

Plasmakonversionsenzymhemmung

Das Konversionsenzym läßt sich mit Hilfe verschiedener Assays relativ einfach im Plasma nachweisen (Skeggs et al. 1956; Erdös und Skidgel 1987). Die Hemmung des Enzyms kann man durch Abnahme der Konversionsenzymaktivität im Plasma, Anstieg von Ang I, Abnahme von Ang II oder Zunahme der Reninaktivität im Plasma bestimmen (Unger et al. 1990). Außerdem kann der Anstieg bzw. die Hemmung der Steigerung des arteriellen Blutdrucks nach Gabe von Ang I als zuverlässiges Maß für die Konversionsenzymaktivität dienen, da Ang I selbst kaum eine blutdrucksteigernde Wirkung besitzt, sondern nur nach Metabolismus zu Ang II pressorisch wirken kann. Entsprechende Untersuchungen wurden von zahlreichen Arbeitsgruppen durchgeführt (z. B. Brunner et al. 1985; Sakaguchi et al. 1988a,b). Es konnte in akuten Exprimenten gezeigt werden, daß die Aktivität des Konversionsenzyms im Plasma parallel zum Verhalten des Blutdrucks abnahm; außerdem verhielt sich die Konversionsenzymaktivität spiegelbildlich zum Konzentrationszeitverlauf des entsprechenden Konversionsenzyminhibitors im Plasma (Sakaguchi et al. 1988a,b). Interessanterweise war der blutdrucksteigernde Effekt durch Ang I 24 h nach Gabe des Konversionsenzymhemmstoffes immer noch deutlich abgeschwächt, obwohl die Konversionsenzymaktivität im Plasma 150% betrug und kein Inhibitor im Plasma mehr nachweisbar war (Sakaguchi et al. 1988a,b). Unger et al. (1984a,b) haben außerdem gezeigt, daß bei Langzeitbehandlung mit diversen Konversionsenzyminhibitoren auch nach mehrtägigem Absetzen der Therapie noch blutdrucksenkende Effekte trotz normaler Konversionsenzymaktivität im Plasma nachweisbar waren. Dieselbe Arbeitsgruppe hat gleichzeitig in verschiedenen Geweben, nach Absetzen der Konversionsenzyminhibitoren, noch eine verminderte Konversionsenzymaktivität nachgewiesen. Die Beobachtungen einer Dissoziation zwischen Plasma- und Gewebekonversionsenzymhemmung bei anhaltender Blutdrucksenkung führten zu der Vermutung, daß die blutdrucksenkende Eigenschaft der Konversionsenzyminhibitoren mehr mit der Gewebekonversionsenzymhemmung korrelierte und damit zu der Annahme einer tragenden Rolle des gewebsständigen Konversionsenzyms führte. Andererseits befindet sich nur ein kleiner Anteil des gesamten Konversionsenzyms im Plasma, und die Qualität der Messung im Plasma ist vom verwendeten Substrat abhängig, wie Nussberger et al. (1989) und Juillerat et al. (1990) zeigen konnten. Letztere wiesen sogar 30 h nach einmaliger Gabe von Enalapril (20 mg) oder Benazepril (20 mg) noch eine deutliche Hemmung der Konversionsenzymaktivität von ca. 75% im Plasma nach. Insofern darf man die zunächst angebrachten Vorbehalte gegenüber der Aussagefähigkeit der Plasmakonversionsenzymhemmung wieder in Frage stellen.

Gewebekonversionsenzymhemmung

RAS-Systeme sind außer an der Niere z. B. auch an Gefäßen nachgewiesen worden (Göthert u. Kollecker 1986; Nakamura et al. 1986). Konversionsenzym scheint fast ubiquitär im Organismus vorhanden zu sein (Übersicht bei Unger et al. 1990; Mac-Fadyen et al. 1991b; Unger et al. 1985, 1986a; Jackson et al. 1988; Dzau et al. 1986). Konversionsenzym wurde in der Lunge, in Gefäßen, im Herzen, im Gehirn, in der Niere, im Blut und in den Testes gefunden (z. B. Sun u. Mendelsohn 1991; Übersicht bei MacFadyen et al. 1991b). Folglich sollten Konversionsenzyminhibitoren in den genannten Geweben auch das Enzym hemmen können. Fraglich ist aber die exakte Lokalisation des Konversionsenzyms. Bisher wurde es eindeutig nur am Endothel und Lungenepithel nachgewiesen. Da es aus der Endothelzelle in das Gefäßlumen hineinragt, wird es als Ektoenzym bezeichnet (Abb. 5; Übersicht bei Unger et al. 1990).

Normale Gewebeaufbereitungen zur Bestimmung von Enzymaktivitäten oder Transmitter- und Hormongehalten enthalten immer einen beträchtlichen Endothelanteil. Radiomarkierungen des Konversionsenzym können ebenfalls nicht exakt den Ort lokalisieren (z. B. Sakaguchi et al. 1988a,b). Gohlke u. Bünning (1991) haben mit geeigneten Methoden deutlich nachgewiesen, daß z. B. die glatte Gefäßmuskulatur kein Konversionsenzym enthält.

Damit ist bis zum Beweis des Gegenteils unter gewebeständigem Konversionsenzym immer das Konversionsenzym am Endothel oder Epithel eines bestimmten Organs zu verstehen.

Die Tatsache, daß Konversionsenzym ubiquitär am Endothel vorkommt, hat dazu geführt, die physiologische Bedeutung von Ang II als Hormon zu erweitern

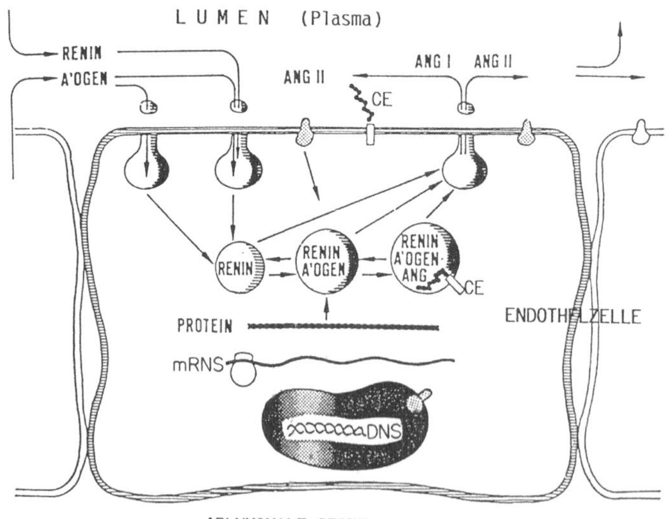

Abb. 5. Biosynthese und Lokalisation von Ang II an einer Endothelzelle (*A'OGEN* Angiotensinogen, *CE* Konversionsenzym). (Nach Unger et al. 1990)

und ihm außer endokrinen auch auto- und parakrine Effekte zuzuordnen. Die Ang-II-Wirkungen auf verschiedene Organe sind ausführlich im Kap. 1 (Holtz) beschrieben. Im folgenden soll kurz auf die Effekte der Konversionsenzyminhibitoren bezüglich kreislaufwichtiger Organe eingegangen werden.

Lunge

Das Lungenendothel galt lange Zeit als wichtigster Ort für die Umwandlung von Ang I zu Ang II. Die Entdeckung anderer lokaler RAS-Systeme hat diese Anschauung relativiert. Die Blutdrucksenkung nach akuter Konversionsenzyminhibition war mit der Hemmung der Plasmakonversionsenzymaktivität korreliert (s. oben); die chronische Blutdrucksenkung dagegen und das Persistieren der Hypotonie nach Absetzen eines Konversionsenzymhemmstoffes korrelierte besser mit der Konversionsenzymaktivität der Lunge (Unger et al. 1985; Sakaguchi et al. 1988a,b).

Gefäße

Wie bereits erwähnt, weisen neuere Untersuchungen darauf hin, daß das Konversionsenzym wohl hauptsächlich am Endothel der Gefäße lokalisiert ist (Gohlke u. Bünning, 1991). Captopril und Enalapril z. B. waren in der Lage, die Konversionsenzymaktivität in verschiedenen Arterien und Venen deutlich zu reduzieren (Cohen u. Kurz 1982; Cohen et al. 1983). Bezüglich des Ausmaßes und der Dauer der Hemmung wurden in der Aorta Unterschiede zwischen Enalapril, Perindopril und Ramipril beobachtet (Unger et al. 1984a,b; 1986a). In äquipotenter Dosierung verminderte Ramipril die Konversionsenzymaktivität der Rattenaorta am ausgeprägtesten und längsten, gefolgt von Perindopril und Enalapril.

Levy et al. (1988) konnten darüber hinaus an der Ratte eine deutliche Regression der glattmuskulären Hypertrophie in der Aortenmedia nach Perindoprilgabe registrieren. Diese Befunde sprechen für erste mögliche Unterschiede zwischen einzelnen Konversionsenzyminhibitoren an lokalen Konversionsenzymsystemen. Kritisch sei hier angemerkt, daß alle zitierten Untersuchungen an großen Gefäßen durchgeführt wurden und damit makrovaskuläres Endothel betrafen. Über Veränderungen am mikrovaskulären Endothel aus dem Bereich der Widerstandsgefäße existieren keine Untersuchungen. Makrovaskuläres Endothel verhält sich aber biochemisch durchaus different zu mikrovaskulärem Endothel (Gerlach et al. 1985).

Herz

Die Rolle der kardialen Konversionsenzyminhibition wurde an zahlreichen Modellen in vivo und in vitro getestet. In vivo wurden hauptsächlich Hypertrophiemodelle, in vitro isolierte Herzen für die Erzeugung einer Ischämie verwendet. Dabei wurden Hypertrophieregression, Abnahme einer Reperfusionsarrhythmie, Anstieg energiereicher Phosphate und Zunahme der Koronarperfusion beobachtet (Linz et al. 1990; Becker et al. 1988, 1991; van Gilst et al. 1986 u. 1988; van Gilst 1989). Die genannten Effekte werden als kardioprotektive Eigenschaften der Konversionsenzyminhibitoren charakterisiert. Die Hypertrophieregression ist an Patienten mit Linksherzhypertrophie bestätigt worden (Motz u. Strauer 1988). Inwieweit sich aber die übrigen tierexperimentellen Beobachtungen auf den Menschen übertragen lassen, wird erst die Zukunft zeigen. Die dargestellten Effekte lassen sich trotz der Kenntnis eines weiteren Enzyms, der H-Chymase, nachweisen, die v. a. am menschlichen Herzen gefunden wurde und dort hauptsächlich für die Biosynthese von Ang II aus Ang I verantwortlich ist, nicht dagegen das Konversionsenzym, wie lange vermutet wurde. Die H-Chymase ist durch ACE-Inhibitoren nicht hemmbar (Urata et al. 1990). Dieser Befund unterstützt möglicherweise die Hypothese, daß der verminderte Abbau von Bradykinin an den Effekten der ACE-Hemmer am Herzen beteiligt ist.

Es soll hier auf die SAVE- und AIRE-Studie hingewiesen werden, die mit Captopril bzw. Ramipril an Postinfarktpatienten mit eingeschränkter Herzleistung durchgeführt wurden. Beide ACE-Hemmer verminderten signifikant die Mortalitätsrate [s. auch Kap. 4 (Schmieder)].

Niere

Ang II wirkt bevorzugt am Vas efferens des Glomerulums. Hemmung des Konversionsenzyms hat eine Erschlaffung der abführenden Arteriole zur Folge; damit sinkt der Druck auf das Glomerulum, und die glomeruläre Filtrationsrate wird zunächst vermindert. Mann et al. (1990) konnten an Patienten mit eingeschränker Nierenfunktion zeigen, daß die Serumkreatininkonzentration bei den Patienten, die einen Konversionsenzyminhibitor erhielten, deutlich weniger progredient war als bei Patienten, die mit konservativen Antihypertensiva behandelt wurden.

Eine diabetische Nephropathie ist ein wichtiger lebensverkürzender Faktor bei Patienten mit Diabetes mellitus. Unter Konversionsenzymhemmung wurde gezeigt, daß die Glukoseutilisation in der quergestreiften Muskulatur zunahm, die Insulinresistenz und die Mikroalbuminurie dagegen vermindert wurden (Rett et al. 1988; Pollare et al. 1989). Die vorgenannten Effekte werden als Nephroprotektion bezeichnet. Die Lewis-Studie (Captopril) hat darüber hinaus an Patienten mit diabetischer Nephropathie eine 50%ige Reduzierung des Risikos für die kombinierten Endpunkte „Tod, Dialyse und Transplantation" gegenüber Placebo nachgewiesen (Lewis et al. 1993).

Gehirn

Mehrere Autoren haben das Vorkommen eines kompletten RAS im Gehirn demonstriert (Übersicht bei Unger et al. 1990). Die Frage nach der Bedeutung einer Konversionsenzymhemmung im Gehirn setzt die Penetration der einzelnen Konversionsenzyminhibitoren durch die Blut-Hirn-Schranke voraus. Dazu existieren unterschiedliche Befunde. Gohlke et al. (1989) berichteten in einer Vergleichsstudie, daß 2 „lipophile" Konversionsenzyminhibitoren das Konversionsenzym in der zerebrospinalen Flüssigkeit (CSF) hemmen konnten (Ramipril und HOE 288), während das hydrophilere Enalapril unwirksam war. In einer Übersicht über die Pharmakokinetik der neureren Konversionsenzymhemmstoffe wird dagegen berichtet, daß praktisch alle Enzymhemmstoffe die Blut-Hirn-Schranke zu durchdringen vermögen (Kelly u. O'Malley 1990); Fosinopril war hier besonders wirksam (Murdoch u. McTavish 1992).

Dazu ist anzumerken, daß die Medulla oblongata und die Area postrema außerhalb der Blut-Hirn-Schranke liegen. Ang-II-Wirkungen auf den Hirnstamm könnten auf dieser Ebene von allen Konversionsenzyminhibitoren beeinflußt werden.

In unserem Labor konnten wir ferner zeigen, daß Konversionsenzymhemmstoffe unabhängig von ihren physikochemischen Eigenschaften gut Endothelzellmonolayer passieren; sie werden binnen 5 min auf der abluminalen Seite des Endothels nachweisbar (Ball et al. 1992). Von all diesen Überlegungen abgesehen wird die Bedeutung des im ZNS lokalisierten Konversionsenzyms und seiner Hemmung noch nicht vollständig verstanden (Berecek et al. 1992).

Sympathikus

Das Octapeptid Ang II steigert die Freisetzung von Noradrenalin aus dem sympathischen Terminalretikulum über präsynaptisch lokalisierte AT_1-Rezeptoren und von Adrenalin aus den chromaffinen Zellen des Nebennierenmarks (Übersicht bei Peach 1977; Zimmermann 1978; de Jonge et al. 1984; Brasch et al. 1993). Konsequenterweise sollte die Hemmung der Biosynthese von Ang II mit Konversionsenzyminhibitoren zu einer verminderten Katecholaminfreisetzung führen. Letzere Wirkung wird von etlichen Autoren als Beitrag zur hypotensiven Eigenschaft der Konversionsenzymhemmer diskutiert (z. B. de Jonge et al. 1984). Tatsächlich sind die Untersuchungen und Ergebnisse zu diesem Thema recht kontrovers und reichen von einer verminderten Katecholaminfreisetzung (Majewski et al. 1984) über unveränderte Konzentrationen von Noradrenalin und Adenalin (Dominiak et al. 1987a) bis hin zur vermehrten Noradrenalinfreisetzung (Kuo u. Keeton 1991) nach Hemmung des Konversionsenzyms. Bei genauer Durchsicht der verschiedenen Publikationen fällt allerdings auf, daß die Tierversuchsmodelle zur Erzeugung der Katecholaminfreisetzung unterschiedlich waren ebenso wie der Modus der Applikation der Konversionsenzymhemmstoffe (akut: Majewski et al. 1984; Kuo u. Keeton 1991; chronisch; Dominiak et al. 1987a).

Wir konnten in weitergehenden Untersuchungen demonstrieren, daß an intakten, spontan hypertensiven Ratten (SHR) nach chronischer Behandlung mit verschiedenen Konversionsenzymhemmstoffen die Biosynthese (Tyrosinhydroxylaseaktivität) und Speicherung von Katecholaminen unverändert blieb, was die Aussage über eine ebenfalls unveränderte Freisetzung von Noradrenalin und Adrenalin stützt (Dominiak et al. 1987b).

Daneben wurde beobachtet, daß der Konversionsenzyminhibitor Ramipril signifikant die neuronale Wiederaufnahme von Noradrenalin verminderte und

Captopril und Ramipril um 25% bzw. 35% die Monoaminoxidaseaktivität hemmte (Dominiak u. Blöchl 1991; Dominiak et al. 1992a). Alle vorgenannten Befunde stehen einer verminderten Noradrenalinfreisetzung unter Konversionsenzymhemmung entgegen (Abb. 5).

Als weiterer Faktor für eine Modulation der Katecholaminfreisetzung kommt Bradykinin in Frage. Da das Konversionsenzym mit der Kininase II identisch ist (Erdös 1976), kann man annehmen, daß während der Hemmung dieses Enzyms vermehrt Ang I und Bradykinin entstehen (Nussberger et al. 1986; Iimura et al. 1986). Von beiden Peptiden ist bekannt, daß sie die Freisetzung von Katecholaminen verändern können (Starke et al. 1977; de Jonge et al. 1984).

Eigene Untersuchungen haben gezeigt, daß Bradykinin besonders unter Konversionsenzymhemmung vermehrt Noradrenalin und Adrenalin freisetzen kann (Dominiak et al. 1992b); der dafür verantwortliche Bradykininrezeptor scheint der B_2-Rezeptor zu sein (Dendorfer u. Dominiak 1995).

Die meisten Übersichten berichten, daß die Plasmakatecholamine in Ruhe bei Patienten mit essentieller Hypertonie unter Konversionsenzymhemmung nicht beeinflußt werden (z. B. Todd u. Goa 1989). Diese Beobachtungen stimmen mit unseren experimentellen Befunden gut überein. Lediglich bei Patienten mit schwerer Herzinsuffizienz und enorm erhöhten Plasmakatecholaminkonzentrationen wurde eine Senkung des zirkulierenden Noradrenalins in Abhängigkeit von den Ausgangswerten beschrieben (Wenting et al. 1984). Diese Verminderung spricht eher für eine Ökonomisierung des Barorezeptorenreflexes bei Patienten mit Herzinsuffizienz unter Konversionsenzymhemmung als für eine präsynaptische Beteiligung der Hemmstoffe. Für die blutdrucksenkende Eigenschaft der Konversionsenzyminhibitoren ist die Mitbeteiligung des präsynaptischen Sympathikus nicht notwendig.

Die Interaktionen von Noradrenalin und Ang II an der glatten Muskulatur (postsynaptisch) stehen dagegen außer Frage (Abb. 6).

Bradykinin

Auf die Effekte von Bradykinin unter Konversionsenzymhemmung wurde im vorherigen Kapitel 2 (Bönner) ausführlich eingegangen. Es sei an dieser Stelle nochmals erwähnt, daß dem Nonapeptid Bradykinin ein großer Anteil an fast allen Effekten der Konversionsenzymhemmung zugeschrieben wird (Bönner 1988; s. die Besprechung der einzelnen Organe etc.). Bis zum heutigen Tag ist es aber nicht gelungen, die Kumulation von Bradykinin auf Gewebsebene exakt nachzuweisen. Es existieren lediglich indirekte Hinweise auf eine Hemmung des Abbaus von exogen zugefügtem Bradykinin am Endothel und die Effekte des bradykininvermittelten cGMP-Anstiegs während der Konversionsenzymhemmung (Graf et al. 1991; Wiemer et al. 1991).

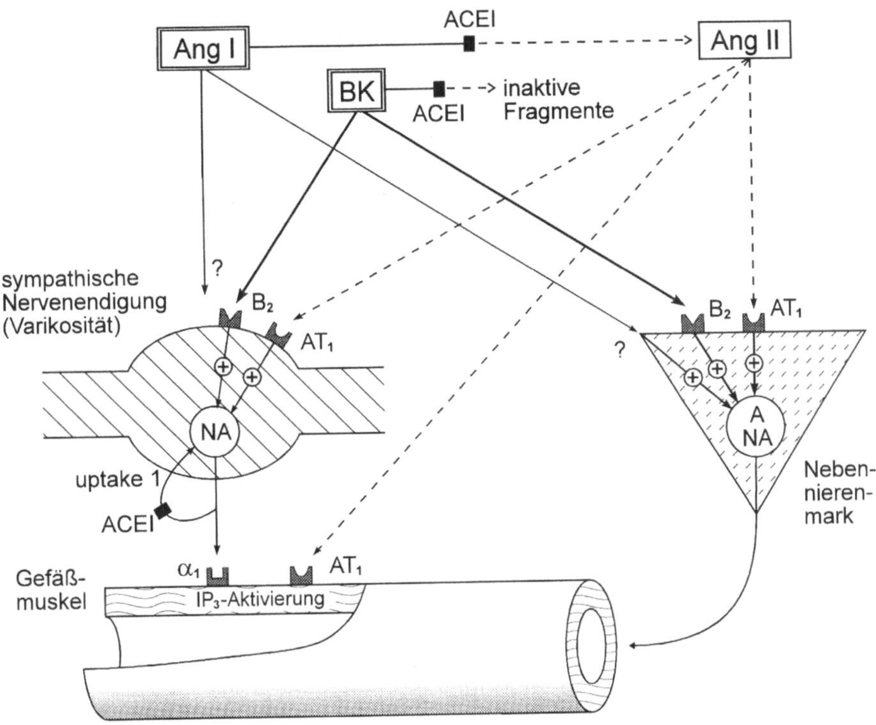

Abb. 6. Wechselwirkungen zwischen einer Konversionsenzymhemmung und dem sympathischen System: Ang II setzt Noradrenalin über einen präsynaptisch gelegenen AT_1-Rezeptor frei. Gleichzeitig verursacht Ang II die Zunahme des glatten Gefäßmuskeltonus ebenfalls über einen AT_1-Rezeptor. Bradykinin setzt Noradrenalin über einen präsynaptisch gelegenen B_2-Rezeptor frei. Noradrenalin kann den glatten Gefäßmuskeltonus über den α_1-Adrenozeptor steigern. Beide, Noradrenalin und Ang II, benutzen an der glatten Muskulatur denselben „second messenger", nämlich Inositoltriphosphat (IP_3). Hemmung des Ang-I-Konversionsenzyms führt zu einer verminderten Bildung von Ang II, das dann auch weniger Noradrenalin freisetzen kann. Diese verminderte Wirkung von Ang II wird durch Bradykinin kompensiert, das während einer Konversionsenzymhemmung vermindert abgebaut wird. Daraus ergibt sich als Nettoeffekt unter ACE-Inhibition eine unveränderte Noradrenalinfreisetzung aus den sympathischen Varikositäten. Die Verhältnisse am Nebennierenmark sind bezüglich der Katecholaminfreisetzung mit der Nervenendigung vergleichbar.
Ang I Angiotensin I, *Ang II* Angiotensin II, *AT1* Ang-II-AT_1-Rezeptor, *ACE I* Angiotensinkonversionsenzymhemmung, *BK* Bradykinin, B_2 Bradykinin-B_2-Rezeptor, *IP3* Inositoltriphosphat, *NA* Noradrenalin, *A* Adrenalin, α_1 α_1-Adrenozeptor. (Nach Dominiak u. Blöchl 1988)

Verfügbare Konversionsenzymhemmstoffe

Wirkungsmechanismus, Angriffspunkte und generelle Effekte von Konversionsenzyminhibitoren wurden bereits beschrieben und sind, cum grano salis, für alle z. Z. verfügbaren Konversionsenzyminhibitoren gültig. Deshalb wird bei der Einzelbeschreibung der Substanzen aus Redundanzgründen auf die erneute Abhandlung von Wirkungsmechanismen etc. verzichtet. An dieser Stelle soll nur auf praktisch wichtige pharmakodynamische Parameter wie Wirkungsbeginn und

Wirkungsdauer, Wirkungsmaxima, Potenz und evtl. Besonderheiten sowie auf ihre pharmakokinetischen Eigenschaften eingegangen werden.

Benazepril   Benazeprilat

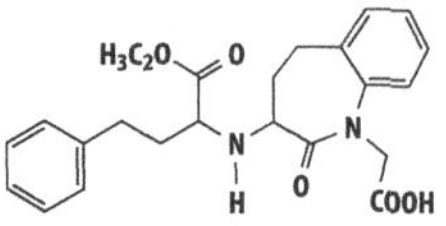

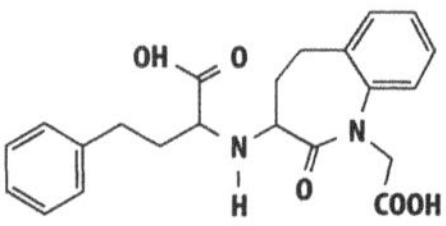

Benazepril wird mit dem Handelsnamen Cibacen 5, Cibacen 10 und Cibacen 20 auf dem deutschen Arzneimittelmarkt angeboten. Es ist in Filmtablettenform zu 5, 10 und 20 mg erhältlich. Die mittlere Tagesdosis beträgt 1mal 10–20 mg (Tabelle 2). Die Indikation für Benazepril beschränkt sich derzeit noch auf das Gebiet „arterielle Hypertonie", das Indikationsgebiet „Herzinsuffizienz" ist beim BGA bzw. der Nachfolgebehörde beantragt (Arzneimittelbrief 94). Benazepril ist ein Prodrug, es wird in der Leber in die eigentliche Wirksubstanz Benazeprilat (Disäure, „diacid") umgewandelt.

Dynamik

Wie alle carboxylhaltigen ACE-Hemmer leitet sich auch Benazeprilat chemisch von Enalaprilat ab; sein Zinkligand ist der Carboxylrest, der nach der Hydrolyse in der Leber aus Benazepril entsteht (s. Abb. 1). Benazeprilat gehört mit Quinaprilat, Ramiprilat und Trandolaprilat zu den ACE-Hemmstoffen mit der höchsten vergleichbaren relativen Potenz (Tabelle 2). Seine Wirkung beginnt ca. 1 h nach oraler Einnahme und erreicht ihr Maximum nach ca. 5 h (Balfour u. Goa 1991; Arzneimittelbrief 1994; Tabelle 2). Die blutdrucksenkende Wirkung hält ca. 24 h an, läßt aber 16 h nach Einnahme etwas nach (Agabiti-Rosei et al. 1990; Weinberger et al. 1990; Übersicht bei Balfour u. Goa 1991). Die 24-h-Wirksamkeit bezüglich der Blutdrucksenkung wird durch Untersuchungen unterstüzt, die die ACE-Aktivität im Plasma beobachtet oder die Ang-II/Ang-I-Ratio berechnet haben (z. B. Nussberger et al. 1987; Schaller et al. 1985; Waeber et al. 1987; Nussberger et al. 1989; Juillerat et al. 1990). Die ACE-Plasmahemmung betrug 24 h nach oraler Einnahme von Benazepril noch 90%, das Ang-II/Ang-I-Verhältnis blieb 30 h nach Einnahme noch unter dem Ausgangswert.

Wie für andere ACE-Inhibitoren berichtet, senkt Benazepril den Blutdruck von Patienten mit Hypertonie, nicht aber von Probanden mit normotonen Blutdruckwerten in Dosen von 5–20 mg (Nussberger et al. 1987; Schaller et al. 1985; Agabiti-Rosei 1990; Weinberger et al. 1990). Die Herzfrequenz bleibt dabei unbeeinflußt. Bei Patienten mit essentieller Hypertonie verursachte Benazepril weder eine Veränderung zirkulierender Plasmakatecholamine noch von β-Endorphin, Kortisol und ACTH im Plasma (Pagotto et al. 1989). Wie für andere ACE-Hemmer berichtet, führt auch die chronische Benazeprilgabe zu einer Regression der Herz- und Gefäßhypertrophie (Balfour u. Goa 1991).

Kinetik

Ca. 37 % einer oral verabfolgten Dosis von Benazepril werden aus dem Gastrointestinaltrakt resobiert und dann rasch zu Benazeprilat, hauptsächlich in der Leber, umgewandelt (Waldmeier 1991; Waldmeier u. Schmid 1989). Die Umwandlung zu Benazeprilat ist nach ca. 4 h komplett (Kaiser et al. 1989). Die Bioverfügbarkeit von Benazeprilat beträgt 28 % (Tabelle 3). Plasmasspitzenkonzentrationen von Benazeprilat werden nach ca. 1–1,5 h nach Gabe von Benazepril erreicht. Eine einmalige tägliche Gabe von Benazepril in Dosen von 5, 10 und 20 mg führte zu einer geringfügigen Kumulation von Benazeprilat. Wird Benazepril zusammen mit einer Mahlzeit eingenommen, dann sinkt zwar die Resorptions-rate, nicht aber das Ausmaß der Resorption. Der Plasmapeak von Benazeprilat erscheint dann später, etwa 2–4 h nach oraler Einnahme (Kaiser 1990).

Benazeprilat liegt zu ca. 95 % an Plasmaeiweiß gebunden vor, sein Verteilungsvolumen beträgt ca. 9 l (Tabelle 3) und ist damit vergleichsweise niedrig. Benazeprilat passiert, wenn auch geringfügig, die Blut-Hirn- und Plazentarschranke, es wird minimal in die Muttermilch sezerniert. Benazepril selbst wird fast vollständig aus dem Plasma durch Metabolismus zu Benazeprilat entfernt. Weniger als 1 % Benazepril erscheint unverändert im Urin, Benazeprilat zu ca. 18 % der ursprünglichen Benazeprildosis (Balfour u. Goa 1991; Kelly u. O'Malley 1990).

Etwa 50 % des Benazeprilat werden renal eliminiert, die andere Hälfte extrarenal, wobei eine biliäre Ausscheidung nachgewiesen wurde („data on file"). Möglicherweise existieren für Benazeprilat bei der Berechnung der Halbwertszeit eine α-, β- und γ-Phase, die mit jeweils 3, 11 und 22 h angegeben wird. Dabei ist die therapeutisch relevante Halbwertszeit die β-Phase 11 h (Tabelle 3; Kaiser 1989, 1990).

Die Pharmakokinetik von Benazeprilat wird bei Patienten mit eingeschränkter Nierenleistung, nephrotischem Syndrom, Leberzirrhose und bei älteren Patienten nur geringfügig verändert. Die Halbwertszeit von Benazepril ist bei Leberzirrhose zwar verlängert und das AUC verdoppelt, was aber ohne Auswirkung auf die Kinetikparameter von Benazeprilat bleibt (Balfour u. Goa 1991; Kelly u. O'Malley 1990; Singlas u. Filastre 1991).

Da die Benazeprilatkonzentration im Plasma nur bei Patienten mit Nierenfunktionsstörungen ansteigt, deren Kreatininclearance < 30 ml/min ist, wird für diese Patienten vorgeschrieben, die Benazeprildosis auf die Hälfte zu reduzieren (Kaiser 1990; Tabelle 4).

Eine eingeschränkte Nierenfunktion verlangt aber trotzdem, wie bei den übrigen ACE-Hemmstoffen, die besondere Aufmerksamkeit des behandelnden Arztes und sollte häufigere Plasmakreatininmessungen nach sich ziehen.

Tabelle 3. Pharmakokinetik der zur Zeit zu gelassenen ACE-Hemmstoffe. Für fast alle ACE-Hemmstoffe werden 3 Plasmahalbwertszeiten angegeben. Diese entsprechen einer α-Phase (Verteilungsphase), einer β-Phase (Eliminationsphase) und einer γ-Phase (langsame Eliminationsphase). Der mengenmäßig bei weitem größte Anteil der Substanzen wird in der β-Phase ausgeschieden. Die langsame Eliminationsphase (γ-Phase) kommt dadurch zustande, daß die aktiven Substanzen sehr lange an das Konversionsenzym binden und dann erst ausgeschieden werden. Mengenmäßig spielt die γ-Phase für die Ausscheidung nur eine untergeordnete Rolle. Für die Kumulation ist die β-Phase entscheidend, die hier dargestellten Werte entsprechen daher der β-Phase

INN	Plasmahalb-wertszeit [h]	Bioverfügbar-keit [%]	Plasmaeiweiß-bindung [%]	Verteilungs-volumen [l]	Renale Elimination [%]	Prodrug	Aktive Metaboliten
Benazepril	10–11	28	95	9	50	ja	nein
Captopril	1,7	60	30	50	>90	nein	nein
Cilazapril	15–20	29	30–60	29–46	91	ja	nein
Enalapril	11	40	50	19–27	61	ja	nein
Fosinopril	<12	25	95	10	44	ja	ja
Lisinopril	12,6	25	1	124	97	nein	nein
Perindopril	6	19	20	11	70	ja	nein
Quinapril	2	38	97	12	30	ja	nein
Ramipril	13–17	44	56	430–500	60	ja	nein
Trandolapril	16–24	36	80–94	18 [a]	70	ja	nein

Die Daten stammen aus verschiedenen Studien und sind daher nur bedingt miteinander vergleichbar.

Sämtliche Werte sind hier für die aktiven Substanzen wiedergegeben.

[a] Die Angabe bezieht sich auf Trandolapril das Verteilungsvolumen für Trandolaprilat wurde aufgrund einer Konzentrationsabhängigkeit nicht berechnet (Roussel Uclaf, Data on file).

Tabelle 4. Dosisreduktion bei Niereninsuffizienz (Kreatininclearance: 60–30 ml/min)

Substanz	Dosisreduktion	Auf Dosis [mg]	Später evtl.
Benazepril	nein[a]		
Captopril	ja	2 × 12,5	2 × 25
Cilazapril	ja	0,5	1,0
Enalapril	ja	2,5	5,0
Fosinopril	nein	Ø	Ø
Lisinopril	ja	2,5	5,0
Perindopril	ja	1,0	2,0
Quinapril	ja	5,0	10,0
Ramipril	ja	1,25	2,5
Trandolapril[b]	ja	2,0	2,0

[a] Dosisreduktion notwendig bei Kreatininclearance < 30 ml/min auf 5 mg.

[b] Darf wegen nicht ausreichender Therapieerfahrung bei Niereninsuffizienz mit Kreatininclearance < 30 ml/min nicht angewendet werden.

Captopril

Captopril wird als Lopirin Cor, Lopirin 25, Lopirin 50 und cor tensobon, tensobon 25 und tensobon 50 und nun von ca. 30 Nachahmern auf dem deutschen Arzneimittelmarkt angeboten. Es ist in Tablettenform zu 12,5, 25 und 50 mg verfügbar. Die mittlere Tagesdosis beträgt 2- bis 3mal 25 mg (s. Tabelle 2). Die Indikationen von Captopril sind die arterielle Hypertonie und Herzinsuffizienz, d. h. der frühzeitige Einsatz bei Herzinsuffizienz, wenn mit Diuretika allein keine Besserung zu erzielen ist, außerdem der Postmyokardinfarkt und die diabetische Nephropathie. Letztere Ausweitung der Indikation (frühzeitiger Einsatz bei Herzinsuffizienz) wurde erst vor 3 Jahren vom BGA verfügt (Jahrmärker 1992). Captopril ist bereits die aktive Hemmsubstanz.

Dynamik

Wie bereits erwähnt, war Captopril der erste synthetisch hergestellte Konversionsenzyminhibitor, der pharmakotherapeutisch bei Patienten eingesetzt wurde. Mit Captopril begann die Ära der sog. „ACE-Hemmer".

Captopril enthält als Zinkligand eine Sulfhydrylgruppe (Abb. 1). Es besitzt im Vergleich zu den anderen Konversionsenzyminhibitoren die niedrigste Potenz (Tabelle 2). Die Wirkung setzt nach einer einmaligen Captoprilgabe recht früh ein und ist insofern mit Ramipril und Quinapril vergleichbar (Tabelle 2). Im Gegensatz zu anderen Enzyminhibitoren erzielt Captopril sein Wirkungsmaximum mit 1–2 h bereits sehr früh, die Wirkdauer ist dagegen mit 8–12 h relativ kurz und erfordert im allgemeinen die 2malige tägliche Einnahme (Tabelle 2; Brogden et al. 1988; Schrader et al. 1992). 24-h-Blutdruckmessungen bei Patienten mit essentieller Hypertonie haben gezeigt, daß eine einmalige Gabe Captopril pro Tag den

Blutdruck über 24 h nicht ausreichend senkte (Schrader u. Schoel 1990). Für die Behandlung der Herzinsuffizienz wird dagegen ein gewisser Vorteil in der kürzer dauernden Wirkung von Captopril gesehen. Dazu muß betont werden, daß vergleichende Untersuchungen zwischen verschiedenen Konversionsenzym-inhibitoren bezüglich Herzinsuffizienz im Tierexperiment und am Patienten fehlen. Deswegen kann hier über einen Vor- bzw. Nachteil von Captopril bezüglich kürzerer Wirkdauer bei Therapie der Herzinsuffizienz nicht abschließend geurteilt werden.

Von großer Bedeutung sind die kardioprotektiven Eigenschaften der diversen Konversionsenzymhemmstoffe. Kardioprotektive Effekte wurden zahlreich, hauptsächlich im Tierexperiment, untersucht (z. B. van Gilst et al. 1989; Becker et al. 1988; Grover et al. 1991). Die Ergebnisse sind widersprüchlich. Für die kardioprotektiven Effekte von Captopril wurde hauptsächlich die Radikalfängereigenschaft der SH-Gruppe verantwortlich gemacht (Grover et al. 1991; van Gilst et al. 1989). Andere Autoren konnten diese Befunde nicht bestätigen (Becker et al. 1991). Man sollte nicht vergessen, daß die natürlich vorkommenden SH-Donatoren wie Cystein und Glutathion im Organismus wesentlich höher konzentriert sind, als man mit therapeutischen Dosen von Captopril überhaupt erreichen kann. Zum anderen wurden kardioprotektive Effekte von allen anderen, nicht-SH-haltigen Konversionsenzyminhibitoren auch beobachtet. Wie Schölkens et al. (1986) gezeigt haben, ist die Kardioprotektion wohl eher mit der potentiellen Kumulation von Bradykinin zu erklären.

Kinetik

Ca. 70 % einer oral gegebenen Dosis werden vom Menschen resorbiert, die Bioverfügbarkeit beträgt 60 % (Tabelle 3; Duchin et al. 1982; Cohen et al. 1982). Die Fläche unter der Plasmakonzentrationskurve (AUC) korrelierte recht gut mit der oral verabfolgten Dosis zwischen 10 und 100 mg. Maximale Plasmakonzentrationen treten zwischen 0,8 und 1 h auf. Die Bioverfügbarkeit von Captopril sinkt um 25–50 %, wenn es zusammen mit Mahlzeiten eingenommen wird; sie wird ebenfalls durch gleichzeitige Gabe von Antazida um ca. 45 % vermindert (Mäntylä et al. 1984). Captopril wird ausgedehnt ins Gewebe verteilt (s. Tabelle 3). Es passiert die Plazentarschranke und wurde auch in der Muttermilch nachgewiesen, wenn auch in sehr geringer Konzentration (Pipkin et al. 1982). Ältere Daten sprechen dafür, daß Captopril nicht die Blut-Hirn-Schranke durchdringt. Untersuchungen der eigenen Arbeitsgruppe konnten aber am Aortenendothel demonstrieren, daß alle Konversionsenzyminhibitoren unabhängig von ihrem physikochemischen Eigenschaften sehr rasch die Endothelbarriere passieren (Ball et al. 1992). Dieser Effekt scheint ebenfalls mit der Kumulation von Bradykinin in Verbindung zu stehen.

Beim Menschen wird Captopril zu ca. 50 % metabolisiert, hauptsächlich zu Disulfid mit endogenen Thioverbindungen (Glutathion, Cystein; Übersicht bei Brogden et al. 1988). Im Urin sind vorwiegend Captopril und Cystein-Captopril-Disulfid nachweisbar.

Captopril wird zu ca. 94% renal eliminiert. Der wichtigste Mechanismus der renalen Elimination ist die tubuläre Sekretion (78%; Tabelle 3). Da die Pharmakokinetik, d. h. die Plasmakonzentrationskurve, nicht linear verläuft, ist die Berechnung der effektiven Halbwertszeit nicht ganz einfach, sie wird im Mittel mit 1,7 h angegeben (Tabelle 3; Duchin et al. 1982). Bei Patienten mit Niereninsuffizienz (Kreatininclearance zwischen 60 und 30 ml/min) muß die Dosis von Captopril reduziert werden (zunächst 2mal 12,5 mg, später evtl. 2mal 25 mg; Tabelle 4; Schrader et al. 1992).

Cilazapril   Cilazaprilat

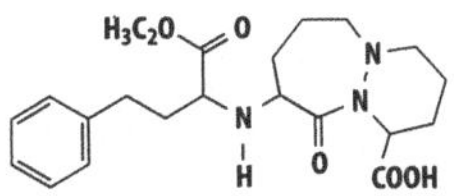

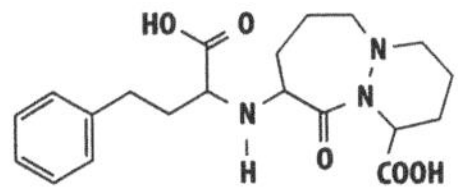

Cilazapril wird als Dynorm 0,5, Dynorm 1,0, Dynorm 2,5 und Dynorm 5,0 auf dem deutschen Arzneimittelmarkt abgegeben. Es ist in Filmtablettenform zu 0,5, 1,0, 2,5 und 5,0 mg erhältlich. Die mittlere Tagesdosis von Cilazapril liegt bei 1mal 2,5 mg (Tabelle 2). Das Indikationsgebiet für Cilazapril ist die arterielle Hypertonie, für das Gebiet „Herzinsuffizienz" existiert derzeit noch keine Zulassung. Cilazapril ist ein Prodrug, es wird hauptsächlich in der Leber zur aktiven Substanz, dem „diacid" Cilazaprilat metabolisiert.

Dynamik

Auch Cilazapril leitet sich chemisch von Enalapril ab (Abb. 1), es besitzt einen erweiterten ankondensierten 7-Ring, sein Zinkligand ist die Carboxylgruppe (Tabelle 2). Untersuchungen zur Wirksamkeit (Potenz) haben gezeigt, daß Cilazaprilat etwa 2,5fach potenter ist als Enalaprilat und 12fach wirksamer als Captopril (Natoff et al. 1985; Waterfall et al. 1989; Tabelle 2). Für den Menschen wurde eine Hemmkonstante (K_i) von 0,6 mg berechnet (Wellstein et al. 1987), die zeigt, daß Cilazaprilat ein potenter kompetitiver Hemmstoff des Konversionsenzyms ist. Die Wirkung oral verabfolgten Cilazaprils beginnt zwischen 1 und 2 h und ist insofern mit Perindopril und Lisinopril vergleichbar (Tabelle 2; Übersicht bei Deget u. Brogden 1991). Eine maximale Wirkung wird zwischen 4 und 10 h beobachtet (Tabelle 2). Die Wirkdauer liegt bei 24 h und erlaubt meist die einmalige tägliche Gabe von Cilazapril (Fernandez et al. 1990; Arzneimittelbrief 1994; Tabelle 2). Bei unzureichender 24-h-Wirksamkeit muß die Dosis individuell angepaßt werden (s. Tabelle 2). Untersuchungen von Nussberger et al. (1987) haben gezeigt, daß eine einmalige orale Gabe von Cilazapril die Plasmakonversionsenzymaktivität noch nach 72 h hemmte.

Auch für Cilazapril existieren zahlreiche Untersuchungen zur Kardio-, Nephro- und Vasoprotektion im Tierexperiment und am Menschen (Übersicht bei Deget u. Brogden 1991). Interessanterweise wurde für Cilazapril ein erhöhter

Parasympathikustonus beobachtet, der mit dem fehlenden vagolytischen Effekt von Ang II erklärt wurde (Elliott et al. 1989). Die Effekte auf den Sympathikus werden als neutral beurteilt (Kohno et al. 1989). Die Beeinflussung des Kinin-Prostaglandin-Systems ist nicht sicher beurteilbar (Deget u. Brogden 1991).

Kinetik

Cilazapril wird in der Leber rasch zu Cilazaprilat hydrolisiert. Ca. 45–75% einer oral verabfolgten Cilazaprildosis werden resorbiert (Williams et al. 1989); Plasma-spitzenkonzentrationen (C_{max}) treten nach etwa 3 h auf (Francis et al. 1987). Die Bioverfügbarkeit für Cilazaprilat beträgt 29% (Tabelle 3); Resorption und AUC wurden durch gleichzeitige Einnahme einer Mahlzeit um 30% bzw. 14% vermindert, diese Reduktion soll jedoch nur von geringer klinischer Relevanz sein (Tanaka et al. 1987). Das Verteilungsvolumen für Cilazaprilat schwankt zwischen 29 und 46 l (Tabelle 3), was für eine gute Verteilung ins Gewebe oder für eine hohe Bindung an das Konversionsenzym spricht. Außer Cilazapril und Cilazaprilat entstehen keine weiteren Metaboliten. Cilazaprilat wird fast ausschließlich über die Niere durch aktive tubuläre Sekretion eliminiert (Williams et al. 1989; Tabelle 3). Deshalb muß bei Niereninsuffizienz (Clearance zwichen 60 und 30 ml/min) die Cilazaprildosis auf zunächst 0,5 mg 1mal täglich reduziert werden, sie kann später evtl. wieder auf 1 mg erhöht werden (Tabelle 4; Deget u. Brogden 1991).

Wie fast alle anderen Konversionsenzyminhibitoren erfährt auch Cilazaprilat eine polyphasische Elimination:Die kurze α-Phase wird mit 1,5–1,8 h, die mittlere β-Phase mit 15–20 h und die terminale γ-Phase mit 40–50 h angegeben (Francis et al. 1987). Die lange terminale Halbwertszeit spricht wiederum für eine starke Bindung an das Konversionsenzym. Für die Kumulation ist die effektive Halbwertszeit von 15–20 h relevant (Tabelle 3).

Enalapril   Enalaprilat

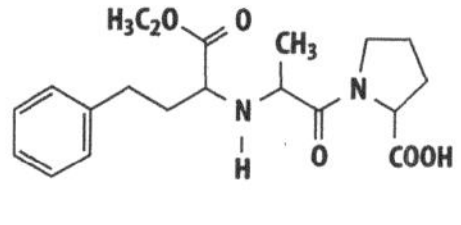

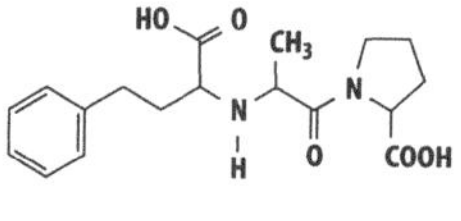

Enalapril ist unter den Markennamen Xanef 5mg, Xanef 10mg, Xanef 20 mg oder als Pres 5 mg, Pres 10 mg, Pres 20 mg in Deutschland erhältlich. Es wird in Tabletten-form zu 5, 10 und 20 mg angeboten. Seine mittlere Tagesdosis beträgt 1- bis 2mal täglich 10 mg (Tabelle 2). Daneben existieren Xanef Cor und Pres 2,5 mg zu je 2,5 mg. Als Indikation wird für Enalapril, genauso wie für Captopril, die arterielle Hypertonie und mittlerweile der frühzeitige Einsatz bei Herzinsuffizienz angegeben, wenn mit Diuretika allein keine Besserung zu erzielen ist (Jahrmärker 1992). Enalapril ist ein Prodrug, seine aktive Substanz ist die Disäure („diacid") Enalaprilat.

Dynamik

Als Zinkligand fungiert eine Carboxylgruppe, die im Vergleich zur SH-Gruppe von Captopril zu einer stärkeren Potenz führt (Abb. 1, Tabelle 2). Bis auf die Konversionsenzyminhibitoren Captopril und Fosinopril leiten sich die anderen hier beschriebenen Hemmstoffe chemisch von Enalapril ab. Der größte Unterschied zu Captopril liegt in einem späteren Wirkungsbeginn und einer deutlich längeren Wirkdauer (Tabelle 2). Das spätere Einsetzen der Wirkung wird damit erklärt, daß Enalapril erst in die aktive Substanz umgewandelt werden muß (Todd u. Goa 1989). Beim Vergleich mit Ramipril und Quinapril (ebenfalls Prodrugs) und Lisinopril (aktive Substanz) fällt dagegen auf, daß die beiden ersteren einen ähnlich raschen Wirkungseintritt zeigen, Lisinopril aber einen noch späteren Wirkungsbeginn als Enalapril aufweist. Insofern ist der Wirkungsbeginn wohl nicht von der Umwandlung in die aktive Substanz abhängig. Die Wirkdauer von Enalapril wird mit 12–24 h angegeben (Tabelle 2; Todd u. Goa 1992).

In Abhängigkeit vom untersuchten Gewebe ist die Potenz ca. 5- bis 10mal stärker als die von Captopril (Tabelle 2; Kostis 1989). Dazu ist anzumerken, daß die Wirksamkeit (Potenz) der Konversionsenzyminhibitoren auf verschiedene Arten angegeben wird. Der Enzym-Inhibitor-Komplex wird durch den K_i-Wert (Hemmkonstante) ausgedrückt, der angibt, wie hoch- oder niederaffin ein Konversionsenzyminhibitor zum Konversionsenzym ist. Der IC_{50}-Wert gibt dagegen an, welche Konversionsenzyminhibitorkonzentration nötig ist, um das Konversionsenzym in vitro um 50 % zu hemmen, Der ID_{50}-Wert beschreibt dagegen die Dosis eines Konversionsenzyminhibitors, die man benötigt, um 50 % an ACE gebundenes Ang I oder Bradykinin zu verdrängen. Zur besseren Übersichtlichkeit ist in Tabelle 2 die relative Potenz der verschiedenen Konversionsenzyminhibitoren dargestellt.

Eine hohe Wirkpotenz verlängert die Halbwertszeit des Enzym-Hemmstoff-Komplexes und damit die Wirkdauer. Insofern ist es nicht verwunderlich, daß Enalaprilat eine längere Wirkdauer als Captopril besitzt. Enalaprilat vermindert deutlich zirkulierende Ang-II- und Aldosteronspiegel; als Ausdruck einer negativen Rückkoppelung steigen die Plasmareninaktivität und die Ang-I-Spiegel an. Insofern ist Enalaprilat allen anderen Konversionsenzyminhibitoren vergleichbar. Die Plasmanoradrenalin- und Plasmaadrenalinkonzentration werden geringfügig oder gar nicht beeinflußt (De Marco et al. 1987; Kromer et al. 1986). Nur bei Patienten, die exzessiv hohe Plasmanoradrenalinspiegel haben (Patienten mit Herzinsuffzienz), werden die zirkulierenden Noradrenalinkonzentrationen durch Enalaprilat vermindert.

Kinetik

Etwa 60 % einer oral verabfolgten Dosis Enalapril werden resorbiert. Die Resorption wird durch gleichzeitige Einnahme von Mahlzeiten nicht beeinflußt (Tabelle 3). Maximale Plasmaenalaprilatspiegel werden zwischen 3 und 4 h erreicht. Enalaprilat besitzt eine absolute Bioverfügbarkeit von ca. 40 %; die

Plasmaeiweißbindung liegt bei 50% (Irvin et al. 1984; Davies et al. 1984; Tabelle 3). Wie Captopril wird auch Enalaprilat in fast allen Körpergeweben gut verteilt, in der Muttermilch ist es nur zu einem geringen Anteil nachweisbar. Für eine Passage der Blut-Hirn-Schranke von Enalaprilat beim Menschen existieren keine direkten Hinweise; hier gilt das gleiche wie für Captopril (Todd u. Goa 1992). Zwischen der oral gegebenen Dosis und der maximalen Plasmakonzentration (C_{max}) existiert eine lineare Beziehung über einen Dosisbereich von 2,5 bis 40 mg.

Beim Menschen wurden außer Enalaprilat keine weiteren Metaboliten gefunden. Von einer gegebenen oralen Enalaprildosis werden 33% in den Fäzes und 61% im Urin wiedergefunden, es wird damit dual eliminiert. Von der 33%igen Ausscheidung über die Fäzes wurden 6% als Enalapril und 27% als Enalaprilat identifiziert. Bei der renalen Elimination entfallen 18% auf Enalapril und 45% auf Enalaprilat (Drummer et al. 1990). Bei Niereninsuffizienz mit einer Clearance zwischen 60 und 30 ml/min muß die Enalaprildosis auf zunächst 2,5 mg reduziert werden; sie kann später wieder auf evtl. 5,0 mg erhöht werden (Tabelle 4; Singlas und Fillastre 1991).

Enalaprilat erfährt eine polyphasische Elimination, die initiale Halbwertszeit dauert 5 h und die terminale Halbwertszeit 30–35 h. Diese lange terminale Halbwertszeit repräsentiert die hochaffine Bindung an das Konversionsenzym. Die für die Kumulation relevante effektive Halbwertszeit wird mit 11 h angegeben (Tabelle 3).

Fosinopril   **Fosinoprilat**

Fosinopril wird als Dynacil 10, Dynacil 20, Fosinorm und Fosinorm 20 angeboten. Es ist in Tablettenform zu 10 und 20 mg erhältlich. Die mittlere Tagesdosis beträgt 1mal 20 mg (Tabelle 2). Fosinopril besitzt bisher die Indikation „arterielle Hypertonie", für das Gebiet „Herzinsuffizienz" wurde beim BGA Antrag auf Zulassung gestellt. Fosinopril ist ein Prodrug und wird während der Leberpassage in die aktive Form, das „diacid" Fosinoprilat metabolisiert.

Dynamik

Wie aus Abb. 1 ersichtlich, gehört Fosinopril chemisch zu einer neuen Gruppe von Konversionsenzyminhibitoren; es besitzt als Zinkligand eine Phosphorylgruppe (Tabelle 2) im Gegensatz zu den vorher beschriebenen, die eine Sulfhydrylgruppe (Captopril) oder eine Carboxylgruppe (alle übrigen CE-Inhibitoren) als Zinkligand enthalten. Ob diese Phosphorylgruppe Ursache für einige pharmakokinetische Unterschiede zu den anderen Konversionsenzymhemmstoffen darstellt, bedarf noch des exakten Nachweises. Die Wirksamkeit (Potenz) ist vergleichsweise schwach, sie beträgt etwa das Doppelte von Captopril und ca. die Hälfte von Enalaprilat (Übersicht bei Mudoch u. McTavish 1992; Tabelle 2). Die Wirkung einer oral verabfolgten Dosis setzt nach ca. 1 h ein, das Wirkumsmaximum wird nach 3–4 h erreicht (Murdoch u. McTavish 1992; Tabelle 2). Die Wirkung hält sicher 24 h an und erlaubt die einmalige tägliche Gabe von Fosinopril. Aus verschiedenen Studien geht hervor, daß der Blutdruck im Mittel um 15 % gesenkt wird (Übersicht bei Murdoch u. McTavish 1992).

Tierexperimente haben nachgewiesen, daß Fosinoprilat zu einer ausgeprägten und langdauernden Hemmung des Konversionsenzyms im Gehirn führt (Cushman et al. 1989), während andere Inhibitoren hier eher schwächer wirksam waren. Dieser Effekt könnte auf die hohe Lipophilität des Prodrugs Fosinopril zurückzuführen sein (Ball 1992). Für Fosinoprilat wird, wie für die anderen Konversionsenzyminhibitoren, eine Mitbeteiligung des Kinin-Prostaglandin-Systems an den Hauptwirkungen diskutiert; diese soll aber eine nur untergeordnete Rolle für den Wirkungsmechanismus spielen (Murdoch u. McTavish 1992).

Kinetik

Etwa 35 % einer oral gegebenen Fosinoprildosis werden resorbiert (Singhvi et al. 1988). Maximale Plasmakonzentrationen von Fosinoprilat werden zwischen 2,8 und 3,1 h erreicht, die Bioverfügbarkeit beträgt ca. 29 % (Tabelle 3; Duchin et al. 1991; Singhvi et al. 1988). Gleichzeitige Einnahme einer Mahlzeit reduziert die Resorptionsrate, beeinflußte aber nicht die Bioverfügbarkeit von Fosinoprilat (Murdoch u. McTavish 1992).

Das Verteilungsvolumen ist mit ca. 10 l relativ niedrig und mit Perindoprilat und Benazeprilat vergleichbar; die Plasmaeiweißbindung wird mit 95 % angegeben und kann mit Quinaprilat verglichen werden (Singhvi et al. 1988). Über die Verteilung in verschiedene Gewebe wird wenig berichtet; anhand der pharmakodynamischen Parameter darf man jedoch annehmen, daß sich Fosinoprilat gut ins Gewebe verteilt, auch jenseits der Blut-Hirn-Schranke (Cushman et al. 1989).

Nach oraler Resorption wird Fosinopril schnell zu Fosinoprilat hydrolysiert. Daneben wurden Acyl-β-Glucuronid-Fosinoprilat und p-Hydroxyfosinoprilat identifiziert, die zu ca. 4–7 % beim Gesunden entstehen. p-Hydroxyfosinoprilat ist ein aktiver Metabolit (Singhvi et al. 1988; Hui et al. 1991; Tabelle 3). Fosinoprilat wird dual zu ca. 44 % über die Nieren und zu 46 % mit den Fäzes ausgeschieden, der Rest verteilt sich auf den inaktiven und aktiven Metaboliten. Aufgrund der anteilmäßig nahezu gleichen Elimination über Leber und Nieren und der Untersuchungen von Hui et al. (1991) wird eine kompensatorische Ausscheidung angenommen, da bei Niereninsuffizienz die Leber einen Teil der Ausscheidung übernimmt, ein Mechanismus, der auch bei anderen Pharmaka zu beobachten ist, die nach diesem Modus eliminiert werden. Deshalb wurde von der amerikanischen FDA und vom deustchen BGA auch keine Dosisreduktion bei Niereninsuffizienz verlangt (Tabelle 4). Hierzu ist kritisch anzumerken, daß in der Arbeit von Hui et al. 1991 die Leberelimination (besser: extrarenale Elimination) an nur wenigen Patienten (3–5 pro Gruppe) untersucht wurde und, daß es keine Hinweise auf die Elimination des aktiven Metaboliten p-Hydroxyfosinoprilat gibt, der bei Niereninsuffizienz vermehrt von der Leber gebildet wird und aufgrund seiner höheren Hydrophilie über die Niere eliminiert werden müßte.

Wie alle anderen Konversionsenzyminhibitoren wird auch Fosinoprilat polyphasisch eliminiert, seine terminale Halbwertszeit beträgt ca. 12 h, über die effektive Halbwertszeit sind keine exakten Daten vorhanden, sie ist auf jeden Fall geringer. Mit einer Kumulation von Fosinoprilat muß daher nicht gerechnet werden (Sica et al. 1991).

Lisinopril

Lisinopril wird in Deutschland unter den Markennamen Acerbon Cor, Acerbon 2,5, Acerbon 5, Acerbon 10, Acerbon 20 und Coric card, Coric mite, Coric und Coric forte vertrieben. Es ist in Tablettenform zu 2,5, 5,0, 10 und 20 mg erhältlich. Die mittlere Lisinopriltagesdosis liegt bei 1mal 10 mg (Tabelle 2). Seine Indikation ist die arterielle Hypertonie und der frühzeitige Einsatz bei Herzinsuffizienz, wenn mit Diuretika allein keine Besserung erzielt werden kann. Wie Captopril ist auch Lisinopril bereits die aktive Wirksubstanz.

Dynamik

Lisinopril ist das Lysinanaloge zu Enalaprilat, als Zinkligand wird ebenfalls die Carboxylgruppe benutzt (Abb. 1). Lisinopril ist bereits die aktive Wirksubstanz, seine Wirkung beginnt aber ähnlich wie bei Perindopril und Cilazapril nach 1–2 h relativ spät (Tabelle 2). Das Wirkungsmaximum von Lisinopril tritt, wie bei Ramiprilat, von allen bisher verfügbaren Konversionsenzyminhibitoren am spätesten ein (6–8 h, Tabelle 2). Untersuchungen zur Hemmkonstante haben gezeigt, daß Lisinopril etwa 2fach wirksamer (potenter) ist als Enalaprilat, auch die Dissoziationshalbwertszeit des Enzym-Inhibitor-Komplexes zeigt im Vergleich zu Enalaprilat und Captopril die höhere Affinität zum Konversionsenzym (Lisinopril 105 min, Enalaprilat 27 min und Captopril 9 min; Tabelle 2; Bull et al. 1985 a, b). Die Wirkdauer von Lisinopril wird mit 24 h angegeben (Kostis 1989; Tomei et al. 1992; Tabelle 2). Lisinoprilwirkungen wurden auf den Blutdruck, die Herzfunktion, die Herzinsuffizienz und die Nierenfunktion untersucht (Übersicht bei Lancaster u. Todd 1988), ebenso Effekte auf Myokardhypotrophie und neurohumorale Parameter bei spontan hypertensiven Ratten (SHR; Nishimura et al. 1992). Veränderungen der Noradrenalinkonzentration wurden dabei nicht beobachtet. Die blutdrucksenkende Eigenschaft wird mit –15% bis –25% angegeben und ist mit Enalaprilat vergleichbar, die Wirkdauer von Lisinopril war beim direkten Vergleich jedoch deutlich länger (Millar et al. 1982).

Kinetik

Ca. 30% einer gegebenen oralen Lisinoprildosis werden resorbiert, die Spitzenkonzentrationen (C_{max}) von Lisinopril werden sehr spät, erst nach 6 h, erreicht (Biollaz et al. 1982; Mojaverian et al. 1986). Die Bioverfügbarkeit ist mit ca. 25% ebenfalls gering (Tabelle 3). Die Einnahme von Mahlzeiten hatte auf die Bioverfügbarkeit von Lisinopril keinen Einfluß. Lisinopril wird überhaupt nicht an Plamaeiweiß, sondern nur an das Konversionsenzym gebunden (Tabelle 3). Das Verteilungsvolumen ist nach Ramiprilat mit ca. 124 l das zweithöchste unter den bisher zugelassenen Konversionsenzyminhibitoren und spricht, unter Berücksichtigung seiner ausschließlichen Bindung an das Konversionsenzym und seiner hydrophilen Eigenschaften, für eine sehr feste Bindung und Affinität an das Konversionsenzym. Es ist nicht bekannt, ob Lisinopril die Plazentarschranke passiert oder in die Muttermilch gelangt (Lancaster u. Todd 1988).

Lisinopril wird praktisch nicht metabolisiert und unverändert im Urin und in den Fäzes nachgewiesen (Lancaster u. Todd, 1988). Der Haupteliminationsweg ist die Niere, über die es zu ca. 97% ausgeschieden wird (Tabelle 3). Aus diesem Grund muß bei eingeschränkter Nierenfunktion (Kreatininclearance von 60–30 ml/min) die Lisinoprildosis auf 2,5 mg/d reduziert werden, sie kann später evtl. wieder auf 5 mg erhöht werden (Tabelle 3; Schrader et al. 1992).

Lisinopril unterliegt einer polyphasischen Elimination. Ein großer Teil der Substanz wird in der frühen Phase eliminiert, der eine verzögerte langsame terminale Phase von 30 h folgt; die effektive Halbwertszeit beträgt 12,6 h (Tabelle 3); sie ist auch für die Konzentration von Relevanz (Gomez et al. 1987). Bei einer Kreatininclearance von weniger als 30 ml/min steigt die Lisinoprilkonzentration um das 3fache an.

Perindopril   **Perindoprilat**

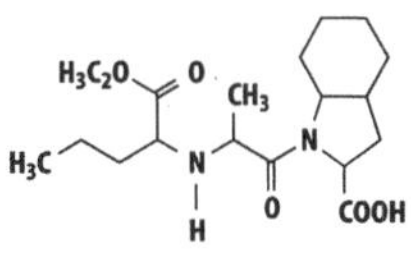

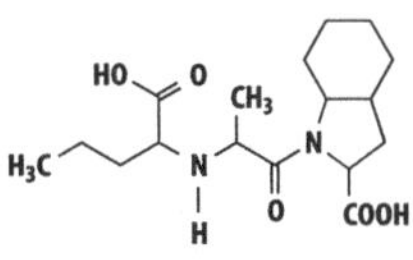

Perindopril ist als Coversum Cor 2 mg und Coversum 4 mg im Handel. Es ist in Tablettenform zu 2 und 4 mg erhältlich. Die mittlere Tagesdosis von Perindopril beträgt 1mal 4 mg (Tabelle 2). Als Indikation werden die arterielle Hypertonie und die Herzinsuffizienz angegeben. Perindopril ist wie Enalapril ein Prodrug und muß bei der Leberpassage erst in die aktive Substanz, das „diacid" Perindoprilat umgewandelt werden. Chemisch leitet es sich von Enalapril ab.

Dynamik

Perindoprilat weist für die Bindung an die Zinkionen wie Enalaprilat eine Carboxylgruppe auf (Abb. 1) und ist ca. 2,5fach potenter (Tabelle 2). Der Wirkungseintritt ist in etwa mit Enalapril vergleichbar (1,5 h), ebenso wie das

Wirkungsmaximum mit 4–6 h (Tabelle 2). Bedingt durch die höhere Potenz ist auch die Wirkdauer von Perindoprilat gegenüber Enalaprilat verlängert (Unger et al. 1986b), die einmalige orale Gabe pro Tag ist für eine sichere 24-h-Wirkung ausreichend (Tabelle 2). Ein Toleranzeffekt von Perindoprilat wurde nicht beobachtet (Todd u. Fitton 1991). Perindoprilat hemmt das Konversionsenzym in praktisch allen Geweben, auch in der Hirnrinde. Die Wirkungen von Perindoprilat auf die Arterienwand wurden besonders gut untersucht (z. B. Christensen et al. 1989; Harrap et al. 1990). Es existieren ebenfalls Untersuchungen zur Regression einer experimentellen Herzhypertrophie, zum Myokardinfarkt, zur Reduktion der nichtexozytotischen Freisetzung von Noradrenalin nach Koronarokklusion, Besserung einer Reperfusionsarrhythmie usw. (Todd u. Fitton 1991; Muller et al. 1992; Tobé et al. 1992). Alle diese Befunde wurden auch nach Gabe anderer Konversionsenzyminhibitoren beobachtet und sind anscheinend gruppenspezifisch.

Im Vergleich zu Captopril (–22%) und Enalapril (–26%) senkte Perindopril den Blutdruck bei Patienten mit *chronischer Herzinsuffizienz* in gleichem Ausmaß wie Placebogaben (–15%) und wirkte somit günstiger (MacFadyen et al. 1991a).

Kinetik

Perindopril wird rasch resorbiert, nach ca. 1 h werden die maximalen Konzentrationen im Plasma erreicht, da T_{max} für Perindoprilat liegt dagegen bei 3–4 h. Im Gegensatz zu Captopril und Enalaprilat ist die Beziehung zwischen den oralen Perindoprildosen und den C_{max}-Werten von Perindoprilat nicht linear. Wird z. B. die Perindoprildosis von 2 auf 8 mg erhöht, dann steigt der C_{max}-Wert von Perindoprilat um das 9fache an (Drummer et al. 1987; Kai et al. 1989). Die Bioverfügbarkeit für Perindoprilat liegt bei 19% (Tabelle 3). Gleichzeitige Einnahme einer Mahlzeit führte zu einer verminderten Umwandlung von Perindopril in Perindoprilat von 0,61 auf 0,43 l/h (Lecocq et al. 1990). Bei Langzeitbehandlung mit Perindopril wurden aber keine Hinweise auf eine klinische Relevanz beobachtet, wenn gleichzeitig mit Perindopril eine Mahlzeit eingenommen wurde (Todd u. Fitton 1991).

Die Plasmaeiweißbindung von Perindoprilat ist mit 10–20% sehr gering. Auch der Verteilungskoeffizient von 0,16 l/kgKG bei Perindoprilat fällt nicht gerade hoch aus und spricht dafür, daß es nur geringfügig extravasal verteilt wird (Tabelle 3). Trotz allem verteilt sich Perindoprilat rasch in Organe mit hoher Konversionsenzymaktivität. Die Passage durch die Plazentarschranke und in die Muttermilch ist nur sehr gering ausgeprägt. Perindopril wird durch einen „First-pass"-Metabolismus zu Perindoprilglukuronid umgewandelt, das dann rasch zu Perindoprilatglukuronid hydrolysiert wird; daneben wird Perindopril zur aktiven Substanz Perindoprilat, hauptsächlich in der Leber, hydrolysiert. Perindopril und Perindoprilat können beide zu Laktamen zyklisiert werden, die inaktiv sind und nur ca. 3% einer gegebenen Perindoprildosis ausmachen (Grislain et al. 1990). Perindoprilat wird zu ca. 70% mit dem Urin ausgeschieden (Kelly und O'Mally

1990). Bei Niereninsuffizienz mit einer Clearance zwischen 60–30 ml/min muß daher die Perindoprildosis auf 1,0 mg reduziert werden. Sie kann evtl. später wieder auf 2,0 mg gesteigert werden (Tabelle 4). Die Elimination verläuft biphasisch mit einer effektiven Halbwertszeit von 6 h und einer terminalen Halbwertszeit von 25–30 h (Tabelle 3; Devissaguet et al. 1990). Wie bei Enalaprilat zeigt auch für Perindoprilat die lange Eliminationshalbwertszeit die starke Bindung an das Konversionsenzym.

Quinapril   ## Quinaprilat

Quinapril wird auf dem deutschen Arzneimittelmarkt unter dem Handelsnamen Accupro 5, Accupro 10 und Accupro 20 angeboten. Es ist in Filmtablettenform zu 5, 10 und 20 mg verfügbar. Seine mittlere Tagesdosis beträgt 1- bis 2mal täglich 10–20 mg (Tabelle 2). Als Indikation sind für Quinapril die arterielle Hypertonie und Herzinsuffizienz zugelassen. Quinapril ist ein Prodrug und wird in der Leber zur aktiven Substanz, dem „diacid" Quinaprilat hydrolysiert. Beide Formeln sind in Abb. 1 wiedergegeben.

Dynamik

Wie Abb. 1 zeigt, leitet sich auch Quinapril vom Enalapril ab und besitzt als Zinkligand eine Carboxylgruppe. Es enthält anstelle eines Pyrrolidinringes einen Piperidinring mit ankondensiertem Benzolring (Abb. 1). Das Prodrug Quinapril per se zeigt ähnlich wie Enalapril, Perindopril, Ramipril, Cilazapril und Fosinopril schwach konversionsenzyminhibitorische Eigenschaften. Die pharmakologische Wirkung beginnt, wie bei Captopril und Ramipril, bereits 30 min nach Einnahme einer oralen Dosis, das Wirkungsmaximum wird zwischen 2 und 4 h erreicht (Tabelle 2; Übersicht bei Wadworth u. Brogden 1991). Die blutdrucksenkende Wirkung einer Einmalgabe pro Tag hielt ca. 12 h an (Tabelle 2). Für eine sichere 24-h-Wirkung ist daher eher eine 2malige tägliche Gabe erforderlich (Wadworth u. Brogden 1991; Tabelle 2). Vergleichende Untersuchungen zur Wirksamkeit (Po-tenz) ergaben eine sehr hohe Potenz für Quinaprilat, die in etwa so groß war wie bei Ramiprilat oder geringfügig höher (Tabelle 2; Fabris et al. 1990). Gemäß der Aussage, daß eine hohe Potenz die Wirkdauer verlängert, verhält sich Quina-prilat anders als die übrigen hier besprochenen Konversionsenzyminhibitoren: Es besitzt mit Ramiprilat die höchste Potenz, die Wirkdauer liegt dagegen zwischen der von Captopril und Enalaprilat. Das Ausmaß der Blutdrucksenkung wird mit –10% bis –20% angegeben und ist insofern den übrigen Konversionsenzym-inhibitoren vergleichbar (Sedman u. Posvar 1989; Portaluppi et al. 1990). Für

Quinapril existieren ebenfalls zahlreiche experimentelle Untersuchungen, die generell zu den gleichen Ergebnissen führen wie bei den restlichen Konversionsenzyminhibitoren. Es wurde aber für Quinaprilat keine Hemmung des Konversionsenzyms in den Testes und jenseits der Blut-Hirn-Schranke beobachtet (Fabris et al. 1990), und die Effekte von Quinaprilat auf das Kallikrein-Kinin-Prostaglandin-System sollen im Vergleich zu den anderen eher schwach ausgeprägt sein (Wadworth u. Brogden 1991).

Kinetik

Von einer oral gegebenen Dosis Quinapril werden ca. 60% resorbiert, Plasmaspitzenkonzentrationen von Quinapril und Quinaprilat werden zwischen 1 und 2 h erreicht (Olson et al. 1989; Horvath et al. 1990). Die Umwandlung von Quinapril in Quinaprilat mittels Hydrolyse geschieht sehr rasch, Quinaprilat ist zu ca. 38% bioverfügbar (Schrader et al. 1992; Tabelle 3). Wie bei den meisten anderen Konversionsenzyminhibitoren wird auch die Bioverfügbarkeit von Quinaprilat durch gleichzeitige Einnahme einer Mahlzeit nicht verändert (Übersicht bei Salvetti 1990). Quinapril und Quinaprilat sind beide zu 97% an Plasmaeiweiß gebunden (Olson et al. 1989; Tabelle 3). Über die Verteilung in das Gewebe existieren kaum Hinweise. Anhand der pharmakodynamischen Parameter und der physikochemischen Eigenschaften von Quinaprilat läßt sich jedoch vermuten, daß sich die Substanz, mit Ausnahme des Gehirns und der Testes, sehr gut verteilt (Tabelle 3).

Der aktive Hauptmetabolit von Quinapril ist Quinaprilat. Außerdem wurden 2 Diketopiperazinmetaboliten von Quinapril entdeckt, die aber inaktiv sind (Klutchko et al. 1986; Olson et al. 1989). Die effektive Halbwertszeit von Quinaprilat liegt bei 2 h und ist damit ähnlich kurz wie die für Captopril (Tabelle 3). Die Elimination verläuft dual, von einer gegebenen oralen Dosis Quinapril werden ca. 30% Quinaprilat mit dem Urin ausgeschieden, 3% erscheinen unverändert, 12% entfallen auf die beiden Diketopiperazine (Tabelle 3). Der Rest wird über die Fäzes eliminiert. Bei Niereninsuffizienz mit einer Clearance von 60–30 ml/min soll die Dosis von Quinapril zunächst auf 5 mg reduziert werden; sie kann evtl. später wieder auf 10 mg gesteigert werden (Tabelle 4; Schrader et al. 1992). Auch Quinaprilat wird polyphasisch eliminiert (Wadworth u. Brogden 1991); es sind aber keine exakten Daten zur terminalen Phase vorhanden.

Ramipril   **Ramiprilat**

Ramipril ist unter den Handelsnamen Delix 1,25, Delix 2,5, Delix 5 und Vesdil mite, Vesdil und Vesdil forte erhältlich. Es existiert in Tablettenform zu 1,25; 2,5 und 5 mg. Die mittlere Ramipriltagesdosis liegt bei 1mal 2,5 mg (Tabelle 2). Als

Indikation wird die arterielle Hypertonie angegeben; für die Herzinsuffizienz wurde beim BGA Antrag auf Zulassung gestellt, und es ist damit zu rechnen, daß diese in Kürze, wie bereits für Captopril, Enalapril, Lisinopril, Perindopril und Quinapril geschehen, erteilt werden wird. Ramipril ist ein Prodrug und wird bei der Leberpassage in die aktive Substanz, das „diacid" Ramiprilat, umgewandelt.

Dynamik

Wie aus Abb. 1 hervorgeht, besitzt Ramipril im Vergleich zu Enalapril einen zusätzlichen Cyclopentanring, der anscheinend für die Zunahme der Potenz und damit für die Verlängerung der Halbwertszeit verantwortlich ist (Übersicht bei Todd u. Benfield 1990). Als Zinkligand dient auch für Ramiprilat die Carboxylgruppe (Abb. 1, Tabelle 2). Untersuchungen zur Wirksamkeit (Potenz) von Ramiprilat haben gezeigt, daß dieser Konversionsenzyminhibitor eine sehr hohe Potenz besitzt. Die Hemmkonstante (K_i) betrug 7 pmol/l im Vergleich zu Enalaprilat (50 pmol/l) und Captopril (330 pmol/l; Bünning, 1984; Tabelle 2). Entsprechend verhielten sich auch die Halbwertszeiten des Enzym-Hemmstoff-Komplexes (Ramiprilat 640 min, Enalaprilat 105 min und Captopril 29 min; Bünning 1984). Die Wirkung einer oral gegebenen Ramiprildosis setzt nach ca. 30 min ein, das Wirkungsmaximum liegt bei ca. 7 h (Tabelle 2). Eine hohe Potenz verlängert die Wirkdauer, dementsprechend wird unter Ramiprilat eine Wirkdauer von bis zu 48 h beobachtet. Etliche Publikationen weisen darauf hin, daß die Dauer der Blutdrucksenkung nach Ramipril wesentlich besser mit der Hemmung des Gewebekonversionsenzyms als mit der des Plasmas korrelierte (Unger et al. 1985; Unger et al. 1986 a; Moursi et al. 1986). Untersuchungen von Nußberger et al. (1989) sprechen jedoch dafür, daß unter Verwendung geeigneterer Substrate die Hemmung des Konversionsenzyms im Plasma wesentlich länger nachweisbar ist. Für Ramipril existieren zahlreiche experimentelle Daten (s. auch Abschn. „Pharmakodynamik"). Besonderes Augenmerk wurde auf die Regression einer experimentellen Herzhypertrophie, Verminderung von Reperfusionsarrhythmien und Infarktbezirk, NO-Freisetzung am Endothel und cGMP-Anstieg nach Gabe von Ramipril gerichtet (Linz et al. 1989, 1990; Becker et al. 1991; Martorana et al. 1990). Als wichtigstes Wirkprinzip wurde dabei immer die Rolle von Bradykinin genannt (z. B. Wiemer et al. 1991).

Berücksichtigt man neuere Ergebnisse und Befunde über weitere Ang II generierende Enzyme, die nicht durch ACE-Inhibitoren hemmbar sind, dann spielt Bradykinin wohl doch eine tragende Rolle bei den Effekten der Konversionsenzymhemmung (Dzau et al. 1993). Es sollte auch hier erwähnt werden, daß diese Effekte wohl der gesamten Substanzklasse eigen sind.

Kinetik

Die pharmakokinetischen Parameter von Ramipril unterliegen einer breiten interindividuellen Streuung. Die Resorptionsquote einer oral verabfolgten Ramiprildosis liegt bei 56%. Spitzenkonzentrationen (C_{max}) von Ramipril und Ramiprilat werden zwischen 1 und 3 h beobachtet (Witte et al. 1984; Shionoiri et al. 1986). Die Bioverfügbarkeit für Ramiprilat beträgt ca. 44% (Schrader et al. 1992). Die gleichzeitige Einnahme einer Mahlzeit hatte keine Auswirkung auf die Bioverfügbarkeit. Ramiprilat ist zu ca. 56% an Plasmaeiweiß gebunden (Tabelle 3) und verteilt sich rasch in praktisch alle Gewebe. Untersuchungen von Gohlke et al. (1989) haben gezeigt, daß Ramiprilat auch die Blut-Hirn-Schranke passiert. Wie für die anderen Konversionsenzyminhibitoren beschrieben, wird auch Ramiprilat nur geringfügig in die Muttermilch sezerniert (Eckert et al. 1984). Ramiprilat hat von allen auf dem Markt befindlichen Konversionsenzyminhibitoren das höchste Verteilungsvolumen (Tabelle 3). Das spricht zum einen für seine Verteilung in fast alle Gewebe und in tiefe Kompartimente, zum anderen für eine sehr hohe Affinität und Bindung an das Konversionsenzym.

Ramipril wird hauptsächlich in der Leber zu Ramiprilat hydrolysiert, ein geringer Prozentsatz kann bereits bei der Resorption im Intestinaltrakt umgewandelt werden. Ramipril wird daneben glukuronidiert, beide (Ramipril und Ramiprilglukuronid) sind aber nur geringfügig im Urin nachweisbar. Ramiprilat wird ebenfalls glukuronidiert, daneben entstehen aus Ramipril und Ramiprilat Diketopiperazine. Alle bisher identifizierten Metaboliten sind inaktiv (Eckert et al. 1984; Meyer et al. 1987). Der Eliminationsweg von Ramiprilat ist dual, ca. 40% werden mit den Fäzes, ca. 60% über die Niere ausgeschieden (Tabelle 3; Übersicht bei Kelly u. O'Malley 1990). Bei Niereninsuffizienz muß dementsprechend die Dosis reduziert werden (Kreatininclearance zwischen 60 und 30 ml/min: zunächst 1mal 1,25 mg, später evtl. 2,5 mg, Tabelle 4). Die Elimination verläuft polyphasisch, daher kann man 3 verschiedene Halbwertszeiten errechnen: eine frühe α-Phase mit 1,1–4,5 h, eine mittlere β-Phase mit 13–17 h und eine späte terminale γ-Phase mit 110 h. Die effektive Halbwertszeit beträgt 13–17 h (Tabelle 3) und ist für die Kumulation entscheidend.

Trandolapril   **Trandolaprilat**

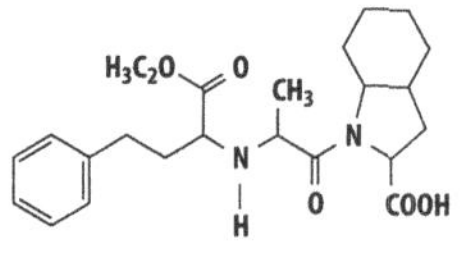

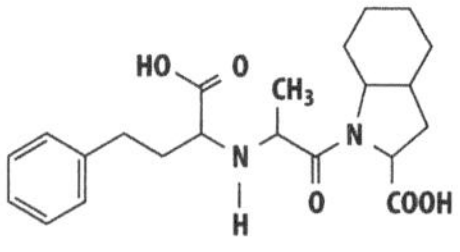

Trandolapril wird unter den Handelsnamen Udrik 0,5 mg, Udrik 2 mg, Gopten 0,5 mg und Gopten 2 mg in Deutschland verkauft. Es wird in Kapselform zu 0,5 und 2 mg angeboten. Als Indikation wird für Trandolapril momentan noch die arterielle Hypertonie angegeben. Die Zulassung für das Indikationsgebiet „Herzinsuffizienz" ist beantragt und dürfte in Kürze erfolgen. Die mittlere Tagesdosis für Trandolapril beträgt 1mal 2 mg (Tabelle 2). Trandolapril ist ein Prodrug und wird in der Leber zur aktiven Substanz Trandolaprilat hydrolysiert. Beide Formeln sind in Abb. 1 wiedergegeben.

Dynamik

Wie aus Abb. 1 hervorgeht, hemmt Trandolaprilat das Konversionsenzym ebenfalls mit einem Carboxylrest und leitet sich chemisch von Enalaprilat ab. Die enge chemische Verwandtschaft zu Ramiprilat ist dabei offensichtlich: der Cyclopentanring von Ramiprilat ist durch einen Cyclohexanring bei Trandolaprilat ersetzt. Ansonsten sind die chemischen Formeln identisch. Dementsprechend sind die pharmakodynamischen und pharmakokinetischen Eigenschaften von Trandolapril denen von Ramipril relativ ähnlich. Wie Benazeprilat, Quinaprilat und Ramiprilat besitzt auch Trandolaprilat eine vergleichsweise hohe Affinität zum Konversionsenzym, was sich an der relativen Potenz (s. Tabelle 2) ablesen läßt (Duc u. Brunner 1992; Chevillard et al. 1994). Nach oraler Einnahme beginnt seine Wirkung zwischen 1 und 2 h, das Wirkungsmaximum wird nach ca. 3–4 h erreicht. Der blutdrucksenkende Effekt einer einmaligen Dosis von Trandolapril hält sicher 24 h an, wie in mehreren Studien demonstriert werden konnte (Mancia et al. 1992; Übersicht bei Zannad 1993). Dabei wurde ein „Trough-to-peak-Verhältnis" von 50% zugrunde gelegt. Für diesen langdauernden Effekt spricht auch die langanhaltende Hemmung des Plasma-ACE nach einer einmaligen und wiederholten Einnahme von Trandolapril (Arner et al. 1994; Duc u. Brunner 1992). Nach einer einmaligen Gabe betrug die Hemmung des Plasmakonversionsenzyms 24 h später noch ca. 80%, nach Beendigung einer 10tägigen Therapie mit Trandolapril an Patienten mit leichter bis mittelschwerer Hypertonie dauerte die Wiederherstellung der normalen ACE-Aktivität im Plasma ca. 14 Tage (Arner et al. 1994).

Obwohl Trandolapril im Tierversuch deutlich dosisabhängig den Blutdruck senkte, haben Dosisfindungsstudien an Patienten als optimale Tagesdosis 2 mg herausgefunden (Jouquey et al. 1994; Zannad 1993; De Bruijn et al. 1994). Vergleichbare Ergebnisse wurden bisher auch für alle anderen ACE-Hemmer erzielt.

Sowohl im Tierversuch als auch bei Patienten wurde unter Trandolapril eine Regression von Gefäß- und Herzhypertrophie gemessen (Duc u. Brunner 1992; Fornes et al. 1992; De Luca et al. 1992). Bei Patienten mit eingeschränkter Nierenleistung (Kreatininclearance 7–55 ml/min) wurde eine Tendenz zur Verlängerung der ACE-Hemmung im Plasma beobachtet (Danielson et al. 1994).

Kinetik

Trandolapril wird rasch, in ca. 30–60 min, aus dem Gastrointestinaltrakt resorbiert, seine Resorptionsquote beträgt ca. 40–60% (Lenfant et al. 1994). Die Halbwertszeit für Trandolapril ist mit ca. 43 min sehr kurz, was für eine rasche Umwandlung zu Trandolaprilat, der eigentlichen Wirksubstanz, spricht. Die Umwandlung scheint nach ca. 6 h komplett zu sein (Lenfant et al. 1994). 36% einer verabfolgten Dosis Trandolapril sind als Trandolaprilat bioverfügbar (Tabelle 3). Die Spitzenkonzentrationen von Trandolaprilat werden, in Abhängigkeit von der gegebenen Trandolaprildosis, nach 6 h erreicht. Die Eliminationskinetik zeigt für Trandolaprilat einen 3phasigen Verlauf, aus dem eine β-Phase von 16–24 h Halbwertszeit berechnet wurde (Duc u. Brunner 1992; Tabelle 3). Die β-Phase entspricht, wie bei vielen ACE-Hemmern, der für die Kumulation wichtigen Halbwertszeit. In der γ-Phase werden dagegen nur noch geringe Mengen Trandolaprilat vom Plasma geklärt. Trandolaprilat ist zu 80–94% an Plasmaeiweiß gebunden; sein Verteilungsvolumen wurde aufgrund einer Dosisabhängigkeit nicht berechnet (Tabelle 3).

Während von Trandolapril selbst nur vernachlässigbare Mengen im Urin ausgeschieden werden, verläßt Trandolaprilat zu ca. 70% mit dem Urin den Organismus. Ca. 30% werden extrarenal mit den Fäzes ausgeschieden (Duc u. Brunner 1992). Trandolaprilat wird zu unwirksamen Metaboliten wie Trandolaprilatglukuronid und Diketopiperazinderivat abgebaut, die hauptsächlich renal eliminiert werden.

Die Pharmakokinetik von Trandolaprilat bleibt bei alten Menschen, die weder nieren- noch leberinsuffizient sind, nahezu unverändert (Arner et al. 1994). Eine Kumulation wurde nicht berichtet. Bei zunehmender Niereninsuffizienz jedoch wird die Trandolaprilatclearance abhängig vom Schweregrad vermindert mit der Konsequenz, daß seine Plasmakonzentration ansteigt, ablesbar am AUC. Da Trandolapril der jüngste in Deutschland auf dem Markt befindliche ACE-Hemmstoff ist, hat das BGA aufgrund der verminderten Ausscheidung von Trandolaprilat bei Niereninsuffizienz verfügt, daß die Substanz bei einer Nierenleistung < 30 ml/min wegen mangelnder Therapieerfahrung nicht angewendet werden darf.

Davon abgesehen ist Trandolaprilat in seinen pharmakokinetischen Eigenschaften genauso zu beurteilen wie alle anderen ACE-Hemmer, die hauptsächlich renal eliminiert werden. Eine pharmakokinetische Interaktion zwischen Trandolaprilat und einer gleichzeitig eingenommenen Mahlzeit ist bisher nicht bekannt.

Unterschiede der bisher zugelassenen ACE-Inhibitoren

Die bisher zugelassenen Konversionsenzyminhibitoren und die beträchtliche Anzahl der noch zu erwartenden Hemmstoffe wirft die Frage nach den Unterschieden auf. Die Unterschiede der verschiedenen Konversionsenzymhemmstoffe sollte man in pharmakodynamische und pharmakokinetische Unterschiede differenzieren (s. Übersicht).

Unterschiede der ACE-Hemmer

A. *Pharmakodynamik:*
    1) chemische Klasse (Zinkligand),
    2) Potenz,
    3) Gewebseffekte,
    4) Nebenwirkungen (z. B. CE-unabhängige Effekte),
    5) unerwünschte Wirkungen,
    6) Wechselwirkungen,
    7) Indikation;

B. *Pharmakokinetik:*
  1) Prodrug,
  2) Resorption,
  3) Bioverfügbarkeit,
  4) Verteilung,
  5) Metabolismus (aktive Metaboliten),
  6) Elimination,
  7) Lipophilie.

Pharmakodynamik

Chemische Klasse

Bis heute sind in Deutschland 10 Konversionsenzyminhibitoren zugelassen (s. vorherigen Abschn.). Chemisch handelt es sich um Peptidanaloge, die verschiedene Zinkliganden wie eine Sulfhydrylgruppe, eine Carboxylgruppe oder eine Phosphorylgruppe enthalten (Abb. 1).

Ursprünglich wurden unerwünschte Wirkungen wie Geschmacksstörungen, Exantheme und hämatologische Veränderungen mit der SH-Gruppe in Verbindung gebracht. Deutliche Reduktion der Captoprildosis führte aber zu einer Verringerung dieser unerwünschten Wirkungen. Im übrigen sind die unerwünschten Wirkungen der verschiedenen ACE-Inhibitoren bei äquipotenter Dosierung bis auf geringe Ausnahmen vergleichbar. Bisher existieren keine Hinweise darauf, daß die verschiedenen chemischen Gruppen zu pharmakodynamisch oder pharmakokinetisch relevanten unterschieden geführt hätten.

Potenz

Hinter dem Begriff Potenz verbirgt sich die Wirksamkeit und Affinität der Konversionsenzymhemmer zum Konversionsenzym. Die Hemmkonstante (K_i) gibt an, wie fest der Hemmstoff an das Enzym bindet (Bildung des Enzym-Inhibitor-Komplexes). Je geringer der K_i-Wert ist, desto fester bindet die Substanz an das Enzym und desto wirksamer ist sie. Ein direkter Vergleich der Wirksamkeit der beschriebenen Konversionsenzymhemminhibitoren fällt schwer, weil

1) die untersuchten Gewebe verschieden waren,
2) sich die Substrate in den einzelnen Veröffentlichungen unterschieden und
3) meistens nur 2 oder 3 Enzyminhibitoren miteinander verglichen wurden (Salvetti 1990; Waterfall et al. 1989).

In Tabelle 2 sind daher nur die relativen Potenzen dargestellt, die aus verschiedenen Studien berechnet wurden. Danach läßt sich etwa folgende Reihung nach Wirksamkeit aufstellen:

Benazepril = Quinaprilat = Ramiprilat = Trandolaprilat > Cilazaprilat = Perindoprilat > Lisinopril > Enalaprilat > Fosinoprilat > Captopril.

Bisherige Beobachtungen zeigen, daß eine hohe Potenz die Halbwertszeit des Enzym-Hemmstoff-Komplexes verlängert und damit auch die Wirkdauer (Kostis 1989). Letztere ist mitbestimmend für die Einnahmefrequenz der verschiedenen Substanzen. Aus den Hemmkurven läßt sich allerdings auch ablesen, daß man mit jedem ACE-Hemmstoff das Enzym zu 100% inhibieren kann. Die effektive Hemmung ist also nur eine Frage der Konzentration bzw. der Dosis. Höhere Dosen von weniger potenten ACE-Inhibitoren können also dasselbe bewirken wie niedrige Dosen hochpotenter Inhibitoren, vorausgesetzt, es kommt zu keinen vermehrten unspezifischen Nebenwirkungen.

Gewebseffekte

Die Gewebseffekte sind bereits auf S. 64 beschrieben worden. Vermeintliche Unterschiede bezüglich der Gewebseffekte verschiedener Konversionsenzymhemmstoffe kamen durch unterschiedliche Präferenz zustande, mit der einzelne Inhibitoren untersucht wurden: z. B. zeigten Quinapril, Ramipril und Lisinopril im Tierexperiment eine Regression einer linksventrikulären Hypertrophie, Perindopril dagegen eine Hypertrophieregression der Media der Gefäße, Captopril eine Verminderung der Insulinresistenz, Ramipril und Cilazapril einen Anstieg von EDRF und cGMP usw. (vgl. Übersichten bei Brogden et al. 1988; Todd u. Goa 1989; Todd u. Fitton 1991; Lancaster u. Todd 1988; Todd u. Benfield 1990; Wadworth u. Brogden 1991; Deget u. Brogden 1991; Murdoch u. McTavish 1992).

Im Prinzip sollte jeder Konversionsenzymhemmstoff an allen Organen/ Geweben die gleichen spezifischen Effekte hervorrufen, vorausgesetzt, das Konversionsenzym ist nur am Endothel lokalisiert, und die verschiedenen Hemmstoffe müssen nicht für ihre Wirkungen in tiefere Gewebsschichten penetrieren.

Nebenwirkungen

Unter dem Begriff Nebenwirkungen sind Effekte zu verstehen, die neben der spezifischen Hemmung des Konversionsenzyms von Bedeutung sind. SH-gruppenhaltigen Konversionsenzymhemmstoffen wie Captopril wird eine gewisse Eigenschaft als „Scavenger" für freie Radikale zugeordnet (Becker et al. 1991; Grover et al. 1991; van Gilst et al. 1986). Diese Eigenschaft soll auch an der kardioprotektiven Wirkung beteiligt sein. Bis zum heutigen Zeitpunkt hat allerdings noch keine einzige Untersuchung belegen können, daß in vernünftigen, therapeutisch relevanten Konzentrationen ein deratiger Effekt nachweisbar war (Becker et al. 1991). Kardioprotektive Wirkungen konnten dagegen immer recht gut mit Bradykinineffekten koordiniert werden (Linz et al. 1990). Darüber hinaus gilt zu bedenken, daß endogene SH-Gruppendonatoren, wie z. B. Cystein oder Glutathion wesentlich höher konzentriert im Organismus vorliegen und daher die geringe therapeutische SH-Konzentration von Captopril demgegenüber nicht ins Gewicht fällt.

Eigene Untersuchungen konnten Konversionsenzyminhibitorenwirkungen an der äußeren und inneren Mitochondrienmembran von Leberzellen demon-

Tabelle 5. Extraktionskoeffizienten (*E*) von ACE-Inhibitoren im Octanol-Wasser-System bei physiologischem pH-Wert (7, 4). Der Extraktionskoeffizient ist ein Maß für die Liphophilie der verschiedenen Substanzen. Ein Extraktionskoeffizient von 0 bedeutet, daß die Substanz praktisch nicht aus der Octanolphase extrahierbar war, die Lipophilie einer solchen Substanz entspricht dann 0. Ein Extraktionskoeffizient von 100 bedeutet, daß die Substanz 100%ig aus der Octanolphase extrahiert werden kann, eine solche Substanz ist dann rein lipophil. Da nicht alle Angaben einer einzigen Publikation entstammen, sind geringfügige Schwankungen der Werte vorstellbar

ACE-Inhibitor	E [%]	E [%]	Aktiver Metabolit
Benazepril	41[a]	0[a]	Benazeprilat
Captopril	9[b]	0[b]	
Cilazapril	45[a]	0[a]	Cilazaprilat
Enalapril	1[b]	0[b]	Enalaprilat
Fosinopril	100[b]	1[b]	Fosinoprilat
Lisinopril	0[b]	0[b]	
Perindopril	2[b]	0[b]	Perindoprilat
Quinapril	34[b]	0[b]	Quinaprilat
Ramipril	23[b]	0[b]	Ramiprilat
Trandolapril	15[c]	14[c]	Trandolaprilat

[a] Firmenangaben, die uns freundlicherweise überlassen wurden.
[b] Nach Ball 1992.
[c] Aus Duc u. Brunner 1992.

strieren (Dominiak et al. 1992a). Als Marker für die äußere Mitochondrienmembran wurde die Aktivität der Monoaminoxidase, als Marker der inneren Membran die O_2-Verbrauchsgeschwindigkeit gemessen. Dabei traten bei der Verwendung von Captopril, Enalapril und Ramipril deutliche Unterschiede auf: Ramipril hemmte die Monoaminoxidase stärker als Captopril und Enalapril und steigerte auch am deutlichsten die O_2-Utilisation. Die Reihenfolge der Wirksamkeit stimmte mit der Lipophilie der Substanzen überein (Tabelle 5). Inwieweit die beschriebenen Befunde allerdings für den Patienten therapierelevant sind, muß die Zukunft klären.

Unerwünschte Wirkungen

Bei den unerwünschten Wirkungen muß zwischen substanzspezifischen und klas-senspezifischen unerwünschten Wirkungen unterschieden werden [s. auch Kap. 8 (Overlack)]. Substanzspezifische unerwüschte Wirkungen betreffen z. B. die SH-Gruppe. Geschmacksstörungen und Hautveränderungen sollen unter Captopril häufiger beobachtet worden sein als unter den übrigen Konversionsenzyminhibitoren. Sie werden mit 1,2 bzw. 1,6% insgesamt (einschließlich Captopril) angegeben, ohne Captopril dagegen mit 0,2 bzw. 0,7% (Schrader et al. 1992). Zu den klassenspezifischen unerwüschten Wirkungen muß man den Husten (2–15%), das Angioödem (0,12%), die schwere Hypotonie (1%) und das Nierenversagen (0,7%) rechnen. Nachdem die anfänglich sehr hohe Dosierung von Captopril (bis 1000 mg täglich) reduziert wurde, sind die klassenspezifischen unerwünschten Wirkungen aller Konversionsenzyminhibitoren vergleichbar.

Als Ursache für den Husten wird die Beteiligung von Bradykinin und Histamin diskutiert. Es existieren Hinweise darauf, daß der Husten nach Umsetzen von einem auf den anderen Konversionsenzyminhibitor vorübergehend verschwindet, ohne irgendeinen Vorteil für eine bestimmte Substanz zu zeigen. Eine schwere Hypotonie kann v. a. dann auftreten, wenn bei Patienten durch vorherige Diuretikatherapie oder Na⁺-Depletion das Reninsystem stark stimuliert wurde. Für die prozentualen Angaben der unerwünschten Wirkungen gilt, wie für alle vergleichenden Angaben, daß sie aus unterschiedlichen Studien stammen und daher auch nur bedingt vergleichbar sind.

Die bereits geschilderte unterschiedliche Potenz der einzelnen Konversionsenzyminhibitoren kann durch die Dosierung ausgeglichen werden. Höhere Dosierungen einiger Konversionsenzymhemmstoffe sind nur dann von Belang, wenn dadurch unspezifische Nebenwirkungen entstehen würden. Bisher wurden allerdings keine unterschiedlichen unspezifischen Nebenwirkungen der verschiedenen Konversionsenzymhemmstoffe erwähnt.

Interaktionen

Für Interaktionen gilt prinzipiell das gleiche wie für die unerwünschten Wirkungen. Wechselwirkungen, die die SH-Gruppe betreffen, sind bisher nicht beobachtet worden. Aufgrund der Hemmung der Enkephalinase wurden morphinverstärkende Effekte unter Captopriltherapie beschrieben (Brogden et al. 1988). Da die Hemmung der Enkephalinase aber zum Wirkungsmechanismus gehört, dürfte diese Interaktion allen Konversionsenzyminhibitoren eigen sein (Abb. 3).

Die gleichzeitige Einnahme von Captopril und Antazida vermindert die Bioverfügbarkeit von Captopril um ca. 50% und ebenso seinen antihypertensiven Effekt. Captopril senkt außerdem die tubuläre Sekretion von Furosemid.

Da Captopril auch mit Digoxin um die tubuläre Sekretion konkurriert, steigt bei gleichzeitiger Gabe der Digoxinspiegel an. Möglicherweise kann eine zeitlich versetzte Einnahme Abhilfe schaffen. Von anderen ACE-Inhibitoren sind keine nennenswerten pharmakokinetischen Interaktionen berichtet worden (Tabelle 6; Dominiak 1994).

Im Gegensatz zu den pharmakokinetischen Interaktionen existieren mehrere Wechselbeziehungen zwischen ACE-Hemmstoffen und anderen Pharmaka auf dem pharmakodynamischen Sektor. Zahlreiche Interaktionen mit anderen Antihypertensiva machen sich allein schon durch die auf dem Arzneimittelmarkt befindlichen fixen Kombinationen bemerkbar.

Periphere Vasodilatatoren wie Dihydralazin, α_1-Adrenozeptorantagonisten, Kalziumkanalblocker und Diuretika sind generell in der Lage, die Aktivität des Renin-Angiotensin-Systems reflektorisch zu steigern. Patienten, die aufgrund einer solchen Therapie oder aus pathophysiologischer Ursache ein aktiviertes Renin-Angiotensin-System haben, reagieren häufig besonders stark auf ACE-Hemmer, was sich in einem drastischen Blutdruckabfall mit orthostatischem Kreislaufkollaps bemerkbar machen kann (Tabelle 6).

Tabelle 6. Interaktionen von ACE-Inhibitoren (*A* ACE-Inhibitor, *B* Pharmakon, dessen Effekte durch die Interaktion verändert werden, ↑ Zunahme, ↓ Abnahme des Effekts)

2. Medikament (B)	Pharmakokinetik	Pharmakodynamik	Bemerkung
Antazida	Bioverfügbarkeit ↓ (A)		Captopril
Furosemid	Plasmaspiegel ↑ (B)		Captopril
Digoxin	Plasmaspiegel ↑ (B)		Captopril
Antihypertensiva		BP-Senkung ↑ (A,B)	Cave: Vorbehandlung mit Diuretika, Vasodilatanzien
NSAR		BP-Senkung ↓ (A)	Dosisabhängiger Effekt
Orale Antidiabetika, Insulin		Hypoglykämie ↑ (B)	Einzelfälle!

Derartige Blutdruckreaktionen wurden v. a. bei Patienten beobachtet, die mit Diuretika (meistens Thiaziden) vorbehandelt waren. Ähnliche Reaktionen könnten aber auch bei Hypertonikern, die mit α_1-Adrenozeptorenantagonisten, Kalziumkanalblockern oder Dihydralazin behandelt werden, auftreten. Dazu existieren aber wenige objektive Erfahrungen. Andererseits bieten die erwähnten Antihypertensiva eine günstige Kombinationsmöglichkeit bei bereits bestehender Pharmakotherapie der essentiellen Hypertonie mit ACE-Inhibitoren. Die Tatsache, daß Thiaziddiuretika den Blutdruck zunächst über eine Volumenverminderung senken, danach mehr über einen peripheren Angriffspunkt an der glatten Gefäßmuskulatur mit konsekutivem Antieg der Renin-Angiotensin-System-Aktivität, macht sie zu einem idealen Kombinationspartner für ACE-Hemmer.

Gut beschrieben sind die Interaktionen zwischen ACE-Inhibitoren und Cyclooxygenase-Hemmstoffen wie z. B. Indometazin. Indometazin, der potenteste Inhibitor der Prostaglandinbiosynthese, kann die blutdrucksenkende Eigenschaft der ACE-Inhibitoren teilweise oder vollständig aufheben. Diese Wechselwirkung ist aus dem Wirkungsmechanismus der ACE-Inhibitoren zu erklären: Bradykinin, das unter ACE-Hemmung vermindert abgebaut wird, induziert die Bildung und Freisetzung von PGI_2 (Prostacyclin) am Endothel. PGI_2 wiederum kann zu den blutdrucksenkenden Effekten der ACE-Inhibitoren und möglicherweise zu den günstigen Stoffwechseleffekten beitragen. Die Verminderung oder Aufhebung der blutdrucksenkenden Wirkung der ACE-Inhibitoren ist dabei dosisabhängig. Zum Beispiel verursacht Acetylsalicylsäure (ASS) in antithrombotischen Dosen (100 mg/Tag) meist keine Wechselwirkungen, während analgetische Dosen ab 1 g/Tag u. U. bei Patienten mit Niereninsuffizienz bereits Interaktionen hervorrufen können (Dietz et al. 1991; Osterziel u. Dietz 1993). Antirheumatische Dosen von ca. 5 g ASS/Tag haben dagegen mit Indometazin vergleichbare Effekte. Ist eine Therapie mit Cyclooxygenasehemmstoffen notwendig, muß man ggf. auf andere Antihypertensiva umstellen, wobei β-Adrenozeptorantagonisten ebenfalls nicht in Frage kommen (Dominiak 1994).

Kürzlich hat die Arzneimittelkommission der Deutschen Ärzteschaft im Deutschen Ärzteblatt veröffentlicht, daß bei Patienten, die gleichzeitig ACE-

Inhibitoren und Biguanide bzw. Sulfonylharnstoffe einnehmen, die Blutglukose-konzentration absinken kann. In Einzelfällen traten Hypoglykämien nach oraler Antidiabetikagabe oder Insulin bei gleichzeitiger Gabe mit ACE-Inhibitoren auf. Diese Wechselwirkung scheint alle ACE-Inhibitoren zu betreffen, da sie nach Captopril und Enalapril beobachtet wurde. Unter Umständen muß eine Dosisan-passung der ACE-Inhibitoren und/oder der oralen Antidiabetika bzw. Insulin vorgenommen werden (Tabelle 6; Dominiak 1994).

Indikationen

Alle auf dem deutschen Markt vorhandenen Konversionsenzyminhibitoren sind für die Indikation „arterielle Hypertonie" zugelassen. Für die indikation „Herzin-suffizienz" hat das BGA verfügt, daß Captopril, Enalapril, Lisinopril, Perindopril und Quinapril frühzeitig auch bei niedergradiger Herzinsuffizienz eingesetzt werden sollen, wenn mit Diuretika alleine keine Besserung erzielt werden kann (Jahrmärker 1992; Arzneimittelbrief 1994). Für alle anderen Konversionsenzym-hemmstoffe ist die Zulassung für die Indikation „Herzinsuffizienz" beim BGA bzw. der Nachfolgebehörde beantragt. Seit Januar 1995 wurde Captopril auch für die Indikationen „Diabetische Nepropathie" und „Postmyokardinfarkt" zugelassen.

Pharmakokinetik

Prodrugs

Zwischen den aktiven Substanzen Captopril und Lisinopril und den übrigen Substanzen, die Prodrugs darstellen, bestehen keine signifikanten Unterschiede bezüglich Pharmakodynamik und Pharmakokinetik (Abb. 1; Tabellen 2 und 3).

Resorption, Bioverfügbarkeit und Verteilung

Die Werte für die Wirkungsmaxima korrelieren in etwa mit den T_{max}-Werten der aktiven Substanzen. Das T_{max} der Prodrugs und von Captopril zeigt dagegen eine rasche Resorption der entsprechenden Konversionsenzyminhibitoren an. Ledig-lich Lisinopril macht mit einem T_{max} von ca. 6 h eine Ausnahme (Lancaster u. Todd 1988).

Die Bioverfügbarkeit für Captopril, Enalaprilat, Ramiprilat, Quinaprilat und auch Trandolaprilat liegt zwischen ca. 40 % und 60 % und ist damit mittelgroß. Für Lisinopril, Perindoprilat, Cilazaprilat, Benazeprilat und Fosinoprilat bewegt sich die Bioverfügbarkeit zwischen 19 % und 32 % und ist damit eher niedrig (Tabelle 3). Das Verteilungsvolumen gibt an, welchen Flüssigkeitsraum eine Substanz ein-nähme, wenn man die im Plasma wiedergefundene Konzentration auf 100 % hoch-rechnete. Es ist also eine fiktive Größe und sagt etwas über den Verteilungsraum (tiefe Kompartimente) aus. Ein großes Verteilungsvolumen wird meist mit der Verteilung in tiefe Kompartimente erklärt. Die Größe des Verteilungsvolumens ist natürlich auch von den physicochemischen Eigenschaften einer Substanz abhängig (z. B. Lipophilie, s. Tabelle 5). Da Konversionsenzymhemmstoffe aber hydrophile Substanzen sind, spiegelt ihr Verteilungsvolumen mehr die Bindung an das Kon-versionsenzym wider, d. h., ein hohes Verteilungsvolumen bedeutet eine feste Bindung an das Konversionsenzym.

Alle Hemmstoffe verteilen sich relativ schnell in das Gewebe oder binden rasch an das Enzym, unahängig von ihren physicochemischen Eigenschaften und ihren Verteilungsvolumina. Unterschiede wurden nicht beobachtet.

Metabolismus und Elimination

Der Metabolismus der Konversionsenzymhemmstoffe ist dann von Interesse, wenn aktive Metaboliten gebildet werden. Bis auf Fosinopril entstehen bei den anderen Hemmstoffen entweder Dimere (Captopril), Diketopiperazine (Quinaprilat, Ramiprilat und Trandolaprilat), Glukuronide oder Zyklisierungsprodukte, die allesamt bezüglich der Hemmung des Konversionsenzyms inaktiv sind. Bei gesunden Probanden entsteht aus Fosinoprilat zu ca. 4–7% p-Hydroxyfosinoprilat, ein aktiver Metabolit, der die gleiche Potenz wie Fosinoprilat besitzt (Hui et al. 1991). Dieser müßte, da er hydrophiler als Fosinoprilat ist, hauptsächlich über die Niere eliminiert werden.

Aufgrund der überwiegenden Nierenelimination (zwischen 60% und 97%) wird für Captopril, Cilazaprilat, Enalaprilat, Lisinopril, Perindoprilat, Quinaprilat und Ramiprilat bei Niereninsuffizienz (Kreatininclearance 60–30 ml/min) eine Dosisanpassung empfohlen (Tabelle 4), für Benazeprilat erst ab einer Kreatininclearance < 30 ml/min. Aufgrund nicht ausreichender Therapieerfahrung ist Trandolaprilat bei stark eingeschränkter Nierenleistung (Kreatininclearance < 30 ml/min) kontraindiziert. Die amerikanische Behörde (FDA) und das deutsche BGA haben für Fosinopril keine Dosisanpassung bei Niereninsuffizienz vorgeschrieben, weil für diese Substanz eine sog. „kompensatorische" Elimination nachgewiesen sei. Dazu ist anzumerken: Unter einer echten kompensatorischen Elimination würde man verstehen, daß bei Niereninsuffizienz die Leber die Ausscheidung übernimmt und bei Leberinsuffizienz die Nieren. Für Fosinoprilat ist solch ein Mechanismus bisher aber nur bei Niereninsuffizienz nachgewiesen worden, dabei wurde allerdings die extrarenale Ausscheidung an nur wenigen Patienten (3–5 pro Gruppe) untersucht. Grundsätzlich ist ein deratiger Mechanismus bei allen Pharmaka nachweisbar, die dual, d. h. über die Leber und Niere, eliminiert werden; je mehr sich dieser Modus 50:50 nähert, desto wahrscheinlicher ist eine Kompensation, vorausgesetzt, es wird kein aktiver Metabolit gebildet wie im Falle von Fosinoprilat das p-Hydroxyfosinoprilat. Die Konzentration dieses aktiven Metaboliten nimmt bei Niereninsuffizienz im Plasma zu (Hui et al. 1991). Bevor nicht das Schicksal von p-Hydroxyfosinoprilat im Organismus exakt geklärt ist, muß hinter die kompensatorische Elimination noch ein Fragezeichen gesetzt werden. Im übrigen lassen Benazepril, Enalapril, Perindopril, Quinapril, Ramipril und Trandolapril ebenfalls mehr oder weniger eine duale Elimination erkennen (Tabelle 3). Für den Patienten ist, unabhängig vom Ausscheidungsmodus eines jeweiligen ACE-Hemmstoffes, essentiell, daß der behandelnde Arzt die Niereninsuffizienz erkennt, den Patienten entsprechend kontrolliert und auf die „richtige" Dosis einstellt.

Lipophilie

Unterschiedliche „Gewebegängigkeit" wird gern mit dem Ausmaß der Lipophilie einer Substanz in Verbindung gebracht. Betrachtet man die Prodrugs, dann sind in der Tat Unterschiede zu erkennen: So zeigen die Prodrugs Fosinopril (100%), Quinapril (34%), Ramipril (23%) und Trandolapril (15%) unterschiedlich hohe Octanol-Wasserextraktions-Koeffizienten; Captopril (9%), Enalapril und Enalaprilat (1% bzw. 0%), Perindopril und Perindoprilat (2 bzw. 0%) und Lisinopril (0%) dagegen fast ausschließlich hydrophilen Charakter (Tabelle 5). Die aktiven Formen von Fosinopril, Quinapril und Ramipril sind aber ausschließlich hydrophil, wohingegen Trandolaprilat mit einem Extraktionskoeffizienten von 14% die niedrigste Hydrophilie der aktiven Substanzen aufweist (Tabelle 5). Unabhängig von diesen physikochemischen Eigenschaften konnten wir aber demonstrieren, daß alle ACE-Hemmstoffe binnen 5 min die Endothelbarriere passiert hatten (Ball et al. 1992).

Resümee

Konversionsenzyminhibitoren unterscheiden sich bezüglich ihrer chemischen Klasse (Zinkligand), ihrer Potenz, ihrer Nebenwirkungen, ihrer Interaktionen und ihrer Indikation. Diese Unterschiede haben aber bisher nicht zu therapierelevanten Differenzen beitragen können; die Unterschiede in der Indikation liegen in der Entscheidungsbefugnis des BGA.

Deutliche Differenzen werden dagegen im pharmakokinetischen Verhalten beobachtet: Aufgrund der Bindung an das Enzym und der Halbwertszeit müssen Captopril 2- bis 3mal und evtl. alle anderen Hemmstoffe, deren Wirkdauer nicht 24 h beträgt, 2mal täglich eingenommen werden; bei den übrigen ist die Einmalgabe ausreichend. Fosinoprilat bildet einen aktiven Metaboliten, dessen pharmakokinetisches Verhalten noch nicht geklärt ist. Bis auf Fosinopril und teilweise auch Benazepril ist bei den übrigen Inhibitoren eine Dosisanpassung bei Niereninsuffizienz notwendig; wird bei den übrigen Substanzen die Dosis reduziert, ist mit einer Kumulation allerdings nicht zu rechnen. Die Bedeutung der unterschiedlichen Lipophilie für Gewebs- und nichtspezifische Effekte (Nebenwirkungen) bedarf ebenfalls noch der Klärung. Gleichzeitige Einnahme einer Mahlzeit stört relevant nur die Bioverfügbarkeit von Captopril, bei den übrigen Konversionsenzyminhibitoren wurde die Bioverfügbarkeit dadurch nicht verändert.

Ausblick

Die Betrachtung der bisher zugelassenen 10 Konversionsenzyminhibitoren hat gezeigt, daß die Unterschiede zwischen den einzelnen Substanzen bezüglich

Pharmakodynamik eher marginal sind. Differenzen, auch therapierelevante, sind dagegen für die Pharmakokinetik beschrieben. Letztere können durch haüfigere Gabe (z. B. Captopril) und Dosisreduktion (bei Niereninsuffizienz alle bis auf Fosinopril und Benazepril) ausgeglichen werden.

Wenn man der Übersicht von Salvetti (1990) Glauben schenken darf, ist mit noch weiteren 70 Konversionsenzyminhibitoren zu rechnen, die sich teils in der präklinischen Prüfung, teils aber schon in der Phase III befinden. Was also haben wir Neues zu erwarten? Die Übersichten demonstrieren, daß, wie gehabt, die pharmakodynamischen Daten nur geringfügige Unterschiede aufweisen; pharmakokinetische Parameter verhalten sich ebenfalls, wie bisher, different.

Welche Anforderungen sollte man also aus ärztlicher Sicht an wirklich „neue" Konversionsenzyminhibitoren stellen?

Vom Wirkungsmechanismus und den Angriffspunkten her gesehen wären Substanzen interessant, die entweder nur die Biosynthese von Ang II oder selektiv den Abbau von Bradykinin hemmen könnten. Auch organselektive Konversionsenzymhemmstoffe, die nur zur Kardio-, Nephro- oder Vasoprotektion eingesetzt werden könnten, sind denkbar. Diese Wünsche sind natürlich „Zukunftsmusik", und es ist fraglich, ob die Molekularpharmakologie in der Lage sein wird, diese Vorgaben zu erfüllen.

Natürlich sind auch Wünsche an die Pharmakokinetik vorhanden: Es sollten Substanzen zur Verfügung stehen, die nicht kumulieren, außer der Wirksubstanz keine aktiven Metaboliten bilden, sichere 24-h-Wirksamkeit zeigen und eine kompensatorische Elimination besitzen.

Ansonsten sind die bisher vorhandenen Substanzen längst ausreichend.

Literatur

Agabiti-Rosei E, Rizzoni D, Zulli R et al. (1990) Sustained antihypertensive effects of benazepril demostrated by ambulatory monitoring: placebo-controlled trial at two dosage levels. In: Brunner HR et al. (eds) Benazepril: profile of a new ACE inhibitor. Royal Society of Medicine Services International Congress and Symposium Series No. 166. Royal Society of Medicine Services, London, pp 59–65

Arner P, Wade A, Engfeldt P et al. (1994) Pharmacokinetics and pharmacodynamics of trandolapril after repeated administration of 2 mg to young and elderly patients with mild-to-moderate hypertension. J Cardiovasc Pharmacol 23 [Suppl 4]: S44–S49

Balfour JA, Goa KL (1991) Benazepril. A review of its pharmacodynamic and pharmacokinetic properties, and therapeutic efficacy in hypertension and congestive heart failure. Drugs 42: 511–539

Ball B (1992) Untersuchungen zum Einfluß verschiedener ACE-Inhibitoren auf Mitochondrien-Funktionen spontan hypertensiver Ratten und ihre Passage durch das Endothel. Inauguraldissertation, Regensburg

Ball B, Dendorfer A, Dominiak P (1992) Passage verschiedener ACE-Inhibitoren durch das Endothel. Pharmazie in unserer Zeit 21: 111–112

Becker BF, Heier M, Gerlach E (1988) Experimental evidence for cardioprotection afforded by ramipril, an inhibitor of angiotensin converting enzyme. In: Schultheiss H-P (ed) New concepts in viral heart disease. Springer, Berlin Heidelberg New York Tokyo, pp 465–474

98   P. Dominiak, W. Raasch

Becker BF, Reinholz N, Leipert B, Raschke P, Gerlach E (1991 a) Sind Radikalfänger-Eigenschaften von ACE-Inhibitoren mit Sulfhydrylgruppen bei therapeutisch wirksamen Konzentrationen von quantitativer Bedeutung? Klin Wochenschr 69 [Suppl. XXIV]: 6–9

Becker RH, Wiemer G, Linz W (1991 b) Preservation of endothelial function by ramipril in rabbits on a long-term atherogenic diet. J Cardiovasc Pharmacol 18 [Suppl 2]: 110–115

Berecek KH, Swords BH, Lo S, Kirk KA (1992) Effect of angiotensin converting enzyme inhibitors upon brain angiotensin II binding. J Hypertens 10: 545–552

Biollaz J, Schelling JL, Jacot Des Combes B et al. (1982) Enalapril maleate and a lysine analogue (MK521) in normal volunteers; relationship between plasma drug levels and the renin angiotensin system. Br J Clin Pharmacol 14: 363–368

Bokaert J, Journot L, Enjalbert E (1988) Second messengers associated with the action of A II and dopamine D2 receptors in anterior pituitary. Relationship with prolactin secretion. J Recept Res 8: 993–1001

Bönner G (1988) Haben die Kinine eine Bedeutung für die antihypertensive Wirkung der ACE-Hemmer? Z Kardiol 77 [Suppl 3]: 23–27

Brogden RN, Todd PA, Sorkin M (1988) Captopril. An update of its pharmacodynamic properties, and therapeutic use in hypertension and congestive heart failure. Drugs 36: 540–600

Brunner HR, Nussberger J, Waeber B (1985) Effects of angiotensin converting enzyme inhibition: a clinical point of view. J Cardiovasc Pharmacol 7 [Suppl 4]: S73–S81

Bull HG, Thornberry NA, Cordes EH (1985 a) Purification of angiotensin-converting enzyme from rabbit lung and human plasma by affinity chromatography. J Biol Chem 260: 2963–2972

Bull HG, Thornberry NA, Cordes MHJ, Patchett AA, Cordes EH (1985 b) Inhibition of rabbit lung angiotensin-converting enzyme by N-[(s)-1-carboxy-3-phenylpropyl]-L-alanyl-L-proline and N-[(s)-1-carboxy-3-phenylpropyl]L-lysyl-L-proline. J Biol Chem 260: 2952–2962

Bünning P (1984) Inhibition of angiotensin converting enzyme by 2-[N-[(S)-1-carboxy-3-phenylpropyl]-L-alanyl]-(1S,3S,5S)-2-azabicyclo [3.3.0] octane-3-carboxylic acid (Hoe 498 diacid): comparison with captopril and enalaprilat. Drug Res 34: 1406–1410

Bünning P (1987) Kinetic properties of the angiotensin converting enzyme inhibitor ramiprilat. J Cardiovasc Pharmacol 10 [Suppl 7]: S31–S35

Cheung HS, Cushman DW (1973) Inhibition of homogeneous angiotensin-converting enzyme of rabbit lung by synthetic venom peptides of *Bothrops jararaca*. Biochim Biophys Acta 293: 451–463

Christensen KL, Jespersen LT, Mulvany MJ (1989) Development of blood pressure in spontaneously hypertensive rats after with-drawal of long-term treatment related to vascular structure. J Hypertens 7: 83–90 (1989)

Cohen ML, Kurz KD (1982) Angiotensin-converting enzyme inhibition in tissue from spontaneously hypertensive rats after treatment with captopril or MK-421. J Exp Pharmacol Ther 220: 63–69

Cohen AI, Devlin RG, Ivashkir E, Furke PT, McCormick T (1982) Determination of captopril in human blood and urine by GLC-selected ion monitoring mass spectrometry after oral coadministration with its isotopomer. J Pharm Sci 71: 1251–1256

Cohen ML, Wiley KS, Kurz KD (1983) Effect of acute oral administration of captopril and MK-421 on vascular angiotensin converting enzyme activity in the spontaneously hypertensive rat. Life Sci 32: 565–569

Cushman DW, Wang, FL, Fung WC, Harvey CM, DeForrest JM (1989) Differentiation of angiotensin-converting enzyme (ACE) inhibitors by their selective inhibition of ACE in physiologically important target organs. Am J Hypertens 2: 294–306

Danielson B, Querin S, LaRochelle P (1994) Pharmacokinetics and pharmacodynamics of trandolapril after repeated administration of 2 mg to patients with chronic renal failure and healthy control subjects. J Cardiovasc Pharmacol 23 [Suppl 4]: S50–S59

Davies RO, Gomez HJ, Irvin JD, Walker JF (1984) An overview of the clinical pharmacology of enalapril. Br J Clin Pharmacol 18 [Suppl 2]: 215S–229S

De Bruijn JHB, Orofiamma BA, Pauly NC (1994) Efficacy and tolerance of trandolapril (0.5–2 mg) administered for 4 weeks in patients with mild-to-moderate hypertension. J Cardiovasc Pharmacol 23 [Suppl 4]: S60–S64

De Jonge A, Thoolen MJMC, Timmermans PBMWM, van Zwieten PA (1984) Interaction of angiotensin converting enzyme inhibitors with the symapthetic nervous system. Progr Pharmacol 5: 25–38

De Luca N, Rosiello G, Lamenza F et al. (1992) Reversal of cardiac and large artery structural abnormalities induced by long-term antihypertensive treatment with trandolapril. Am J Cardiol 70: 52D–59D

De Marco T, Daly PA, Liu M, Kayser S, Parmley WW, Chatterjee K (1987) Enalaprilat, a new parenteral angiotensin-converting enzyme inhibitor: rapid changes in systemic and coronary hemodynamics and humoral profile in chronic heart failure. J Am Coll Cardiol 9: 1131–1138

Deget F, Brogden RN (1991) Cilazapril. A review of its pharmacodynamic and pharmacokinetic properties, and therapeutic potential in cardiovascular disease. Drugs 41: 799–820

Dendorfer A, Dominiak P (1995) Characterization of bradykinin receptors mediating catecholamine release in PC12 cells. Naunyn-Schmiedeberg's Arch Pharmacol 351: 274–281

Devissaguet JP, Ammoury N, Devissaguet M, Perret L (1990) Pharmacokinetics of perindopril and its metabolites in healthy volunteers. Fundam Clin Pharmacol 4: 175–189

Dietz R, Nagel F, Osterziel KJ, Pöschke C, Kübler W (1991) Einschränkung der Nierenfunktion durch NSAR bei der Herzinsuffizienzbehandlung mit ACE-Hemmern. Z Kardiol 80 [Suppl 3]: 95/338

Dominiak P (1994) Arzneimittelinteraktionen von Antihypertensiva. Wissen um Wechselwirkungen hilft bei therapeutischen Entscheidungen. Krankenhaus-Arzt 67: 324–330

Dominiak P, Blöchl A (1988) Wechselwirkungen zwischen chronischer Hemmung des Angiotensin-Konversionsenzyms und dem sympathischen System: Einfluß zusätzlicher NaCl-Belastung. Z Kardiol 77 [Suppl 3]: 29–33

Dominiak P, Blöchl A (1991) Does converting enzyme inhibition change the neuronal and extra-neuronal uptake of catecholamines? Basic Res Cardiol 86 [Suppl 3]: 149–156

Dominiak P, Elfrath A, Türck D (1987 a) Effects of chronic treatment with ramipril, a new ACE blocking agent, on presynaptic sympathetic nervous system of SHR. Clin Exp Hypertens A9: 369–373

Dominiak P, Elfrath A, Türck D (1987 b) Biosynthesis of catecholamines and sympathetic outflow in spontaneously hypertensive rats (SHR) after chronic treatment with CE blocking agents. J Cardiovasc Pharmacol 10 [Suppl 7]: 122–124

Dominiak P, Blöchl A, Ball B (1992 a) Actions of converting enzyme inhibitors on liver mitochondria of spontaneously hypertensive rats (SHR). Pharm Pharmacol Lett 2: 20–23

Dominiak P, Simon M, Blöchl A, Brenner P (1992 b) Changes in peripheral sympathetic outflow of pithed spontaneously hypertensive rats after bradykinin and desArg-bradykinin infusions: Influence of converting-enzyme inhibition. J Cardiovasc Pharmacol 20 [Suppl 9]: S35–S38

Drummer OH, Nicolaci J, Iakovidis D (1990) Biliary excretion and conjugation of diacid angiotensin-converting enzyme inhibitors. J Pharmacol Exp Ther 252: 1202–1206

Drummer OH, Rowley K, Johnson H, Worland P, Workman B et al. (1987) Metabolism and pharmacodynamics of angiotensin converting enzyme inhibitors with special reference to perindopril. In: Rand, Raper (eds) Pharmacology. Elsevier Science Publishers BV, Amsterdam, pp 545–550

Duc LNC, Brunner HR (1992) Trandolapril in hypertension: overview of a new angiotensin-converting enzyme inhibitor. Am J Cardiol 70: 27D–34D

Duchin KL, Singhvi SM, Willard DA, Migdalof BH, McKinstry KN (1982) Captopril kinetics. Clin Pharmacol Ther 31: 452–458

Duchin KL, Waclawski AP, Tu JI, Manning J, Frantz M, Willard DA (1991) Pharmacokinetics, safety, and pharmacologic effects of fosinopril sodium, an angiotensin-converting enzyme inhibitor in healthy subjects. J Clin Pharmacol 31: 58–64

Dzau VJ, Ingelfinger JR, Pratt RE (1986) Regulation of tissue renin and angiotensin gene expression. J Cardiovasc Pharmacol 8 [Suppl 19]: S11–S16

Dzau VJ, Sasamura H, Hein L (1993) Heterogeneity of angiotensin synthetic pathways and receptor subtypes: physiological and pharmacological implications. J Hypertens 11 [Suppl 3]: S13–S18

Eckert HG, Badian MJ, Gantz D, Kellner HM, Volz M (1984) Pharmacokinetics and biotransformation of 2-[N-[(S)-1-ethoxycarbonyl-3-phenylprophyl]-L-alanyl]-(1S,3S,5S)-2-azabicyclo [3.3.0] octane-3-carboxylic acid (Hoe 498) in rat, dog and man. Arzneimittel-Forschung 34: 1435–1447

Elliott HL, Ajayi AA, Reid JL (1989) The influence of cilazapril on indices of autonomic function in normotensives and hypertensives. Br J Clin Pharmacol 27: 303S–307S

Erdös EG (1975) Angiotensin I converting enzyme. Circ Res 36: 247–254

Erdös EG (1976) The kinins. Biochem Pharmacol 25: 1563–1569

Erdös EG, Skidgel RA (1987)The angiotensin I-converting enzyme. Lab Invest 56: 345–348

Fabris B, Chen B, Pupic V, Perich R, Johnston CI (1990) Inhibition of angiotensin-converting enzyme (ACE) in plasma and tissue. J Cardiovasc Pharmacol 15 [Suppl 2]: S6–S13

Ferguson RK, Brunner HR, Turini GA, Gavras H, McKinstry DN (1977) A specific orally active inhibitor of angiotensin-converting enzyme in man. Lancet I: 775–778

Fernandez PG, Bolli P, Lee C (1990) The 24 hour blood pressure responses of hypertensives to a once-a-day cilazapril regimen. Can J Cardiol 6: 53–58

Ferreira S (1965) A bradykinin-potentiating factor (BPF) present in the venom of Bothrops jaracaes. Br J Pharmacol 24: 163–169

Ferreira SH, Bartelt DC, Greene LJ (1970) Isolation of bradykinin-potentiating peptides from Bothrops jararaca venom. Biochemistry 9: 2583–2593

Fornes P, Richer C, Pussard E, Heudes D, Domergue V, Giudicelli J F (1992) Beneficial effects of trandolapril on experimentally induced congestive heart failure in rats. Am J Cardiol 70: 43D–51D

Francis RJ, Brown AN, Kler L, Fasanella d' Amore T, Nussberger J, Waeber B, Brunner HR (1987) Pharmacokinetics of the converting enzyme inhibitor cilazapril in normal volunteers and the relationship to enzyme inhibiton: development of a mathematical model. J Cardiovasc Pharmacol 9: 32–32

Gerlach E, Nees S, Becker BF (1985) The vascular endothelium: a survey of some newly evolving biochemical and physiological features. Basic Res Cardiol 80: 459–474

Gohlke P, Bünning P (1991) Metabolism and distribution of angiotensin I (ANG I) in the blood vessel wall. Naunyn-Schmiedeberg's Arch Pharmacol 343: R72

Gohlke P, Urbach H, Schölkens B, Unger TH (1989) Inhibition of converting enzyme in the cerebrospinal fluid of rats after oral treatment with converting enzyme inhibitors. J Pharmacol Exp Ther 249: 609–616

Gomez HJ, Cirillo VJ, Moncloa F (1987) The clinical pharmacology of lisinopril. J Cardiovasc Pharmacol 9 [Suppl 3]: 527–534

Göthert M, Kollecker P (1986) Subendothelial ß$_2$-adrenoceptors in the rat vena cava: Facilitation of noradrenaline release via local stimulation of angiotensin II synthesis. Naunyn-Schmiedeberg's Arch Pharmacol 334: 156–165

Graf K, Bossaller C, Auch-Schwelk W, Gräfe M, Baumgarten CR, Fleck E (1991) ACE-inhibitors diminish the degradation of bradykinin and enhance endothelium-dependent relaxations in isolated coronary arteries. Pharm Pharmacol Lett 1: 71–73

Griendling KK, Berk BC, Ganz P, Gimbrone MA Jr, Alexander W (1987) Angiotensin II stimulation of vascular smooth muscle phosphoinositide metabolism. State of the art lecture. Hypertension 9 [Suppl III]: 181–185

Grislain L, Mocquard HT, Dabe JF et al. (1990) Interspecies comparison of the metabolic pathways of perindopril, a new angiotensin-converting enzyme (ACE) inhibitor. Xenobiotica 20: 787–800

Grover GJ, Sleph PG, Dzwonczyk S, Wang P, Fung W, Tobias D, Cushman DW (1991) Effects of different angiotensin-converting enzyme (ACE) inhibitors on ischemic rat hearts: Relationship between cardiac ACE inhibition and cardioprotection. Second International Symposium on ACE Inhibition, London, 17.–21.02.1991. Gardiner-Caldwell Communications Ltd. Macclesfield, UK, 0–5B.5

Harrap SB, Van der Merwe WM, Griffin SA, Macpherson F, Lever AF (1990) Brief angiotensin converting enzyme inhibitor treatment in young spontaneously hypertensive rats reduces blood pressure long-term. Hypertension 16: 603–614

Horvath AM, Pilon D, Caillé G et al. (1990) Multiple-dose propranolol administration does not influence the single dose pharmacokinteics of quinapril and its active metabolite (quinaprilat). Biopharm Drug Dispos 11: 191–196

Hui KK, Duchin KL, Kripalani KJ, Chan D, Kramer PK, Yangawa N (1991) Pharmacokinetics of fosinopril in patients with various degrees of renal function. Clin Pharmacol Ther 49: 457–467

Iimura O, Shimamoto K, Tanaka S, Hosoda S, Nishitani T, Ando T, Masuda A (1986) The mechanism of the hypotensive effect of captopril (converting enzyme inhibitor) with special reference to the kallikrein-kinin and renin-angiotensin system. Jpn J Med 25: 34–39

Irvin JD, Till AE, Vlasses PH (1984) Bioavailability of enalapril maleate. Clin Pharmacol Ther 35: 248/B14

Jackson B, Cubela RB, Johnston CI (1988) Inhibition of tissue angiotensin converting enzyme by perindopril: in vivo assessment in the rat using radioinhibitor binding displacement. J Pharmacol Exp Ther 245: 950–955

Jahrmärker H (1992) Neuer BGA-Zulassungstext für Captopril und Enalapril bei Herzinsuffizienz. Arzneimitteltherapie 10: 33–35

Jouquey S, Stepniewski JP, Hamon G (1994) Trandolapril dose-response in spontaneously hypertensive rats: effects on ACE activity, blood pressure, and cardiac hypertrophy. J Cardiovasc Pharmacol 23 [Suppl 4]: S16–S18

Juillerat L, Nussberger J, Ménard J et al. (1990) Determinants of angiotensin II generation during converting enzyme inhibition. Hypertension 16: 564–572

Kai K, Uchida E, Kobayashi S (1989) Pharmacokinetics of SE-9490 (perindopril) in normal volunteers. Jpn J Clin Pharmacol Ther 20: 142–143

Kaiser G, Ackermann R, Brechbühler S, Dieterle W (1989) Pharmacokinetics of the angiotensin converting enzyme inhibitor benazepril HCl (CGS 14 824 A) in healthy volunteers after single and repeated administration. Biopharm Dispos 10: 365–376

Kaiser G (1990) Benazepril – pharmacokinetic profile in specific subpopulations. In Brunner HR et al. (eds) Benazepril: profile of a new ACE inhibitor. Royal Society of Medicine Services International Congress and Symposium Series No. 166. Royal Society of Medicine Services, London, pp 29–39

Kaiser G, Ackermann R, Dieterle W et al. (1990) Pharmacokinetics and pharmacodynamics of the ace inhibitor benazepril hydrochloride in the elderly. Eur J Clin Pharmacol 38: 379–385

Kelly JG, O'Malley K (1990) Clinical pharmacokinetics of the newer ACE inhibitors. Clin Pharmacokinet 19: 177–196

Klutchko S, Blankley CJ, Fleming RW et al. (1986) Synthesis of novel angiotensin converting enzyme inhibitor quinapril and related compounds: a divergence of structure-activity relationships for non-sulfhydryl and sulfhydryl types. J Med Chem 29: 1953–1961

Kohno M, Yasunari K, Murakawa K, Yokokawa K, Takeda T (1989) Cilazapril: acute effects of cilazapril on hemodynamic and endocrine responses during exercise in patients with essential hypertension. Rinsho Iyaku 17: 723–731

Kostis JB (1989) Angiotensin-converting enzyme inhibitors. Emerging differences and new compounds. Am J Hypertens 2: 57–64

Kromer EP, Riegger GAJ, Liebau G, Kochsiek K (1986) Effectiveness of converting enzyme inhibition (enalapril) for mild congestive heart failure. Am J Cardiol 57: 459–462

Kuo Y -JJ, Keeton TK (1991) Captopril increases norepinephrine spillover rate in conscious spontaneously hypertensive rats. J Pharmacol Exp Ther 258: 223–231

Lancaster SG, Todd PA (1988) Lisinopril. A Preliminary review of its pharmacodynamic and pharmacokinetic properties, and therapeutic use in hypertension and congestive heart failure. Drugs 35: 646– 669

Lecocq B, Funck-Brentano C, Lecocq V, Ferry A, Gardin M -E, Devissaguet M, Jaillon P (1990) Influence of food on the pharmacokinetics of perindopril and the time course of angiotensin-converting enzyme inhibition in serum. Clin Pharmacol Ther 47: 397–402

Lenfant B, Mouren M, Bryce T, De Lauture D, Strauch G (1994) Trandolapril: Pharmacokinetics of single oral doses in healthy male volunteers. J Cardiovasc Pharmacol 23 [Suppl 4]: S38–S43

Levy BI, Michel J-B, Salzmann J-L, Azizi M, Poitevin P, Safar M, Camilleri JP (1988) Effects of chronic inhibition of converting enzyme of mechanical and structural properties of artéries in rat renovascular hypertension. Circ Res 63: 227–239

Lewis EJ, Hunsicker LG, Bain RP, Rohde RD (1993) The effect of angiotensin-converting-enzyme inhibition on diabetic nephropathy. N Engl J Med 329: 1456–1462 (1993)

Linz W, Martorana PA, Grötsch H, Bei-Yin Q, Schölkens BA (1990) Antagonizing bradykinin (BK) obliterates the cardioprotective effects of bradykinin and angiotensin-converting enzyme (ACE) inhibitors in ischemic hearts. Drug Develop Res 19: 393–408

Linz W, Schölkens BA, Ganten D (1989) Converting enzyme inhibition specifically prevents the development and induces regression of cardiac hypertrophy in rats. Clin Exp Hypertens [A] 11: 1325–1350

MacFadyen RJ, Lees KR, Reid JL (1991 a) Differences in first dose response to ACE inhibition in congestive cardiac failure – a placebo controlled study. Br Heart J 66: 206–211

MacFadyen RJ, Lees KR, Reid JL (1991 b) Tissue and plasma angiotensin converting enzyme and the response to ACE inhibitor drugs. Br J Clin Pharmacol 31: 1–13

Majewski H, Hedler L, Schurr C, Starke K (1984) Modulation of noradrenaline release in the pithed rabbit: a role for angiotensin II. J Cardiovasc Pharmacol 6: 888–896

Mancia G, De Cesaris R, Fogari R et al. (1992) Evaluation of the antihypertensive effect of once-a-day trandolapril by 24-hour ambulatory blood pressure monitoring. Am J Cardiol 70: 60D–66D

Mann JFE, Reisch CH, Ritz E (1990) Use of angiotensin-converting enzyme inhibitors for the preservation of kidney function. A Retrospective study. Nephron 55: 38–42

Mäntylä R, Männistö PT, Vuorela A, Sundberg S, Ottoila P (1984) Impairment of captopril bioavailability by concomitant food and antacid intake. Int J Clin Pharm Ther Toxicol 22: 626–629

Martorana PA, Kettenbach B, Breipohl G, Linz W, Scholkens BA (1990) Reduction of infarct size by local angiotensin-converting enzyme inhibition is abolished by a bradykinin antagonist. Eur J Pharmacol 182: 395–396

Meyer BH, Müller FO, Badian M, Eckert H-G, Hajdù P, Irmisch R, Schmidt D (1987) Pharmacokinetics of ramipril in the elderly. Am J Cardiol 59: 33D–37D

Millar JA, Derkx FHM, McLean K, Reid JL (1982) Pharmacodynamics of converting enzyme inhibition: the cardiovascular endocrine and autonomic effects of MK421 (enalapril) and MK521. Br J Clin Pharmacol 14: 347–355

Mojaverian P, Rocci ML, Vlasses PH, Hoholick C, Clementi RA, Ferguson RK (1986) Effect of food on the bioavailability of lisinopril, a nonsulfhydryl angiotensin-converting enzyme inhibitor. J Pharm Sci 75: 395–397

Motz W, Strauer BE (1988) Rückbildung der hypertensiven Herzhypertrophie durch chronische Angiotensin-Konversionsenzymhemmung. Z Kardiol 77: 53–60

Moursi MG, Ganten D, Lang RE, Unger T (1986) Antihypertensive action and inhibition of tissue converting enzyme (CE) by three prodrug CE inhibitors, enalapril, ramipril and perindopril in stroke-prone spontaneously hypertensive rats. J Hypertens 4 [Suppl 3]: S495–S498

Muller CA, Opie LH, Peisach M, Pineda CA (1992) Antiarrhythmic effects of the angiotensin converting enzyme inhibitor perindoprilat in a pig model of acute regional myocardial ischemia. J Cardiovasc Pharmacol 19: 748–754

Murdoch D, McTavish D (1992) Fosinopril. A review of its pharmacodynamic and pharmacokinetic properties, and therapeutic potential in essential hypertension. Drugs 43: 123–140

Nakamura M, Jackson EK, Inagami T (1986) β-adrenoceptor-mediated release of angiotensin II from mesenteric arteries. Am J Physiol 260: H144–H148

Natoff IL, Nixon JS, Francis RJ et al. (1985) Biological properties of the angiotensin-converting enzyme inhibitor cilazapril. J Cardiovasc Pharmacol 7: 569–580

Nishimura H, Kubota J, Okabe M, Ueyama M, Kawamura K (1992) Effects of lisinopril upon cardiac hypertrophy, central and peripheral hemodynamics and neurohumoral factors in spontaneously hypertensive rats. J Hypertens 10: 431–436

Nussberger J, Brunner DB, Waeber B, Brunner HR (1986) Specific measurement of angiotensin metabolites and in vitro generated angiotensin II in plasma. Hypertension 8: 476–482

Nussberger J, de Gasparo M, Juillerat L, Guyenne TT, Mooser V et al. (1987) Rapid measurement of total and active renin: plasma concentrations during acute and sustained converting enzyme inhibition with CGS 14824A. Clin Exp Hypertens [A] 9: 1353–1366

Nussberger J, Fasanella d'Amore T, Porchet M et al. (1987) Repeated administration of the converting enzyme inhibitor cilazapril to normal volunteers. J Cardiovasc Pharmacol 9: 39–44 (1987).

Nussberger J, Juillerat L, Perret F, Waeber B, Bellet M, Brunner HR, Mènard J (1989) Need for plasma angiotensin measurements to investigate converting-enzyme inhibition in humans. Am Heart J 117: 717–721

Olson SC, Horvath AM, Michniewicz BM, Sedman AJ, Colburn WA, Welling PG (1989) The clinical pharmacokinetics of quinapril. Angiology 40: 351–359

Ondetti MA, Cushman DW (1982) Enzymes of the renin-angiotensin system and their inhibitors. Annu Rev Biochem 51: 283

Osterziel KJ, Dietz R (1993) Hypertonierisiko bei der Therapie der Herzinsuffizienz mit Konversions-enzym-Hemmern. Aktuelle Diagnostik und Therapie. Dtsch Med Wochenschr 118: 65–68

Pagotto U, Milano R, Fallo F et al. (1989) Effect of benazepril on beta-endorphin in essential hypertension. J Endocrinol Invest 12 [Suppl 4]: 131–134

Peach MJ (1977) Renin-angiotensin system: Biochemistry and mechanism of action. Physiol Rev 57: 313–370

Pfeffer MA, Braunwald E, Moye AL et al. (1992) Effect of captopril on mortalitiy and morbidity in patients with left ventricular dysfunction after myocardial infarction. N Engl J Med 327: 869–877

Pipkin FB, Symonds EM, Turner SR (1982) The effects of captopril (SQ 14, 225) upon mother and fetus in the chronically cannulated ewe and in the pregnant rabbit. J Physiol (Lond) 323: 415–422

Pollare T, Lithell H, Berne C (1989) A comparison of the effects of hydrochlorothiazide and captopril on glucose and lipid metabolism in patients with hypertension. N Engl J Med 321: 868–873

Portaluppi F, Montanary L, Pansini R (1990) Effects of the converting enzyme inhibitor quinapril on the circadian rhythm of blood pressure and heart rate in essential hypertension. Curr Ther Res 48: 613– 622

Rett K, Lotz N, Wicklmayr M, Fink E, Jauch K -N, Günther B, Dietze G (1988) Verbesserte Insulin-wirkung durch ACE-Hemmung beim Typ-II-Diabetiker. Dtsch Med Wochenschr 113: 243–249

Sakaguchi K, Chai SY, Jackson B, Johnston CI, Mendelsohn FO (1988 a) Inhibition of tissue angiotensin converting enzyme quantitation by autoradiography. Hypertension 11: 230–238

Sakaguchi K, Jackson B, Chai SY, Mendelsohn FO, Johnston CI (1988 b) Effects of perindopril on tissue angiotensin-converting enzyme activity demonstrated by quantitative in vitro autoradiography. J Cardiovasc Pharmacol 12: 710–717

Salvetti A (1990) Newer ACE inhibitors. A look at the future. Drugs 40: 800–828

Schaller MD, Nussberger J, Waeber B et al. (1985) Haemodynamic and pharmacological effects of the converting enzyme inhibitor CGS 14824A in normal volunteers. Eur J Clin Pharmacol 28: 267–272

Schölkens BA, Martorana PA, Göbel H, Gehring D (1986) Cardiovascular effects of the converting enzyme inhibitor ramipril (HOE 498) in anesthetized dogs with acute ischemic left ventricular failure. Clin Exp Hypertens A8: 1033–1048

Schrader J, Gonska B-D, Dominiak P (1992) ACE-Hemmer. Internist 33: 356–360

Schrader J, Schoel G (1990) Benefits of non-invasive ambulatory blood pressure monitoring during antihypertensive therapy. J Ambulatory Monitoring 3: 203–214

Schrör K (1990) Converting enzyme inhibitors and the interaction between kinins and eicosanoids. J Cardiovasc Pharmacol 15 [Suppl 6]: S60–S68

Sedman AJ, Posvar E (1989) Clinical pharmacology of quinapril in healthy volunteers and in patients with hypertension and congestive heart failure. Angiology 40: 360

Shapiro R, Riodran JF (1984 a) Inhibition of angiotensin converting enzyme: mechanism and substrate dependence. Biochemistry 23: 5225–5233

Shapiro R, Riodan JF (1984 b) Inhibition of angiotensin converting enzyme: dependence on chloride. Biochemistry 23: 5234–5240

Shionoiri H, Ikeda Y, Kimura K, Miyakawa T, Kaneko Y (1986) Pharmacodynamics and pharmaco-kinetics of single-dose ramipril in hypertensive patients with various degrees of renal function. Curr Ther Res 40: 74–85

Sica DA, Cutler RE, Parmer RJ, Ford NF (1991) Comparison of the steady-state pharmacokinetics of fosinopril, lisinopril and enalapril in patients with chronic renal insufficiency. Clin Pharmacokinet 20: 420–427

Singhvi SM, Duchin KL, Morrison RA, Willard DA, Everett DW, Frantz M (1988) Disposition of fosinopril sodium in healthy subjects. Br J Clin Pharmacol 25: 9–15

Singlas E, Fillastre J-P (1991) Pharmacokinetics of newer drugs in patients with renal impairment (Part II). Clin Pharmacokinet 20: 389–410

Skeggs LT, Kahn JR, Shumway NP (1956) The preparation and function of the hypertension-converting enzyme. J Exp Med 103: 295–299

Starke K, Taube HD, Borowski E (1977) Presynaptic receptor systems in catecholaminergic transmission. Biochem Pharmacol 26: 259–268

Sun Y, Mendelsohn FAO (1991) Angiotensin converting enzyme inhibition in heart, kidney, and serum studied ex vivo after administration of zofenopril, captopril, and lisinopril, J Cardiovasc Pharmacol 18: 478–486

Tanaka H, Yoneyama Y, Sugawara M, Umeda I, Ohta Y (1987) Enzyme immunoassay discrimination of a new angiotensin-converting enzyme (ACE) inhibitor, cilazapril, and its active metabolite. J Pharm Sci 76: 224

The Acute Infarction Ramipril Efficacy (AIRE) Study Investigators (1993) Effect of ramipril on mortality and morbidity of survivors of acute mycardial infarction with clinical evidence of heart failure. Lancet 342: 821–828

Tobé TJM, De Langen CDJ, Weersink EGL et al. (1992) The angiotensin converting enzyme inhibitor perindopril improves survival after experimental myocardial infarction in pigs. J Cardiovasc Pharmacol 19: 732–740

Todd PA, Benfield P (1990) Ramipril. A Review of its pharmacological properties and therapeutic efficacy in cardiovascular disorders. Drugs 39: 110–135

Todd PA, Fitton A (1991) Perindopril. A review of its pharmacological properties and therapeutic use in cardiovascular disorders. Drugs 42: 90–114

Todd PA, Goa KL (1992) Enalapril. A reappraisal of its pharmacology and therapeutic use in hypertension. Drugs 43: 346–381

Todd PA, Goa KL (1989) Enalapril. An update of its pharmacological properties and therapeutic use in congestive heart failure. Drugs 37: 141–161

Tomei R, Rossi L, Carbonieri E, Franceschini L, Molon G, Zardini P (1992) Antihypertensive Effect of Lisinopril assessed by 24-hour ambulatory monitoring: A double-blind, placebo-controlled, crossover study. J Cardiovasc Pharmacol 19: 911–914

Unger T, Fleck T, Ganten D, Lang RE, Rettig R (1984 a) 2-(N)-(S)-1-ethoxycarbonyl-3-phenylpropyl-L-ananyl)- (1S,3S,5S)-2-azabicyclo (3.3.0) octane-3-carboxylic acid (Hoe 498): antihypertensive action and persistent inhibition of tissue converting enzyme activity in spontaneously hypertensive rats. Drug Res 34: 1426–1430

Unger T, Ganten D, Lang RE, Schölkens BA (1984 b) Is tissue converting enzyme inhibition a determinant of the antihypertensive efficacy of converting enzyme inhibitors? Studies with the two different compounds, Hoe498 and MK421, in spontaneously hypertensive rats. J Cardiovasc Pharmacol 6: 872–880

Unger T, Ganten D, Lang RE, Schölkens BA (1985) Persistent tissue converting enzyme inhibition following chronic treatment with Hoe 498 and MK421 in spontaneously hypertensive rats. J Cardiovasc Pharmacol 7: 36–41

Unger T, Ganten D, Lang RE (1986 a) Tissue converting enzyme and cardiovascular actions of converting enzyme inhibitors. J Cardiovasc Pharmacol 8 [Suppl 10]: S75–S81

Unger T, Moursi M, Ganten D, Herman K, Lang RE (1986 b) Antihypertensive action of the converting enzyme inhibitor perindopril (S9490-3) in spontaneously hypertensive rats. J Cardiovasc Pharmacol 8: 276–285

Unger T, Gohlke P, Gruber M-G (1990) Converting enzyme Inhibitors. In: Ganten D, Mulrow PJ (eds) Pharmacology of antihypertensive therapeutics. Handbook of experimental pharmacology, vol 93. Springer Berlin Heidelberg New York Tokyo, pp 379–481

Urata H, Kinoshita A, Misono KS, Bumpus FM, Husain A (1990) Identification of a highly specific chymase as the major angiotensin-II-forming enzyme in the human heart. J Biol Chem 265: 22348–22357

Van Gilst WH, De Graeff PA, Wesseling H, De Langen CDJ (1986) Reduction of reperfusion arrhythmias in the ischemic isolated rat heart by angiotensin converting enzyme inhibitors. A comparison of captopril, enalapril and Hoe 498. J Cardiovasc Pharmacol 8: 722–728 (1986)

Van Gilst WH, Scholtens E, De Graeff PA, De Langen CDJ, Wesseling H (1988) Differential influences of angiotensin converting enzyme inhibitors on the coronary circulation. Circulation 77 [Suppl I]: 124–129

Van Gilst WH (1989) Protection of the myocardium against postischemic reperfusion damage. J Cardiovasc Pharmacol 14 [Suppl 9]: 49–54

Wadworth AN, Brogden RN (1991) Quinapril. A review of its pharmacological properties, and therapeutic efficacy in cardiovascular disorders. Drugs 41: 378–399

Waeber G, Fasanella d'Amore T, Nussberger J, Waeber B, Brunner HR (1987) Effect on blood pressure and the renin-angiotensin system of repeated doeses of the converting enzyme inhibitor CGS 14824A. Eur J Clin Pharmacol 31: 643–646

Waldmeier F, Schmid K (1989) Disposition of [^{14}C]-benazepril hydrochloride in rat, dog and baboon. Absorption, distribution, kinetics, biotransformation and excretion. Arzneimittelforschung 39: 62–67

Waldmeier F, Kaiser G, Ackermann R et al. (1991) The disposition of [^{14}C]-labelled benazepril HCI in normal adult volunteers after single and repeated oral dose. Xenobiotica 21: 251–261

Waterfall JF (1989) A review of the preclinical cardiovascular pharmacology of cilazapril, a new angiotensin converting enzyme inhibitor. Br J Clin Pharmacol 27: 139–150

Weinberger MH, Black HR, Lasseter KC et al. (1990) Diurnal blood pressure in patients with mild-to-moderate hypertension treated with once-daily benazepril hydrochloride. Clin Pharmacol Ther 47: 608–617

Wellstein A, Essig J, Belz GG (1987) A method for estimating the potency of angiotensin-converting enzyme inhibitors in man. Br J Clin Pharmacol 24: 397–399

Wenting GJ, Man in't Veld AJ, Woittiez AJ, Derkx FHM, Schalekamp MADH (1984) Captopril in the treatment of severe acute and chronic heart failure. Progr Pharmacol 5: 107–122

Wiemer G, Schölkens BA, Becker RHA, Busse R (1991) Ramiprilat enhances endothelial autacoid formation by inhibiting breakdown of endothelium-derived bradykinin. Hypertension 18: 558–563

Williams PEO, Brown AN, Rajaguru S, Francis RJ, Walters GE, McEwen J, Durnin C (1989) The pharmacokinetics and bioavailability of cilazapril in normal man. Br J Clin Pharmacol 27: 181S–188S

Witte PU, Irmisch R, Hajdu P, Metzger H (1984) Pharmacokinetics and pharmacodynamics of a novel orally active angiotensin converting enzyme inhibitor (HOE 498) in healthy subjects. Eur J Clin Pharmacol 27: 557–581

Zannad F (1993) Trandolapril. How does it differ from other angiotensin converting enzyme inhibitors? Drugs 46 [Suppl. 2]: 172–182

Zimmermann BG (1978) Actions of angiotensin on adrenergic nerve endings. Fed Proc 37: 199–202

4. Diagnostische Möglichkeiten der akuten ACE-Hemmung bei arterieller Hypertonie

Überblick für die Praxis

Die diagnostischen Maßnahmen bei arterieller Hypertonie dienen zur Sicherung der Hochdruckkrankheit, zum Nachweis von hypertoniebedingten Folgeerkrankungen und zum Ausschluß sekundärer Hypertonieformen. Sekundäre Hypertonieursachen (Nierenparenchymerkrankung, Nierenarterienstenose, Phäochromozytom, Conn-Syndrom und Cushing-Syndrom sowie Aortenisthmusstenose) liegen zwar insgesamt nur bei etwa 6–8 % aller Hypertonieerkrankungen vor, wegen der oft kausalen Therapie ist jedoch eine eingehende Diagnostik sinnvoll.

Das Renin-Angiotensin-Aldosteron-System ist maßgeblich an der Pathogenese von 2 sekundären Hypertonieformen beteiligt: an der der renovaskulären Hypertonie und an der Hypertonie beim primären Hyperaldosteronismus. Daher erlaubt die Analyse dieses vasopressorischen Systems die diagnostische Abgrenzung dieser beiden Krankheitsgruppen von der großen Zahl von Patienten mit essentieller Hypertonie. Ausführliche Studien haben gezeigt, daß die Aussagekraft der Bestimmung von Renin und Aldosteron im periphervenösen Blut verbessert werden kann, wenn die Veränderungen nach akuter ACE-Hemmung berücksichtigt werden.

Durchführung des Tests

In der Praxis hat sich folgendes Vorgehen bewährt: Die Therapie mit Diuretika und ACE-hemmenden Substanzen wird 1 Woche vor Durchführung des Tests abgesetzt. Am Untersuchungstag soll der Patient keine blutdrucksenkenden Substanzen einnehmen. Zunächst erfolgt eine 60minütige Ruhephase in liegender Position. Danach werden eine indirekte RR-Messung durchgeführt und eine Blutprobe entnommen zur Messung der Plasmareninkonzentration oder -aktivität und der Serumaldosteronkonzentration. Unmittelbar danach werden dem Patienten 25 mg Captopril p. o. verabreicht. Nach weiteren 60 min wird eine erneute RR-Messung und eine Blutabnahme zur Bestimmung von Renin und Aldosteron durchgeführt.

Ergebnisse bei renovaskulärer Hypertonie

Zur genauen Interpretation der Befunde ist die Erstellung eines eigenen Referenzkollektivs erforderlich. Nach unseren Erfahrungen zeigen nahezu alle Patienten mit einseitiger hämodynamisch wirksamer Nierenarterienstenose einen überproportionalen Anstieg der Plasmareninkonzentration nach akuter ACE-Hemmung im Vergleich zu Patienten mit essentieller Hypertonie.

Ein falsch-positives Ergebnis sehen wir bei etwa 10 % der Patienten mit essentieller Hypertonie. Schwieriger sind die Ergebnisse bei beidseitiger Nierenarterienstenose. Hier ist der Captopriltest nur bei 50 % der Patienten positiv.

Ergebnisse bei Patienten mit primärem Hyperaldosteronismus

Patienten mit primärem Hyperaldosteronismus sind charakterisiert durch niedrige Plasmareninkonzentrationen und hohe Aldosteronspiegel im Serum und Urin. Nach unseren Erfahrungen führt die akute ACE-Hemmung mit Captopril zu einem signifikanten Abfall der Serumaldosteronkonzentration nur bei Patienten mit idiopathischem Hyperaldosteronismus bei Patienten mit primärem Hyperaldosteronismus bei Aldosteron produzierendem einseitigem Nebennierenrindenadenom bleibt der Serumaldosteronspiegel auch nach akuter ACE-Hemmung unverändert hoch.

Zusammenfassende Beurteilung

Die Messung der Renin- und Aldosteronkonzentration vor und nach akuter ACE-Hemmung mit Captopril verbessert die Diagnostik der renovaskulären Hypertonie und des primären Hyperaldosteronismus.

4. Diagnostische Möglichkeiten der akuten ACE-Hemmung bei arterieller Hypertonie

G. Wambach

Einleitung

Hauptziele der Diagnostik der arteriellen Hypertonie sind zum einen die Erfassung hochdruckbedingter Folgen an Herz, Nieren und Gefäßsystem, zum anderen soll die Diagnostik sekundäre Hypertonieformen aufdecken, die einer kausalen Therapie zugeführt werden können. Leider stehen bisher keine einfachen Testverfahren zur risikoarmen Diagnostik sekundärer Hypertonieformen zur Verfügung.

Das Renin-Angiotensin-Aldosteron-System ist in charakteristischer Weise an der Pathogenese renaler und adrenaler Hypertonieformen beteiligt. In den meisten Fällen mit renovaskulärer Hypertonie ist eine Aktivierung des Reninsystems nachweisbar, während bei mineralokortikoidbedingter Hypertonie die Reninsekretion supprimiert ist. Aufgrund einer beträchtlichen Überschneidung der Einzelwerte erlaubt die Messung der Reninaktivität im Plasma keine eindeutige Differenzierung von Patienten mit renovaskulärer Hypertonie. Bei supprimierter Plasmareninaktivität kann umgekehrt nicht in allen Fällen eine mineralokortikoidbedingte Hochdruckform angenommen werden, da viele Patienten mit primärer Hypertonie erniedrigte Reninspiegel aufweisen. Daher war schon seit langem versucht worden,die Beteiligung des Reninsystems durch ergänzende Stimulations oder Suppressionstests zu erfassen. Plasmareninmessungen werden unter Orthostase, nach diuretischer Therapie oder kochsalzarmer Kost vorgenommen.

Die akute Hemmung des Angiotensin-I-converting-Enzyms bietet eine neuartige Möglichkeit, die Funktion des Reninsystems zu überprüfen. Akute Verminderung der. A-II-Bildung führt über den „short loop" zu einer Abnahme der A-II-vermittelten Hemmung der Reninsekretion. Der Anstieg der Reninaktivität nach ACE-Hemmung kann daher als Maß für die Reninaktivierung gewertet werden. Ferner führt eine ACE-Hemmung zu einer Reduktion der A-II-bedingten Vasokonstriktion. Die Änderung des Blutdrucks nach ACE-Hemmergabe kann somit ebenfalls diagnostisch genutzt werden (Abb. 1).

In der Vergangenheit wurden Angiotensin-II-Antagonisten eingesetzt; um die Beteiligung des Renin-Angiotensin-Systems zu erfassen (Bönner et al. 1979; Kem et al. 1983). Da die A-II-Antagonisten auch partiell agonistische Eigenschaften hatten, war die interpretation der Ergebnisse erschwert. Dieses Problem konnte durch die Entwicklung der ACE-Hemmer umgangen werden. Zur diagnostischen ACE-Hemmung empfehlen sich v. a. kurzwirksame ACE-Hemmer, die rasch zu einer Reduktion der A-II-Bildung führen.

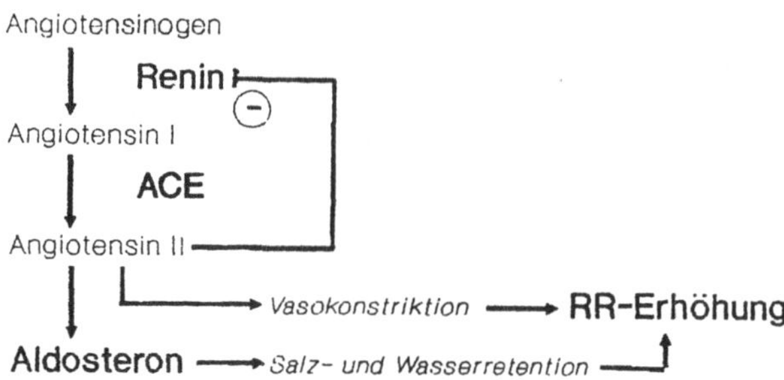

Abb. 1. RR-Erhöhung durch das Renin-Angiotensin-Aldosteron-System und die Wirkung von ACE

Diagnostische Möglichkeiten bei renovaskulärer Hypertonie

Mit einer Häufigkeit von 0,7–2% aller Hypertonien (Bech u. Hilden 1975; Berglund et al. 1976; Greminger et al. 1977) ist die renovaskuläre Hypertonie die häufigste sekundäre Hypertonieform.

Nach der gefäßchirurgischen Korrektur von Nierenarterienstenosen hat sich heute die perkutane transluminale Angioplastie (PTA) als relativ risikoarmes kausales behandlungsverfahren durchgesetzt (Gross-Fengels et al. 1988). Die Indikation zur invasiven Therapie wird in der Regel gestellt, wenn die angiographische Nierengefäßdiagnostik eine korrigierbare anatomische Läsion zeigt und der Nachweis der funktionellen bzw. hämodynamischen Wirksamkeit der Stenose erbracht ist. Durch eine rechtzeitige Intervention konnen die Hypertonie als Folge der renalen Minderperfusion behoben, die Nierenfunktion verbessert und die hochdruckbedingte Nephrosklerose der nichtstenotischen Niere verhindert werden.

Angesichts einer Häufigkeit der arteriellen Hypertonie von 10–15% der Bevölkerung stellt sich aber die Frage, wie eine Auswahl der Patienten getroffen werden kann, für die sich eine weitere Diagnostik lohnt.

Diastolische Blutdruckwerte unter 100 mmHg und ohne ACE-Hemmer leicht einstellbare Hypertonien erfordern in der Regel keine spezielle Diagnostik zum Ausschluß einer sekundären Hypertonie. Andererseits gibt es einige einfache klinische Befunde, die das Vorliegen einer renovaskulären Hypertonie wahrscheinlicher machen: Hierzu gehören systolisch-diastolische Strömungsgeräusche über den Nierenarterien, eine anhaltende Hypokaliämie (sekundärer Aldosteronismus bei Hyperreninämie) und das gute Ansprechen einer vorher nicht kontrollierten Hypertonie auf ACE-Hemmer. Jedoch liegen diese Zeichen nur bei einem Bruchteil der Patienten vor. Sie sind deshalb als Kriterien für ein Screening nicht ausreichend. Heute gebräuchliche Verfahren zur Diagnostik der renovaskulären Hypertonie sind 1) die intravenöse DSA der Nierenarterien mit Ausscheidungsurogramm (anstelle des früher üblichen Frühurogramms), 2) nuklearmedizinische seitengetrennte Funktionsuntersuchungen (insbesondere als Verlaufskontrolle eingesetzt) und 3) Reninmessungen unter verschiedenen Bedingungen (zum Nachweis der funktionellen Wirksamkeit). Eine definitive Diagnose der renovaskulären Hypertonie ermöglicht als überlegene, aber auch eingreifendste

Untersuchung die konventionelle Arteriographie. Der Einsatz der anderen Verfahren erlaubt wichtige ergänzende Aussagen. Pathogenetisch liegt der renovaskulären Hypertonie eine Aktivierung des Renin-Angiotensin-Systems durch die Minderperfusion der poststenotischen Niere zugrunde. Die Reninsekretion aus dem juxtaglomerulären Apparat steht unter dem ständigen hemmenden Einfluß des gebildeten Angiotensin II. Die Hemmung des Angiotensinkonversionsenzyms mit Captopril unterbricht diese kurze negative Feedbackschleife und erlaubt so eine unmittelbar stimulusabhängige Reninfreisetzung. Mit dem Einsatz von Captopril ließ sich in den Händen einiger Autoren die Sensitivität und Spezifität der Reninbestimmungen im Screening auf renovaskuläre Hypertonien verbessern (Derckx et al. 1985; Muller et al. 1986; Kutkuhn et al. 1988). Andere Untersucher gaben ihrer Enttäuschung über den Wert des Captopriltests als Screeninguntersuchung Ausdruck (Idrissi et al. 1988; Salvetti et al. 1987).

Durchführung des Captopriltests

ACE-Hemmer und Diuretika sollen spätestens 2 Tage vor der Untersuchung abgesetzt werden. Andere Antihypertensiva können bis zum Vorabend der Untersuchung eingenommen werden. Am Untersuchungsmorgen werden die nüchternen Patienten in einem ruhigen Raum auf einer Liege gelagert, der Blutdruck gemessen und eine Venenverweilkanüle gelegt. Nach einer Ruhezeit von wenigstens 30 min erfolgt die Blutentnahme für die basale Reninbestimmung und Blutdruckmessung, anschließend die Einnahme von 1/2 mg Captopril/kgKG mit einem Becher Wasser. Erneute Blutdruckmessungen und Blutentnahmen für Renin erfolgen nach 30, 60 und 90 min. Es kann sowohl die Plasmareninaktivität als auch die Plasmareninkonzentration gemessen werden. Sucht man nach einseitigen hochdruckwirksamen Nierenarterienstenosen, so leistet die Reninbestimmung im Captopriltest mit einer Sensitivität von annähernd 100 % und einer Spezifität von 90 % eine gute Auswahl der Patienten, die einer weiteren invasiven Nierendiagnostik zugeführt werden sollen (Abb. 2).

Der Test ist auch unter ambulanten Bedingungen bei behandelten Hypertonikern unter freier Kochsalzzufuhr – also in der Praxis – durchführbar, wenn in den Wochen vor der Untersuchung auf die Gabe von reninstimulierenden Pharmaka – Diuretika und Konversionsenzymhemmer – verzichtet wird. Je geringer bei einer einseitigen Nierenarterienstenose die andere Niere unter dem erhöhten arteriellen Systemdruck die Diurese steigern kann, desto ausgeprägter ist die Salz- und Wasserretention, die ihrerseits den initial erhöhten Reninspiegel supprimiert.

Im Falle der bilateral annähernd symmetrisch ausgeprägten beidseitigen Nierenarterienstenosen kann keine der beiden Nieren die Funktionsminderung der anderen durch eine gesteigerte Diurese kompensieren. Durch die Volumenretention wird das Renin supprimiert, und der Blutdruck stellt sich auf einem sehr hohen neuen Niveau ein (Guyton et al. 1972). Aus diesem experimentellen Befund ergibt sich eine wichtige Einschränkung für den Captopriltest: Falsch-negative Befunde bei beidseitigen Nierenarterienstenosen sind häufig. Retrospektiv fanden Muller et al. (1986) den Captopriltest nach ihren retrospektiv definierten Kriterien

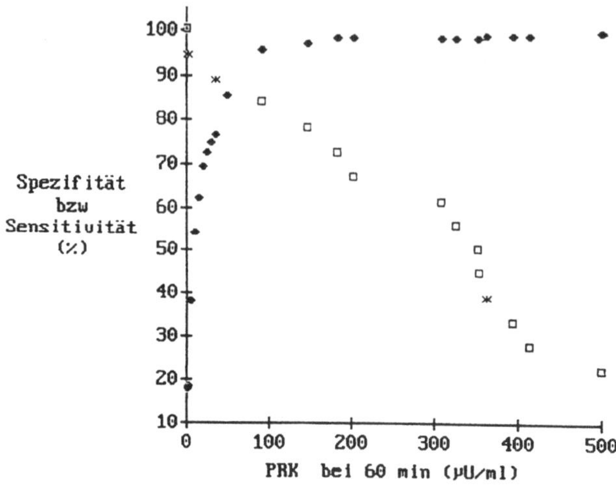

Abb. 2. Spezifität (◆) und Sensitivität der stimulierten Plasmareninkonzentration zum Nachweis einer einseitigen (□) und einer beidseitigen (*) Nierenarterienstenose

bei 11/13 beidseitigen Nierenarterienstenosen positiv, Case u. Laragh (1979) dagegen berichteten über 4/7 falsch-negative Captopriltests bei beidseitigen Nierenarterienstenosen. Andere Untersucher unterschieden nicht zwischen ein- und beidseitigen Erkrankungen (Derckx et al. 1985; Rossi et al. 1985).

Unter dem Gesichtspunkt des Screenings auf eine schwerwiegende heilbare Erkrankung scheint uns die klinische Bedeutung falschnegativer Befunde bisher unterschätzt zu werden. Das mag daran liegen, daß in den publizierten Studien zusätzlich morphologische Verfahren zum Einsatz kamen, so daß letztlich die meisten Patienten richtig diagnostiziert werden konnten. Indessen interessiert im Screening zunächst nicht, ob bei schon bekannter Nierenarterienstenose auch der Captopriltest positiv ist (diese Frage ist dann nur noch unter dem Gesichtspunkt der funktionellen Bedeutung der nachgewiesenen Nierenarterienstenose von Interesse). Der Diagnostiker muß wissen, mit welcher Wahrscheinlichkeit bei positivem Testergebnis eine renovaskuläre Hypertonie vorliegt bzw. wieviele renovaskuläre Hypertonien er übersieht, wenn er sich auf den negativen Test verläßt.Gegen die primäre Durchführung einer intravenösen DSA zum Screening sprechen der hohe apperative Aufwand und die mit der Untersuchung verbundene Strahlenbelastung für Patient und Untersucher (Neufang et al. 1987). Nach Abzug der 10/92 wegen mangelnder Darstellungsqualität (Adipositas, Überlagerungen, Artefakte, geringes Herzzeitvolumen) nicht ausreichend beurteilbaren Untersuchungen ergibt sich für einseitige Nierenarterienstenosen in dieser Untersuchung eine Trefferquote von 100%. In 3 Fällen mit beidseitiger Nierenarterienstenose entzog sich die Stenose der linken Nierenarterie aber dem Nachweis in der intravenösen DSA. Zudem sind nichthochdruckwirksame Nierenarterienstenosen keine Seltenheit. So berichten Holley et al. (1964) über 32% mäßige und 17% schwere Nierenarterienstenosen bei Normotonikern im Sektionsgut. Die intravenöse DSA erspart deshalb in der Regel nicht den Nachweis einer funktionellen Bedeutung der Stenose durch Reninmessungen. Manche Autoren sind der Ansicht, daß im Captopriltest nicht erfaßte (ein- oder beidseitige) Nierenarterienstenosen nicht behandlungsbedürftig seien, da die von ihnen beobachteten Fälle nach gefäßkorrigierender Behandlung nicht mit einer signifikanten Blutdrucksenkung reagierten (Gosse et al. 1989). Hierzu seien 2 Bemerkungen angebracht:

1) Bei Patienten mit beidseitigen Nierenarterienstenosen und Reninsuppression schließt ein negativer Captopriltest die Möglichkeit einer Verbesserung der blutdrucksituation durch PTA nicht aus. Im eigenen Krankengut waren eine Woche nach Angioplastie beidseitiger Nierenarterienstenosen 14 % der Hypertonien geheilt und 59 % gebessert. Patienten mit Nierenarterienstenose bei Einzelniere oder Nierenarterienverschluß bei Stenose der Gegenseite waren ebenfalls zu 10 % geheilt und zu 80 % gebessert (Degenhardt et al. 1989).

2) Eine gefäßkorrigierende Behandlung ist oft schon aus Gründen der Nierenfunktionserhaltung indiziert. Selbst in Situationen ohne arterielle Hypertonie, in denen „zufällig" eine nach morphologischen Kriterien signifikante Nierenarterienstenose (z. B. im Rahmen einer koronarangiographischen Untersuchung) entdeckt wird, kann eine PTA zur Erhaltung der durch einen Nierenarterienverschluß bedrohten Nierenfunktion sinnvoll sein. Patienten mit beidseitigen Nierenarterienstenosen haben meist eine besonders schwere und schlecht einstellbare Hypertonie. Ihnen droht ein Funktionsverlust beider Nieren durch Nierenarterienverschluß und damit die dialysepflichtige Niereninsuffizienz. Diese Patienten sind aber erst bei fortgeschrittener Erkrankung an einer Erhöhung des Serumkratinins zu erkennen. Beidseitige Nierenarterienstenosen gehen jedoch regelmäßig mit einer Einschränkung der globalen Nierenperfusion und -funktion einher, die leicht mit der seitengetrennten Nierenfunktionsszintigraphie aufgedeckt werden kann. Die Sensitivität und Spezifität der nuklearmedizinischen Untersuchungsmethoden bei der Suche nach einseitigen Nierenarterienstenosen wird durch die akute Gabe von Captopril gesteigert (Blaufox u. Freeman 1988; Fommei et al. 1987; Geyskes et al. 1987; Sfakianakis et al. 1987). Da der für die glomeruläre Filtration in der stenotischen Niere erforderliche hydrostatische Durch nur durch die Angiotensin-II-vermittelte Vasokonstriktion der Vasa efferentia aufrechterhalten wird, bewirkt die Konversionsenzymhemmung einen drastischen Abfall der glomerulären Filtration in der betroffenen Niere. Für praktische Belange läßt sich der Captopriltest ideal mit der szintigraphischen Untersuchung kombinieren. Die Reninabnahme erfolgt 1 h nach Captoprileinnahme, unmittelbar anschließend wird der Tracer für die Nierenfunktionsszintigraphie injiziert und gemessen.

Zusammenfassung

Als alleiniger Test zum Screening auf eine renovaskuläre Hypertonie ist der Captopriltest bei Patienten mit schwerer arterieller Hypertonie nicht geeignet. Es werden alle einseitigen hochdruckwirksamen Nierenarterienstenosen erfaßt. Die

Zahl beidseitiger Erkrankungen ist aber so hoch und die Zahl der nicht erfaßten beidseitigen Nierenarterienstenosen klinisch so relevant, daß durch eine zusätzliche Untersuchung – in der Regel die Nierenfunktionsszintigraphie – eine Einschränkung der globalen Nierenfunktion, die indirekt auf eine beidseitige Nierenarterienstenose hindeutet, ausgeschlossen werden muß. Ist einer von beiden Tests positiv, erfolgt die intravenöse DSA der Nierenarterien oder sogleich die Arteriographie in PTA-Bereitschaft.

Diagnostische Möglichkeiten beim primären Hyperaldosteronismus

Ein geeignetes Screeningverfahren zur Abgrenzung von primärem Hyperaldosteronismus und essentieller Hypertonie steht noch nicht zur Verfügung. Die häufig vorgeschlagene Messung der Serumkaliumkonzentration liefert nur bei 75% der Patienten mit primären Hyperaldosteronismus ein positives Ergebnis. Gleichzeitig besteht bei jedem 10. Patienten mit essentieller Hypertonie eine Hypokaliämie (Weinberger 1979). Als verbessertes Screeningverfahren wurde die bestimmung des Renin-Aldosteron-Quotienten vorgeschlagen (Hamlet et al. 1985). Aber auch dabei ist ein beträchtlicher Überlappungsbereich zu berücksichtigen. In der Vergangenheit wurde die Reninmessung nach akuter Angiotensinkonversionsenzym hemmung als Screeningmethode bei renovaskulärer Hypertonie empfohlen. Bei diesen Patienten stieg der Reninwert nach ACE-Hemmung durch Captopril stärker an als bei essentieller Hypertonie (Degenhardt et al. 1989; Kutkuhn et al. 1988). Umgekehrt ist bei primärem Hyperaldosteronismus das Reninsystem supprimiert und kaum stimulierbar. Es ist daher zu erwarten, daß bei primärem Hyperaldosteronismus die Aldosteron- und Reninspiegel durch ACE-Hemmung nur wenig beeinflußt werden, bei den übrigen Patienten Jedoch die Plasmareninkonzentrationen deutlich ansteigen bei gleichzeitiger Verminderung des Aldosteronspiegels. Die klinische Diagnose eines typischen Conn-Syndroms mit hypokaliämischer Hypertonie, supprimierter Plasmreninaktivität und erhöhter Aldosteronkonzentration in Plasma und Urin bei einseitigem Nebennierentumor in der Computertomographie gelingt meist ohne größere Probleme. Bei einer großen Zahl von Patienten sind jedoch die einzelnen Symptome unvollständig ausgeprägt. Darüber hinaus ist die diagnostische Abgrenzung von Patienten mit Low-renin-Hypertonie oder idiopathischem Hyperaldosteronismus wegen der großen der großen Überlappung einzelner Parameter mit Problemen verbunden. Seit der Beschreibung des primären Hyperaldosteronismus bei einseitigem Nebennierenrindenadenom durch Conn im Jahre 1955 wurden zahlreiche Untersuchungsverfahren vorgeschlagen, um Diagnostik und Differentialdiagnose bei primärem Hyperaldosteronismus zu verbessern.

Zur Diagnostik dienten die Serumkaliumkonzentration, der Plasmaldosteronspiegel, der Plasmareninwert und der Quotient aus Plasmaldosteron- und Reninaktivität. Die Bedeutung des Aldosteron-Renin-Quotienten wurde besonders in den letzten Jahren betont. So beschrieben Hiramatsu et al. (1981) unter 348 Patienten mit essentieller Hypertonie 9 Patienten mit Aldosteronom, die aufgrund eines Aldosteron-Renin-Quotienten von über 400 identifiziert werden konnten. Durch eine diuretische Therapie wurde dieser Quotient nicht beeinflußt, da sowohl der Aldosteron- als auch der Reninspiegel anstiegen. Bei 32 Patienten mit hypokalämischer Hypertonie war der Aldosteron-Renin-Quotient der beste Einzeltest, um ein Conn-Syndrom zu erkennen (Lins u. Adamson 1986). Kritischer beurteilten Hamlet et al. (1985) die diagnostische Wertigkeit des Quotienten. Sie fanden eine deutliche Überlappung der Aldosteron-Renin-Quotienten zwischen der Gruppe mit Adenom und den übrigen Patienten. Ungeklärt ist jedoch, inwieweit Unterschiede in der Natrium- und Kaliumzufuhr und eine vorherige antihypertensive Therapie die Quotienten beeinflssen. Die akute Hemmung der Angiotensin-II-Bildung durch Blockade des Angiotensin-converting-Enzyms bietet eine zusätzliche Möglichkeit, die Regulation des Renin-Aldosteron-Systems zu untersuchen. So beobachteten Kem et al. (1983) bei gesunden Kontrollen und Patienten mit essentieller Hypertonie einen Abfall des Serumaldosteronspiegels 120 min nach Gabe von 25 mg Captopril; die Plasmareninaktivität stieg an. In einer anderen Studie sank die Serumaldosteronkonzentration bei 7 Patienten mit Aldosteronom deutlich, während sie bei idiopathischem Hyperaldosteronismus sogar anstieg. Die Überlappung des Aldosteron-Renin-Quotienten blieb jedoch auch noch nach Captoprilgabe bestehen. Ein vollständiges Screening der Adenompatienten war nur unter Berücksichtigung des Quotienten

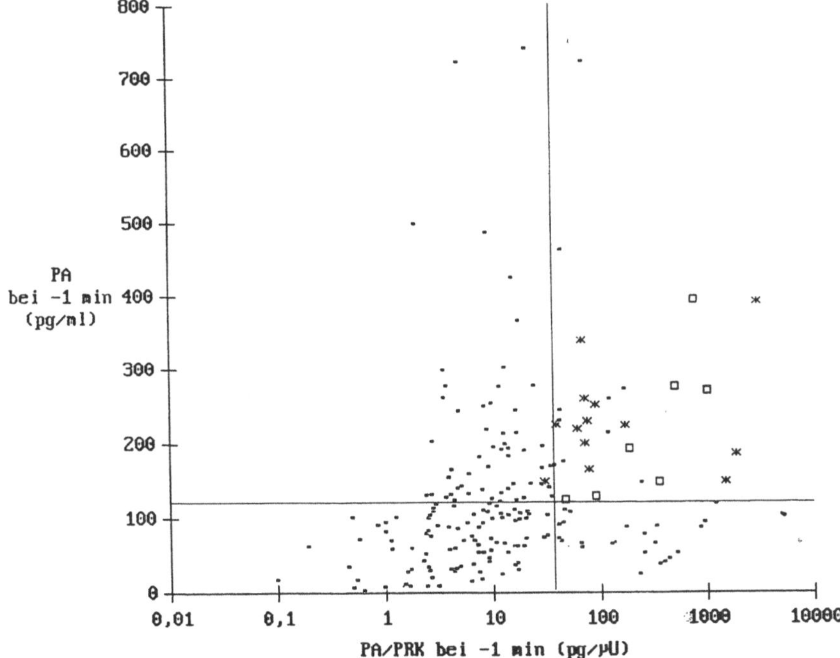

Abb. 3. Aldosteron-Renin-Quotient (*PA/PRK*) in bezug zur jeweiligen Plasmaaldosteronkonzentration (*PA*) bei APA (□), IHA (*) und den anderen Hypertonieformen (■) vor Captoprilgabe

und des absoluten Serumaldosteronspiegels möglich. Kritisch bewerten auch Muratani et al. (1987) die diagnostischen Möglichkeiten des Captopriltests zur Diagnostik des primären Hyperaldosteronismus. Bei der eigenen Analyse von 72 Patienten mit essentieller Hypertonie und 19 mit primärem Hyperaldosteronismus errechnete sich bereits eine Sensitivität von 97% unter Berücksichtigung des basalen Aldosteron-Renin-Quotienten und des absoluten Aldosteronspiegels (Abb. 3). Nach Captoprilgabe (25 mg oral) sank die Sensitivität sogar auf 93%. (Abb. 4). Dagegen konnten Naomi et al. (1985) Patienten mit Nebennierenadenom besser von solchen mit essentieller Hypertonie unterscheiden, wenn der Quotient aus Aldosteron und Renin nach Captoprilgabe berechnet wurde. Darüber hinaus scheint das Ergebnis des Captopriltests unabhängig von der Kochsalzzufuhr zu sein (Naomi et al. 1987). Das ist von Vorteil für den weiteren Einsatz des Verfahrens in der Praxis.

Das zweite diagnostische Problem liegt in der Unterscheidung des primären Hyperaldosteronismus durch einen einseitigen Nebennierentumor, der operativ entfernt werden sollte, und des idiopathischen Hyperaldosteronismus, der medikamentös behandelt wird. Verschiedene pathophysiologisch begründete Verfahren wurden dafür empfohlen. Im Orthostasetest wird beim Conn-Syndrom in rund 70% der Fälle ein Abfall des Serumaldosterons beobachtet, beim idio-

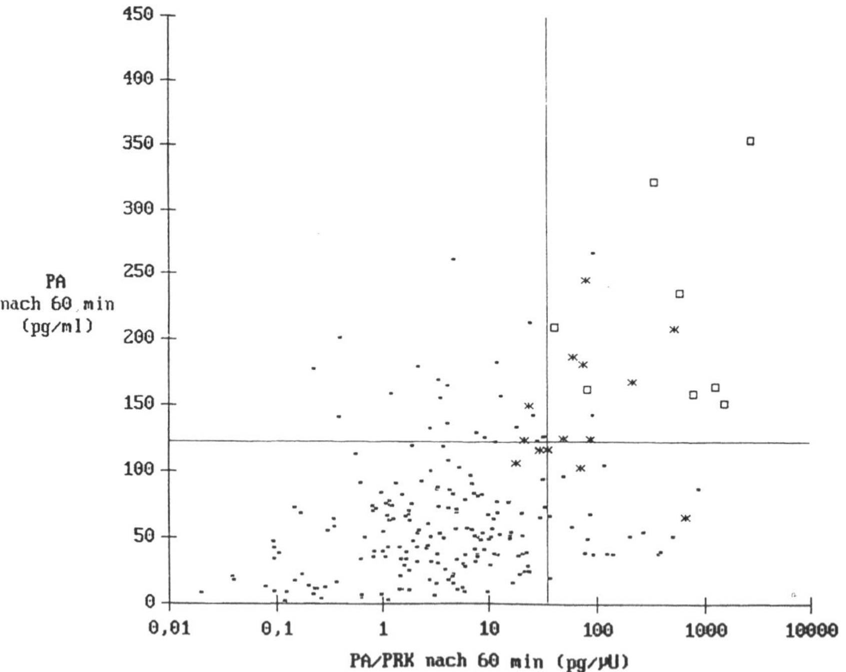

Abb. 4. Aldosteron-Renin-Quotient (*PA/PRK*) in bezug zur jeweiligen Plasmaaldosteronkonzentration (*PA*) bei APA (□), IHA (*) und den anderen Hypertonieformen (■) 60 min nach Captoprilgabe

pathischen Hyperaldosteronismus eher ein Anstieg. Das beruht auf der vermehrten Angiotensin-II-Stimulierbarkeit des Aldosterons bei der idiopathischen
Form des Hyperaldosteronismus. Dieser Unterschied zwischen Adenom und
nichtadenomatöser Form war auch die Basis für den Einsatz des Angiotensin-II-
und des Saralasintests (Drury 1985; Fraser et al. 1981; Kem et al. 1983; Mantero
et al. 1981; Wisgerhoff et al. 1981; Witzgall 1985). In beiden Verfahren stieg das
Plasmaldosteron beim idiopathischen Hyperaldosteronismus an, nicht dagegen
bei Adenompatienten. Die unterschiedliche Beeinflussung des Aldosterons durch
Angiotensin II begründete auch den Einsatz des ACE-Hemmers Captopril. So
fanden wir einen deutlichen Abfall der Plasmaldosteronkonzentration nach
Captopril bei idiopathischem Hyperaldosteronismus und im Mittel keine
Änderung bei den Patienten mit Adenom (Abb. 5; Wambach et al. 1992). Der
Befund erlaubte jedoch keine überlappungsfreie Unterscheidung. Über ähnliche
Ergebnisse berichteten auch Lyons et al. (1983) sowie Mantero et al. (1981).

Die unterschiedliche Wirkung der ACE-Hemmung ist auch bei mehrtägiger
Therapie mit Captopril zu registrieren. So war nach einwöchiger Behandlung mit
Captopril eine deutliche Blutdrucksenkung in der Gruppe mit idiopathischem
Hyperaldosteronismus festzustellen, nicht jedoch bei Patienten mit Aldostero-
nom (Mantero et al. 1981). Dieser Befund unterstreicht die unterschiedliche

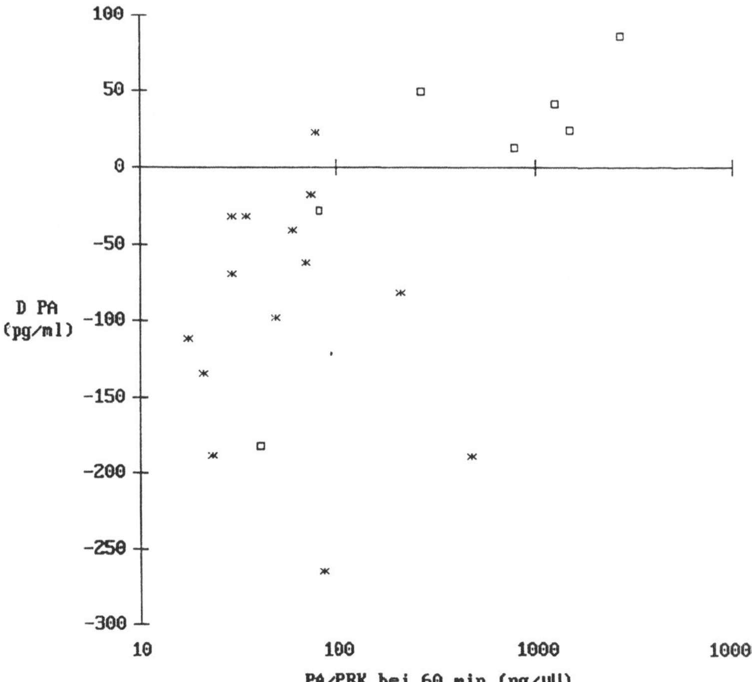

Abb. 5. Änderung der Plasmaaldosteronkonzentration durch Captoprilgabe (D PA) im Verhältnis
zum Aldosteron-Renin-Quotienten (*PA/PRK*) für Patienten mit Aldosteronom (□) und idiopathischem Hyperaldosteronismus (*)

Pathophysiologie beider Krankheiten. Die endgültige Diagnose eines Nebennierenadenoms ist jedoch ohne bildgebende Verfahren nicht möglich. Da aber zahlreiche Aldosteronome einen Durchmesser unter 1 cm aufweisen, schwankt die Sensitivität dieser verschiedenen Verfahren zwischen 60 und 100 % (Wambach u. Homburg 1989). Infolgedessen ist es wichtig, durch einfache, nichtbelastende biochemische Verfahren zu klären, wie dringend der Verdacht auf ein Adenom der Nebenniere ist. Erst durch Bewertung verschiedener Verfahren kann die Differentialdiagnose mit einem hohen Maß an Sicherheit durchgeführt werden.

Literatur

Bech K, Hilden T (1975) The frequency of secondary hypertension. Acta Med Scand 197: 65

Berglund G, Anderson O, Wilhelmsen L (1976) Prevalence of primary and secondary hypertension: studies in a random population sample. BMJ II: 554

Blaufox MD, Freeman LM (1988) Renewed role of nuclear medicine in renovascular hypertension. Urol Radiol 10: 35

Bönner G, Helber A, Meurer KA, Hummerich W, Wambach G, Kaufmann W (1979) Der Saralasintest in der Diagnostik der Hypertonie. Dtsch Med Wochenschr 104: 432–437

Case DB, Laragh JG (1979) Reactive hyperreninemia in renovascular hypertension after angiotensin blockade with saralasin or converting enzyme inhibitor. Ann Intern Med 91: 451

Conn JW (1955) primary aldosteronism, a new clinical syndrome. J Lab Clin Med 45: 3–17

Degenhardt S, Friedrich H, Wambach G et al. (1989) Der Stellenwert des Captopriltestesin der Hypertoniediagnostik. Klin Wochenschr 67: 1077–1084

Derckx FHM, Tan-Tjiong LH, Wenting GJ, Man in't Veld A, Schalekamp MADH (1985) Use of captopril in the diagnostic workup of renovascular hypertension. Hypertension 3: 287

Drury PL (1985) Disorders of mineralocorticoid activity. Clin Endocrinol Metabol 14: 175

Fommei E, Ghione S, Palla L et al. (1987) Renal scintigraphic captopril test in the diagnosis of renovascular hypertension. Hypertension 10: 212

Fraser R, Beretta-Piccoli C, Brown JJ et al. (1981) Response of aldosterone and 18-hydrocortisone to angotensin II in normal subjects and patients with essential hypertension, Conn's syndrome and non-tumorous hyperaldosteronism. Hypertension [Suppl 1] 3: 1

Geyskes GG, Oei HY, Puylaert CB, Mees EJ (1987) Renovascular hypertension identified by captopril-induced changes in the renogram. Hypertension 9: 451

Gosse P, Dupas JY, Reynaud P, Jullien E, Dallocchio M (1989) Captopril test in the detection of renovascular hypertension in a population with low prevalence of the disease. A prospective study. Am J Hypertens 2: 191

Greminger P, Vetter W, Zimmermann K, Beckerhoff W, Siegenthaler W (1977) Primäre und sekundäre Hypertonie in einem poliklinischen Krankengut. Schweiz Med Wochenschr 107: 605

Gross-Fengels W, Degenhardt S, Steinbrich W (1988) Früh- und Spätergebnisse der perkutanen transluminalen Angioplastie von Nierenarterienstenosen. Radiologe 28: 387

Guyton AC, Coleman TG, Cowley AW (1972) Arterial pressure regulation. Overriding dominance of the kidneys in long term regulation and in hypertension. Am J Med 52: 584

Hamlet SM, Tunny TJ, Woodland E, Gordon D (1985) Is aldosterone/renin ratio useful to screen a hypertensive population for priamary aldosteronism? Clin Exp Pharmacol Physiol 12/249: 252

Hiramatsu K, Yamada T, Yukimura Y et al. (1981) A screening test to identify aldosterone-producing adenom by measuring plasma renin activity. Arch Intern Med 141: 1589–1593

Holley KE, Chunt JC, Brown AL, Kincaid OW, Sheps SG (1964) Renal artery stenosis. A clinico-pathological study in normotensive and hypertensive patients. Am J Med 37: 14

Idrissi A, Fournier A, Renoud H et al. (1988) The captopril challenge test as screening test for reno-vaskular hypertension. Kidney Int [Suppl 25] 34: 138

Kem DC, Brown RD, Painton R et al. (1983) Differentiation of mineralocorticoid-induced-hypertension. In: Kaufmann W, Wambach G, Helber A, Meurer KA (eds) Mineralocorticoids and hypertension. Springer, Berlin Heidelberg New York

Kutkuhn B, Kaup FG, Torsello G, Grabensee B (1988) Captopril-stimulierte Plasma-Renin-Aktivität in der Diagnostik der renovaskulären Hypertonie. Dtsch Med Wochenschr 113: 719

Lins PE, Adamson U (1986) Plasma aldosterone plasma renin activity ratio. Acta Endocrinol 113: 564–569

Lyons DF, Kem DC, Brown RD, Hanson CS, Carollo ML (1983) Single dose captopril as a diagnostic test for primary aldosteronism. J Clin Endocrinol 57: 892–896

Mantero F, Fallo F, Opocher G, Armanini D, Boscaro M, Scaroni CV (1981) Effect of angiotensin II and converting enzyme inhibitor (captopril) on blood pressure, plasma renin activity and aldosterone in primary aldosteronism. Clin Sci 61: 2895

Muller FB, Sealey JE, Case DB et al. (1986) The captopril test for identifying renovascular disease in hypertensive patients. Am J Med 80: 633

Muratani H, Abe I, Tomita Y et al. (1987) Single oral adminstration of captopril may bring an improvement in screening of primary aldosteronism. Clin Exp Hypertens [A] 9: 611–614

Naomi S, Iwaoka T, Umeda T et al. (1985) Clinical evaluation of the captopril screening test for primary aldosteronism. Jpn Heart J 26: 549

Naomi S, Umeda T, Iwakao T, Sato T (1987) Effects of sodium intake on the captopril test for primary aldosteronism. Jpn Heart J 28: 357–367

Neufang AH, Degenhardt S, Mödder U (1987) Diagnostik der renovaskulären Hypertonie mit venöser DSA: Bildqualität und Ausagekraft. ROEFO 147: 257

Rossi G, Semplicini A, Pessina A et al. (1985) Acute changes in renin and angiotensin I after captopril in the screening for renovascular hypertension. G Ital Cardiol 15 (abstr)

Salvetti A, Arzilli P, Nuccorini A, Maura M, Giovanetti R (1987) Does humoral and hemodynamic response to acute ACE inhibition identify true renovaskular hypertension? In: Glorisso M (ed) Renovascular hypertension. Raven, New York, p 305

Sfakianakis GN, Jaffe DJ, Bourgoignie JJ, Kyriakides G, Perez-Stable F, Duncan RC (1987) Single-dose captopril scintigraphy in the diagnosis of renovascular hypertension. Kidney Int [Suppl 25] 34: 142

Wambach G, Homburg H (1989) Der primäre Hyperaldosteronismus. Differenzierung zwischen Conn-Syndrom und idiopathischem Hyperaldosteronismus. Aktuel Endokrinol Stoffw 10: 170–180

Wambach G, Degenhardt S, Bönner G, Stimpel M, Grimm U, Krone W (1992) Verbessert der Captopriltest Screening und Differentialdiagnose des primären Hyperaldosteronismus? Dtsch Med Wochenschr 117: 1175–1180

Weinberger MH (1979) Primary aldosteronism. Diagnosis, localization and treatment. Ann Intern Med 90: 386

Wisgerhoff M, Hogan RD, Carpenter PC, Edis AJ (1981) The plasma aldosterone response to angiotensin II infusion in aldosterone producing adenoma and idiopathic hyperaldosteronism. J Clin Endocrinol 52: 195

Witzgall H (1985) Dopamine reduces aldosterone and 18-hydroxycorticosterone response to angiotensin II in patients with essential low-renin hypertension and idiopathic hyperaldosteronism. Clin Sci 68: 291

5. Klinischer Einsatz der ACE-Hemmer
Überblick für die Praxis

Eine Metaanalyse verschiedener prospektiver Untersuchungen erbrachte den Nachweis, daß sich die kardiovaskuläre Mortalität um 10–15 % und die zerebrovaskuläre Letalität um ca. 40 % durch eine konsequente *antihypertensive Therapie* senken läßt. Die Therapie mit Konversionsenzymhemmern (ACE-Hemmer) ist seit Jahren als eine der Basistherapien in der antihypertensiven Therapie anerkannt. Bezüglich der Nutzen- und Risikorelation ist sie im Vergleich mit den anderen Monotherapien (Diuretika, β-Blocker, Kalziumantagonisten) als mindestens gleichwertig anzusehen. Die Auswahl des für den einzelnen Patienten geeigneten Medikaments sollte sich nach begleitenden kardiovaskulären Risikofaktoren, hochdruckbedingten Organschädigungen und anderen Begleiterkrankungen richten. ACE-Hemmer sind metabolisch neutral, d. h. sie beeinflussen im Gegensatz zu Diuretika und β-Blockern den Lipidstoffwechsel nicht und verbessern vielleicht die Insulinresistenz. Eine hypertensive Herzerkrankung wird durch die Medikation mit ACE-Hemmern günstig beeinflußt, da das kausale Agens, nämlich die linksventrikuläre Hypertrophie, in allen Studien effektiv zur Rückbildung kam. Hierbei ist neben der Senkung der Nachlast (d. h. Kontrolle des Blutdrucks im systemischen Kreislauf) auch die Hemmung von Angiotensin II zu nennen, welches als wachstumsstimulierendes Hormon für die glatte Muskelzelle und die Myokardzelle gilt. Insbesondere diese nichthämodynamischen Wirkungen der ACE-Hemmer finden zunehmend Interesse, jedoch steht der Beweis einer Überlegenheit der ACE-Hemmer in der Primärprävention gegenüber den anderen 3 Medikamentengruppen durch Daten aus prospektiven Studien noch aus.

Ganz anders ist die Situation bei der *Therapie der Herzinsuffizienz:* Prospektive Studien haben inzwischen eindeutig belegen können, daß bei der mittelschweren und schweren Herzinsuffizienz der Einsatz von ACE-Hemmern einen lebensverlängernden Effekt hat. Weitere kürzlich publizierte Ergebnisse von großen amerikanischen Studien führten darüber hinaus den Nachweis, daß ACE-Hemmer auch im Stadium der leichten bzw. asymptomatischen Herzinsuffizienz (verminderte Auswurffreaktion des linken Ventrikels) die Progression einer Herzinsuffizienz verhindern können. Interessanterweise wurde auch das Auftreten einer koronaren Herzerkrankung durch die prophylaktische Gabe von ACE-Hemmern gegenüber Placebo vermindert. Nur selten kommt es zu einem Anstieg von harnpflichtigen Substanzen mit der potentiellen Entwicklung einer Niereninsuffizienz, jedoch sollte die Serumkreatininkonzentration kontrolliert werden und bei einer bestehenden Niereninsuffizienz die Dosis entsprechend der Nierenfunktion angepaßt werden. Nicht unerwähnt soll die Tatsache bleiben, daß bei den prospektiven Studien der ACE-Hemmer zusätzlich gegeben wurde, (d. h., die meisten Patienten waren auf Digitalis und Diuretika eingestellt) und daß ein Absetzen von Digitalis zur Verschlechterung der Herzinsuffizienz führte. Da jedoch nur ACE-Hemmer eine Dilatation des linken Ventrikels verhindern, sind ACE-Hemmer gegenüber Diuretika oder Digitalis im leichten bzw. asymptomatischen Stadium einer Herzinsuffizienz vorzuziehen. Bei mittelschweren und schweren Graden der Herzinsuffizienz ist meist eine Kombinationstherapie mit Diuretika und Digitalis unumgänglich.

Der Einsatz der ACE-Hemmer zur *Verhinderung der Progression einer bestehenden Niereninsuffizienz* bei Diabetes mellitus ist nahezu unbestritten. Es bedarf aber noch weiterer prospektiver Studien, um deren Einsatz generell als gesichert ansehen zu können. Unzweifelhaft senken die ACE-Hemmer bei der chronischen Niereninsuffizienz eine gleichzeitig bestehende arterielle Hypertonie, welche als wesentlicher Progressionsfaktor für die Verschlechterung der Nierenfunktion gilt. Ob über diese Drucksenkung hinaus die ACE-Hemmer nephroprotektiv wirken, ist aufgrund tierexperimenteller Untersuchungen zu vermuten, klinisch jedoch noch nicht für alle Formen der Niereninsuffizienz bewiesen. Eine Senkung des intraglomerulären Drucks durch Vasodilatation am postglomerulären Widerstand, Verbesserung der größenselektiven Permeabilität der Basalmembran und Beeinflussung der Mesangiumzellkontraktion und -proliferation lassen nephroprotektive Eigenschaften der ACE-Hemmer über ihre antihypertensive Wirkung hinaus vermuten. In klinischen Untersuchungen konnte gezeigt werden, daß bei der diabetischen Nephropathie, aber auch bei Patienten mit unterschiedlichen Nierenerkrankungen, die Albuminurie gesenkt und der Nierenfunktionsverlust verlangsamt werden kann. Beeindruckend sind ferner die neuen Ergebnisse bei der systematischen Sklerodermie, bei der die ACE-Hemmertherapie die Notwendigkeit einer Dialysebehandlung und die Einjahresüberlebensrate klar verbesserte.

Zusammenfassend kann gesagt werden, daß, während früher die nephrotoxische Wirkung von ACE-Hemmern im Blickpunkt stand, sich unser Kenntnisstand heute um 180° gedreht hat und der Einsatz der ACE-Hemmer als kardio- und nephroprotektiv angesehen wird. Während bei den heutigen empfohlenen Dosierungen eine glomeruläre oder tubuläre Schädigung der Nieren extrem selten ist, bleibt der Einsatz der ACE-Hemmer bei einer doppelseitigen Nierenarterienstenose bzw. einseitigen Nierenarterienstenose einer funktionellen Einzelniere kontraindiziert. Eine Nierenarterienstenose muß jedoch bei Beginn einer ACE-Hemmertherapie nicht a priori ausgeschlossen werden. Kommt es bei einer Kontrolluntersuchung nach 3–7 Tagen zu einem signifikanten Anstieg des Serumkreatininwerts um mehr als 40% des Ausgangswerts, so besteht der dringende Verdacht auf eine Nierenarterienstenose. In diesem Fall ist der ACE-Hemmer abzusetzen, eine entsprechende Diagnose vorzunehmen und interventionelle Therapien zu erwägen. Kommt es zu einem akuten Nierenversagen, das teilweise oder vollständig auf die Medikation mit ACE-Hemmern zurückzuführen ist, so ist dies nach einer Untersuchung an mehr als 250 Patienten in nahezu allen Fällen reversibel.

5. Klinischer Einsatz der ACE-Hemmer

R. Schmieder

Arterielle Hypertonie

Effektivität der antihypertensiven Therapie

Die Prävalenz der arteriellen Hypertonie liegt zwischen 15 und 20 %. Epidemiologische Untersuchungen konnten zeigen, daß eine direkte Beziehung zwischen der Höhe des Blutdrucks und der kardiovaskulären Morbidität und Mortalität besteht [81, 156]. Umgekehrt gilt, daß eine Senkung eines erhöhten Blutdrucks mit einer Reduktion kardiovaskulärer Komplikationen einhergeht. Als eine der ersten klinisch kontrollierten Untersuchungen konnte die Veterans Administration Study nachweisen, daß bei Patienten mit schwerer arterieller Hypertonie eine antihypertensive Therapie zu einer signifikanten Abnahme der kardiovaskulären Mortalität führte [178]. Während in dieser Untersuchung nur Patienten mit einem diastolischen Blutdruck $\geq$ 115 mmHg behandelt wurden, liegen inzwischen Ergebnisse vieler multizentrischer klinischer Untersuchungen bei insgesamt über 40 000 Patienten vor, die eine Reduzierung der hypertonieassoziierter kardiovaskulärer Morbidität und Mortalität bei der milden arteriellen Hypertonie (diastolischer Blutdruck 90–104 mmHg) und bei der mäßigen arteriellen Hypertonie (diastolischer Blutdruck 105–114 mmHg) nachwiesen [42, 65, 75, 114, 126, 170, 178, 179].

Erste Ergebnisse kamen von dem Hypertension, Detection and Follow-up Program, in dem von 14 verschiedenen Zentren nahezu 11 000 Patienten mit milder arterieller Hypertonie eingeschlossen wurden [75, 76]. Es fand sich eine Gesamtabnahme der kardiovaskulären Mortalität in allen Patientengruppen, einschließlich der milden Hypertoniker. Weitere prospektive Untersuchungen belegten die Effektivität einer antihypertensiven Therapie in bezug auf Lebensverlängerung und geringerem Auftreten hypertoniebedingter Endorganschädigungen wie Schlaganfällen und Herzinsuffizienz [42, 65, 114, 156]. Eine Metaanalyse, die die 43 000 hypertonen Patienten in den verschiedenen prospektiven Untersuchungen zusammenfassend analysierte, erbrachte den Nachweis der Effektivität einer antihypertensiven Therapie: Es kam zu einer Reduktion der Prävalenz von tödlichen und nichttödlichen Schlaganfällen um 37 % bzw. 43 %, während die Häufigkeit von Myokardinfarkten nur 9 % betrug [102]. Während generell in allen Langzeituntersuchungen eine signifikante Senkung der Anzahl von Schlaganfällen in der Beobachtungszeit registriert wurde, fand sich in einzelnen Studien keine Protektion von dem Auftreten einer koronaren Herzkrankheit durch antihypertensive Behandlung. Vereinzelt wurde sogar eine erhöhte Inzidenz von plötzlichem Herztod durch eine antihypertensive Therapie vermutet [49, 82, 114, 170]. Während die Ursachen für die enttäuschende Reduktion der Herzinfarkte nach antihypertensiver Therapie kontrovers diskutiert werden, bleibt die Notwendigkeit und Wirksamkeit einer antihypertensiven Therapie bei Patienten mit nachgewiesener arterieller Hypertonie unbestritten [173].

Im Bereich der milden Formen der arteriellen Hypertonie sollte zunächst der Einsatz nichtpharmakologischer blutdrucksenkender Maßnahmen ausgereizt werden, bevor eine medikamentöse antihypertensive Therapie begonnen wird. Neuere Analysen der Framingham-Studie zeigen jedoch, daß 20% der Patienten im Alter zwischen 50 und 59 Jahren antihypertensive Medikamente einnehmen, im Alter zwischen 60 und 69 Jahren beträgt der Prozentsatz 40% und im Alter zwischen 70 und 79 Jahren sogar 50% [37]. In den Therapieempfehlungen der verschiedenen nationalen Gesellschaften zur Bekämpfung des hohen Blutdrucks werden generell 4 Substanzen als Mittel der Wahl zur Initialbehandlung einer neu aufgetretenen arteriellen Hypertonie empfohlen: Diuretika, β-Rezeptorenblocker, Kalziumantagonisten und ACE-Hemmer. Sollte nach einem 1- bis 3monatigen Intervall der Therapieerfolg (Blutdruck < 140/90 mm Hg) sich nicht eingestellt haben oder der Patient signifikante Nebenwirkungen durch das angewandte Präparat verspüren, so besteht die Möglichkeit, eine Dosiserhöhung des in Stufe 1 gewählten antihypertensiven Medikaments vorzunehmen, auf eine andere Substanzklasse der 4 Grundsubstanzen auszuweichen oder eine Kombinationstherapie mit einem zweiten Antihypertensivum der 4 genannten Medikamente vorzunehmen. Welcher der 3 Schritte das überlegene Prinzip ist, wird kontrovers diskutiert. α-Blocker der 2. Generation (z. B. Doxazosin) werden von der Deutschen Liga zur Bekämpfung des hohen Blutdrucks ebenfalls als Medikamente der 1. Wahl empfohlen.

Die Auswahl des jeweiligen antihypertensiven Medikaments aus den verschiedenen pharmakologischen Klassen sollte individuell auf den einzelnen Patienten zugeschnitten werden. Differentialtherapeutische Gesichtspunkte sind das zu erwartende hämodynamische Profil (erhöhtes Herzminutenvolumen beim jugendlichen Hypertoniker, erhöhter Gefäßwiderstand beim älteren Hypertoniker), Nachweis weiterer kardiovaskulärer Risikofaktoren (z. B. Hyperlipidämien, Diabetes mellitus, Gicht), hypertoniebedingte Endorganschädigungen (z. B. linksventrikuläre Hypertrophie, Herzinsuffizienz, hypertensive Nephropathie) und andere internistische Begleiterkrankungen (z. B. chronische obstruktive Atemwegserkrankung, arterielle Verschlußkrankheit). Im folgenden soll auf die hämodynamische und antihypertensive Wirksamkeit von ACE-Hemmern bei der arteriellen Hypertonie eingegangen und es sollen differentialtherapeutische Gesichtspunkte, bei denen ACE-Hemmer einen Vorteil bieten, herausgearbeitet werden. Diese Übersicht erhebt keinen Anspruch auf Vollständigkeit, da seit 1983 mehr als 2000 Berichte in wissenschaftlichen Zeitschriften über mehr als 20 ACE-Inhibitoren publiziert wurden.

Hämodynamische Effekte von ACE-Hemmern

Bei der arteriellen Hypertonie kommt es im Initialstadium zu einer Blutdruck-
erhöhung infolge eines erhöhten Herzminutenvolumens; auffällig ist jedoch, daß in
Relation zu dem erhöhten Herzminutenvolumen der totale periphere Widerstand
bereits zu hoch ist [117]. Mit zunehmendem Alter und im weiteren Verlauf der
arteriellen Hypertonie kommt es zu einer kontinuierlichen Zunahme des totalen
peripheren Widerstands, welche als hämodynamische Kenngröße für die Schwere
der arteriellen Hypertonie imponiert [48]. Der Anstieg des totalen peripheren
Widerstands mit zunehmendem Alter ist also bei der arteriellen Hypertonie
beschleunigt. Konsequenterweise würde eine ideale Substanz die Senkung des
arteriellen Blutdrucks durch eine Reduktion des totalen peripheren Widerstands
bewirken. In eigenen Untersuchungen konnten wir zeigen, daß ACE-Hemmer die
Blutdrucksenkung infolge einer Abnahme des totalen peripheren Widerstands
hervorrufen [55] und dies uniform bei verschiedenen ACE-Hemmern (Captopril,
Enalapril, Ramipril) nachzuweisen ist [54].

Die Senkung des totalen Widerstands, die bei normotensiven und hypertensiven Patienten nach Gabe von ACE-Hemmern nachweisbar ist, führt nicht zu einer
wesentlichen Änderung der Herzfrequenz, des Schlagvolumens oder des Herzminutenvolumens [54, 182]. Die fehlende Reflextachykardie, die bei einer Senkung
des totalen peripheren Widerstands durch Vasodilatatoren beobachtet wird, wird
verschiedentlich durch eine sympatholytische bzw. parasympathomimetische Wirkung von ACE-Hemmern erklärt; alternativ ist auch an eine Veränderung der
Barorezeptorsensitivität und -effektivität zu denken [3, 59].

Der Beginn akuter hämodynamischer Veränderungen nach Gabe einer ein-
zelnen oralen Dosis von Captopril ist nach 20–30 min zu beobachten, wobei diese
Veränderungen nach ungefähr 1 h einen Höhepunkt erreichen [17]. Dieser rasche
Wirkungseintritt nach Captoprilgabe hat dazu geführt, daß Captopril bei Hochdruckkrisen alternativ zur Nifedipingabe eingesetzt wurde [175]. In ersten
Berichten wurde nachgewiesen, daß Captopril bei allen Patienten eine effektive
Blutdrucksenkung hervorgerufen hat. Im Gegensatz zu Nifedipin kam es zu keiner
Reflextachykardie, was in gewissen klinischen Situationen (z. B. koronarer Herzerkrankung) Vorteile bietet. Im allgemeinen ist nach chronischer Gabe von Captopril
eine Reduktion des systolischen und diastolischen Blutdrucks zwischen 10 und
20 % und eine Gesamtreduktion des systemischen Gefäßwiderstands von 10–30 %
zu beobachten [17, 43]. Nach bisherigen Erkenntnissen ist hervorzuheben, daß alle
bislang untersuchten ACE-Hemmer in der antihypertensiven Therapie nahezu
identische hämodynamische und kardiovaskuläre Effekte hervorrufen [190]. Der
rasche Wirkungseintritt von Captopril favorisiert diese Substanz für den Einsatz
bei Hochdruckkrisen [175], während die langwirksamen ACE-Hemmer wie Enalapril und Ramipril für die Dauertherapie geeignet sind.

Die Senkung des totalen peripheren Widerstands bedeutet eine Senkung der
Nachlast für den linken Ventrikel, so daß eine Rückbildung einer linksventri-
kulären Hypertrophie bei ACE-Hemmertherapie zu erwarten ist. Der trophische
Einfluß auf die Myokardzellen durch Angiotensin II würde nach Blockade des

Konversionsenzyms zusätzlich eine Rückbildung der linksventrikulären Hypertrophie unterstützen [16]. So konnte experimentell bei Ratten gezeigt werden, daß der ACE-Hemmer Ramipril auch ohne Blutdrucksenkung die Ausbildung einer Myokardhypertrophie verhindern konnte. Inzwischen ist in mehreren klinischen Untersuchungen gezeigt worden, daß eine antihypertensive Therapie mit ACE-Hemmern eine Reduktion der echokardiographisch bestimmten linksventrikulären Masse hervorruft [54, 55, 56]. Hierbei wird keine Beeinflussung der kardialen Pumpfunktion, in Einzelfällen sogar eine Verbesserung der Auswurffraktion verzeichnet [54, 118].

Antihypertensive Eigenschaften der ACE-Hemmer

Noch 1982 wurde von Vidt et al. [182] empfohlen, daß ACE-Hemmer nur eingesetzt werden sollten, wenn eine Mehrfachtherapie keine ausreichende Blutdrucksenkung oder nichttolerable Nebenwirkungen hervorgerufen hat. Inzwischen habe große klinische Untersuchungen die Effektivität der Blutdrucksenkung, die Sicherheit und die geringe Nebenwirkungsquote von ACE-Hemmern bewiesen [190]. Die meisten Erfahrungen liegen für Captopril und Enalapril vor. Die Nebenwirkungsrate von Captopril (Enalapril) beträgt für das Auftreten von Husten 0,5% (1,3%), von Arzneimittelexanthemen 4,0% (1,3%), Geschmacksempfindungsstörungen 2,0% (1,4%), Angioödemen 0,1% (0,2%), Proteinurie 0,7% (0,7%) und von Leukopenien weniger als 0,05% [180]. In der Praxis werden jedoch höhere Nebenwirkungsraten, insbesondere von Husten beobachtet. Einzelheiten über die Nebenwirkungen der ACE-Hemmer werden in diesem Buch im Beitrag von Overlack diskutiert.

Im allgemeinen gilt eine Senkung des Blutdrucks unter 140/90 mm Hg als erstrebenswert. Gemäß diesem Kriterium liegt die Responderrate für ACE-Hemmer bei 50–75% aller behandelten Hypertoniker und entspricht damit der Blutdrucksenkung, die man nach Behandlung mit Kalziumantagonisten, β-Rezeptorenblockern und Diuretika beobachtet hatte [93, 180]. In Doppelblindstudien, in denen die Monotherapie mit ACE-Hemmern gegenüber der mit Thiaziddiuretika verglichen wurde, erwiesen sich die ACE-Hemmer als mindestens genauso effektiv wie die Diuretika [140]. In weiteren Vergleichsstudien von β-Rezeptorenblockern und Kalziumantagonisten mit den 3 am häufigsten verwandten ACE-Hemmern Captopril, Enalapril und Ramipril konnten vergleichbare Blutdrucksenkungen unter antihypertensiver Therapie verzeichnet werden [66, 193]. Der durch die ACE-Hemmertherapie induzierte Blutdruckabfall lag zwischen 15 und 25%, wobei die Senkungen des diastolischen Blutdrucks häufig ausgeprägter waren als die Senkungen des systolischen Blutdrucks. Eine Auswahl von klinischen vergleichenden Untersuchungen ist in Tabelle 1 dargestellt.

Zur Zeit liegen noch relativ wenige Vergleichsstudien vor, die Unterschiede in der Wirksamkeit der einzelnen ACE-Hemmer untereinander analysieren. Aus den bisher vorliegenden spärlichen Ergebnissen lassen sich keine signifikanten Unterschiede in der antihypertensiven Wirkung und im hämodynamischen Profil zwi-

Tabelle 1. Auswahl von klinischen Vergleichsstudien zu ACE-Hemmern und anderen Antihypertensiva in der Behandlung von arterieller Hypertonie

Studien	Patienten [n]	Dauer der Behandlung [Wochen]	Medikament/Dosis/Tag [mg]	Hypertonieform	Abnahme in RR (SBP/DBP) [mm Hg]	Ansprech-rate [%]
Aberg et al. (1981) [1]	39	16	Captopril 75–450	mild – schwer	22/19	93
			Hydrochlorthiazid 50–100		18/15	50
Weinberger (1982) [161]	141	10	Captopril 225	mild – moderat	9/7	40
			Hydrochlorthiazid 135		18/12	55
Captopril Research Group of Japan (1958) [22]	270	12	Captopril 37,5–75	mild – moderat	26/15	–
			Propanolol 60–120		23/15	–
Andren et al. (1982) [5]	52	14	Captopril 225–450	mild – moderat	13/10	–
			Atenolol 50–100		17/13	–
Taylor et al.(1988) [163]	62	18	Enalapril 25,5	mild – moderat	29/20	81
			Doxazosin 5,6		17/17	74
Ferme et al.(1990) [44]	64	4	Enalapril 20	mild – moderat	19/12	52
			Diltiazem 300		21/18	75
Helgeland et al. (1986) [65]	436	10	Enalapril 20–40	mild – moderat	18/12	–
			Atenolol 50–100		14/13	–
			HCT 25–50		16/9	
Vidt (1984) [175]	455	8	Enalapril (E)	mild – moderat	15/11	22
			HCT		20/13	42
			E+HCT		33/21	80
Thind et al. (1985) [68]	32	10	Enalapril 20–40	mild – moderat	28/18	75
			Captopril 75–300		29/17	75
Goodwin (1984) [57]	367	12	Enalapril 40–80	mild – moderat	13/13	77
			Propanolol 160–240		11/12	59
Rumboldt et al. (1988) [151]	69	9	Enalapril 40–80	mild – moderat	35/25	100
			Captopril 100–200		28/21	97
Bolzano et al.(1988) [15]	490	12	Lisinopril 20–80	mild – moderat	20/13	–
			Atenolol 50–200		12/11	–
Mörlin et al. (1987) [124]	136	12	Lisinopril 20–80	mild – moderat	25/19	82
			Nifedipine 40–80		25/15	79
Zachariah et al. (1987) [188]	175	8	Lisinopril 40–80	moderat – schwer	–	63
			Metoprolol 100–200		–	65
Witte u. Walter (1987) [185]	222	16	Ramipril 10	mild – moderat	22/20	77
			Captopril 200		20/19	83

schen Captopril und Enalapril [109, 174], zwischen Captopril und Ramipril [192] oder zwischen Enalapril und Lisinopril [84] nachweisen. Es erscheint daher zum jetzigen Zeitpunkt unwahrscheinlich, daß neuere ACE-Hemmer größere Unterschiede in ihrer blutdrucksenkenden Wirkung gegenüber den bislang im Handel erhältlichen ACE-Hemmern aufweisen werden.

Neben den bisher beschriebenen hämodynamischen Vorteilen der ACE-Hemmer (Reduktion des systemischen Gefäßwiderstands ohne Reflextachykardie) ergeben sich noch weitere Gesichtspunkte, die den Einsatz von ACE-Hemmern gegenüber anderen Substanzen favorisieren. Der differentialtherapeutische Einsatz der ACE-Hemmer in Abgrenzung zu den anderen 3 Substanzklassen (Diuretika, Kalziumantagonisten, β-Rezeptorenblocker) wird in den folgenden beiden Abschnitten diskutiert.

Einsatz von ACE-Hemmern unter Berücksichtigung des individuellen kardiovaskulären Risikofaktorenprofils

In verschiedenen Fallberichten wurde von einer Reduktion der Insulintagesdosis oder von oralen Antidiabetika bei Patienten mit Diabetes mellitus nach Beginn einer antihypertensiven Therapie mit ACE-Hemmern berichtet [113]. Auf dem Boden dieser Beobachtung wurden kontrollierte Studien zur Überprüfung der Auswirkung antihypertensiver Medikamente auf den Glukosestoffwechsel unternommen [52, 86]. Während ungünstige Wirkungen auf den Blutzuckermetabolismus unter antihypertensiver Medikation mit Diuretika oder β-Rezeptorenblockern aus der Literatur bekannt sind, fanden sich bei den Untersuchungen zum Einsatz von ACE-Hemmern keine negativen metabolischen Einflüsse auf den Kohlenhydratsoffwechsel; dies wurde weder beim Typ-I- noch beim Typ-II- Diabetiker während einer Behandlungsphase von 1–30 Monaten unter kontinuierlicher Therapie mit ACE-Hemmern einmal täglich beobachtet [52, 150, 196]. Vereinzelt wurde in experimentellen Studien sogar eine Verbesserung der Insulinsensitivität während ACE-Hemmertherapie nachgewiesen [150]. Pathophysiologisch wird der Anstieg von Kininen im Serum unter ACE-Hemmertherapie dafür verantwortlich gemacht. Insgesamt kann daher bei Hypertonikern mit diabetischer Stoffwechsellage oder gestörter Glukosetoleranz der Einsatz von ACE-Hemmern empfohlen werden, da sie zu keiner Verschlechterung einer diabetischen Stoffwechsellage führen, im Gegenteil sogar die Insulinsensitivität erhöhen.

Der Einfluß einer antihypertensiven Medikation auf den Fettstoffwechsel kann wahrscheinlich nicht vernachlässigt werden, da das arteriosklerotische Potential durch die Zunahme des Plasmacholesterins um 20 mg/dl in der Lage ist, die Senkung des Blutdrucks um 10–15 mmHg bezüglich Risikoverminderung der koronaren Herzerkrankung aufzuheben [83]. Ein Anstieg des Plasmacholesterins von 10–20 mg/dl ist unter einer diuretischen Therapie beobachtet worden [185]. Diese ungünstigen metabolischen Veränderungen waren in der MRFIT-Studie [96] und HDFP-Studie [191] nach 5–6 Jahren noch deutlich nachweisbar. Ebenso wurde unter einer Behandlung mit β-Rezeptorenblockern eine Veränderung des Fettstoffwechsels (Anstieg von Triglyzeriden, Abnahme des HDL-Cholesterins) dokumentiert [39]. ACE-Hemmer zeigen keinen Effekt auf das Gesamtcholesterin, LDL-Cholesterin und die Triglyzeride im Serum [186]. ACE-Hemmer scheinen sogar die diuretikainduzierte Hyperlipidämien und Hyperglykämien aufheben zu können [186]. ACE-Hemmer sind daher bezüglich des Lipidmetabolismus als neutral einzustufen und unterscheiden sich diesbezüglich von β-Rezeptorenblockern und Diuretika.

Unter ACE-Hemmung konnte eine Reduktion der Serumharnsäurekonzentration bei Patienten mit bestehender Hyperurikämie nachgewiesen werden [97]. Die bei Patienten mit Diabetes mellitus häufiger beobachtete Hyperurikämie wird nach Therapiebeginn mit ACE-Hemmern abgeschwächt [186]. Inwieweit diese Beeinflussung des Harnsäurespiegels von klinischer Relevanz ist, knüpft an die noch nicht entschiedene Frage an, ob eine Hyperurikämie ohne klinische Symptome (Gicht, Nephrolithiasis) überhaupt einen behandlungsbedürftigen Befund darstellt.

Differentialtherapeutische Überlegungen zu dem Einsatz von ACE-Hemmern bei arterieller Hypertonie und vorliegenden Begleiterkrankungen

Kardioprotektive Elgenschaften der ACE-Hemmer

Die linksventrikuläre Hypertrophie ist ein von der Blutdruckhöhe unabhängiger kardiovaskulärer Risikofaktor, und eine Rückbildung der myokardialen Hypertrophie ist ein erstrebenswertes Ziel [157, 158]. Wiederholt wurde gezeigt, daß ACE-Hemmer eine Reduktion des Schweregrades der linksventrikulären Hypertrophie hervorrufen und dadurch bei einem Patienten mit arterieller Hypertonie und linksventrikulärer Hypertrophie beide Risikofaktoren gleichzeitig behandeln [54, 55]. In dieser Hinsicht sind ACE-Hemmer den zentralen sympatholytischen Substanzen ebenbürtig, während sie wahrscheinlich Diuretika und Vasodilatatoren überlegen sind, weil die beiden letzteren Substanzklassen zwar eine Senkung des Blutdrucks im systemischen Kreislauf, aber keine Regression der linksventrikulären Hypertrophie hervorrufen [119]. Erste Ergebnisse prospektiver Untersuchungen zeigen auch, daß die Regression der linksventrikulären Hypertrophie mit einer Verbesserung der kardiovaskulären Prognose (unabhängig von der Beeinflussung anderer Risikofaktoren, z. B. Hypertonie) einhergeht [92].

Bleibt die linksventrikuläre Hypertrophie infolge arterieller Hypertonie unbehandelt, so entwickelt sich eine dekompensierte Herzinsuffizienz. Groß angelegte prospektive und doppeltblind durchgeführte Untersuchungen haben die therapeutische Wirksamkeit der ACE-Hemmer bei mittelschweren und schweren Formen der Herzinsuffizienz nachgewiesen (Einzelheiten s. unten). Bei einem Hochdruckpatienten mit Herzinsuffizienz sind daher ACE-Hemmer anderen vasodilatatorischen Substanzen vorzuziehen, da für ACE-Hemmer eine Verbesserung der Belastbarkeit und der Überlebensrate nachgewiesen wurde.

ACE-Hemmergabe innerhalb eines Jahres nach durchgemachtem Herzinfarkt führte zu einer partiellen Reduktion einer zuvor beobachteten linksventrikulären Dysfunktion und verhinderte nach akutem Herzinfarkt durch die Nach- und Vorlastsenkung eine Dilatation des linken Ventrikels [138]. Während diese Untersuchungen auf die Verhinderung der Entwicklung einer Herzinsuffizienz bei einer koronaren Herzerkrankung abzielten, wird auch vermehrt die antiischämische Wirkung von ACE-Hemmern diskutiert. Bei normotonen Patienten mit koronarer Herzerkrankung und stabiler Belastungskoronarinsuffizienz konnte unter Therapie mit ACE-Hemmern ein vermindertes Auftreten von ST-Streckensenkungen im Elektrokardiogramm und eine verbesserte Belastbarkeit des Patienten registriert werden [95]. Pathophysiologisch wird die Elimination von O_2-Radikalen, die während einer koronaren Ischämie vermehrt entstehen, und die unmittelbare Beeinflussung des koronaren Blutflusses diskutiert [147]. Zum jetzigen Zeitpunkt ist es jedoch verfrüht, ACE-Hemmer wegen potentieller antiischämischer Wirkungen bei Hochdruckpatienten mit koronarer Herzerkrankung als Mittel der Wahl zu empfehlen.

Nephroprotektive Eigenschaften der ACE-Hemmer

In experimentellen Studien an Ratten mit renaler Hypertonie kommt es unter der Therapie mit ACE-Hemmern zu einer Reduktion des intraglomerulären Hochdrucks und zu einer Abnahme einer fortschreitenden glomerulären Schädigung [120]. Eine intraglomeruläre Druckerhöhung und eine glomeruläre Hyperfiltration werden als eine der Hauptursachen für die Entstehung einer Niereninsuffizienz diskutiert. Im frühen Stadium der hypertensiven Nephropathie wird zumindest bei einer Teilpopulation der Patienten mit essentieller Hypertonie eine glomeruläre Hyperfiltration beobachtet, die als Ausdruck einer hypertoniebedingten Endorganschädigung zu werten ist [160]. Diese Befunde favorisieren den Einsatz von ACE-Hemmern im frühen Stadium der kompensierten Retention einer Niereninsuffizienz.

Ob jedoch die ACE-Hemmertherapie einer klassischen antihypertensiven Therapie generell überlegen ist, indem sie eine Senkung des intraglomerulären Drucks und möglicherweise auch andere nichthämodynamische Wirkungen an der Niere entfaltet, kann zum jetzigen Zeitpunkt nicht schlüssig beantwortet werden. Die bisher vorliegenden unkontrollierten klinischen Untersuchungen und retrospektiven Analysen legen eine derartige Schlußfolgerung nahe. Derzeit werden insbesondere ACE-Hemmer bei der Therapie einer diabetischen Nephropathie eingesetzt, da klinische Studien und experimentelle Untersuchungen eine Überlegenheit der ACE-Hemmer bei der Verhinderung einer Nierenprogression gegenüber anderen Antihypertensiva belegen (Einzelheiten zur nephroprotektiven Eigenschaft von ACE-Hemmern s. unten).

Chronisch-obstruktive Atemwegserkrankungen

β-Rezeptorenblocker gelten bei Patienten mit chronisch-obstruktiven Atemwegserkrankungen als kontraindiziert. Da als eine nebenwirkung der ACE-Hemmertherapie die Entwicklung eines trockenen, nichtproduktiven Hustens mit einer Häufigkeit von bis zu 5 % berichtet wurde [110], erhebt sich die Frage nach einem möglichen Einsatz von ACE-Hemmern bei Hypertonikern mit chronisch-obstruktiven Atemwegserkrankungen. In einer neueren klinischen Studie wurden die Effekte von Captopril auf Blutdruck und Lungenfunktion im Vergleich zur Therapie mit Verapamil bei Patienten mit Hypertonie und Asthma bronchiale verglichen. Hierbei konnten keine signifikanten Unterschiede zwischen den beiden Substanz, also auch keine Verschlechterung im Vergleich zu dem Befund vor Therapie bezüglich der Vitalkapazität oder forciertem expiratorischem Volumen dokumentiert werden [152]. Die ACE-Hemmertherapie bei Hypertonikern mit chronisch-obstruktiven Atemwegserkrankungen kann daher als unbedenklich betrachtet werden. Die Pathophysiologie des Hustens ist letztlich noch nicht geklärt, beruht aber sicher nicht auf einer Konstriktion des Bronchialsystems.

Leberzirrhose und Aszites

Unter niedrigdosierter Behandlung mit ACE-Hemmern bei Patienten mit Leberzirrhose und Aszites kam es zu einem signifikanten Anstieg der Natriumausscheidung und einer signifikanten Abnahme des Körpergewichts [18]. Dieser Effekt ist am ehesten einer Hemmung der Angiotensin-II-induzierten Aldosteronsekretion zu werten. Ein vergleich von Diuretika und ACE-Hemmern in bezug auf die Beeinflussung des Aszites bei Patienten mit Leberzirrhose ist bisher noch nicht untersucht worden, so daß der Stellenwert von ACE-Hemmern gegenüber dem von Diuretika bei hypertonen Patienten mit Leberzirrhose und Aszites nicht klar ist.

ACE-Hemmer und renovaskuläre Hypertonie

Der Nachweis einer bilateralen Nierenarterienstenose oder einer Nierenarterienstenose bei einer Einzelniere gilt als Kontraindikation für die Anwendung von ACE-Hemmern in der antihypertensiven Therapie. Bei Vorliegen einer Nierenarterienstenose kommt es zu einem Blutdruckabfall in der zuführenden Arterie, so daß es zu einer Stimulation des Renin-Angiotensin-Systems mit nachfolgender Konstriktion am Vas efferens des Glomerulums kommt. Die Vasokonstriktion am Vas efferens, die überwiegend Angiotensin-II-vermittelt ist, ist für die Aufrechterhaltung eines Filtrationsdrucks entscheidend. Durch die Synthesehemmung von Angiotensin II kann es daher zu einem rapiden Abfall des Filtrationsdrucks kommen, wodurch letztlich die glomeruläre Filtrationsrate abnimmt und unterhalb eines kritischen Wertes zum akuten Nierenversagen führen kann. Die Gabe von ACE-Hemmern bei Nierenarterienstenosen und weit fortgeschrittener kongestiver Herzinsuffizienz (bei der die Aufrechterhaltung des Filtrationsdrucks ebenfalls von einer Vasokonstriktion am Vas efferens abhängig ist), kann zu einer akuten Niereninsuffizienz führen [74].

In einer retrospektiven Untersuchung bei 136 Patienten mit einer beidseitigen Nierenarterienstenose bzw. einer Nierenarterienstenose bei Einzelniere konnte bei 37 Patienten ein signifikanter Anstieg von harnpflichtigen Substanzen beobachtet werden, doch nur bei 8 der 136 behandelten Patienten war die Nierenfunktionsverschlechterung derartig schwerwiegend, daß die Therapie abgesetzt werden mußte [68]. Bemerkenswerterweise verbesserte sich bei 8 anderen Patienten die Nierenfunktion. In einer weiteren retrospektiven Analyse von 113 Patienten mit einseitiger Nierenarterienstenose kam es bei 33 Patienten zu einem signifikanten Anstieg des Serumkreatinins, jedoch war bei keinem der wegen unkontrolliertem Hochdruck mit ACE-Hemmern behandelten Patienten ein Absetzen der Therapie erforderlich [68].

Eine chronische Therapie mit ACE-Hemmern bei einer einseitigen Nierenarterienstenose verursacht eine verminderte Perfusion der stenotischen Seite, was experimentell und nuklearmedizinisch beim Menschen nachgewiesen ist [121, 188]. Trotz Verschlechterung der glomerulären Filtration nahm der Plasmafluß in der stenosierten Nierenarterie zu [188]. Da zum jetzigen Zeitpunkt keine Langzeiterfahrungen über die funktionellen Konsequenzen einer ACE-Hemmung für die stenotische Niere vorliegen, sollten ACE-Hemmer bei Patienten mit unilateraler Nierenarterienstenose, bei denen eine Indikation zur perkutanen transluminalen Angioplastie oder chirurgischen Revaskularisation besteht, nur über einen kurzen begrenzten Zeitraum vor dem geplanten Eingriff verwandt werden. Sollte jedoch ein kurativer Ansatz der renovaskulären Hypertonie nicht möglich sein, so ist die ACE-Hemmertherapie bei unilateraler renovaskulärer Hypertonie durchaus gerechtfertigt, jedoch sind engmaschige Kontrollen der Nierenfunktion und eine adäquate Dosisreduktion im Stadium der kompensierten Retention unumgänglich. Bei therapierefraktären Hypertonien haben wir in einzelnen Fällen ACE-Hemmer auch bei bilateralen Nierenarterienstenosen eingesetzt, ohne eine Verschlechterung der Nierenfunktion zu beobachten, konnten jedoch andererseits eine effektive Blutdrucksenkung erzielen. Eine ACE-Hemmertherapie bei beidseitigen Nierenarterienstenosen bleibt jedoch Einzelfällen vorbehalten; generell sind ACE-Hemmer bei beidseitiger Nierenarterienstenose bzw. Nierenarterienstenose bei funktioneller Einzelniere als kontraindiziert anzusehen.

Zusammenfassung

Im letzten Jahrezehnt haben sich die ACE-Hemmer als Basistherapieprinzip in der antihypertensiven Therapie etabliert. Sie gelten als nebenwirkungsarm und sind in ihrer blutdrucksenkenden Potenz β-Rezeptorenblockern, Diuretika, Kalziumantagonisten und α-Blockern gleichzusetzen. Die Differentialtherapie der antihypertensiven Therapie sollte sich nach begleitenden anderen kardiovaskulären Risikofaktoren, hypertoniebedingten Endorganschädigungen und anderen internistischen Begleiterkrankungen richten. ACE-Hemmer zeichnen sich durch ihre Stoffwechselneutralität aus: Sie sind fähig, den Risikofaktor *linksventrikuläre Hypertrophie* zu behandeln und haben erwiesenermaßen eine lebensverlängernde Wirkung bei Patienten mit Herzinsuffizienz. Die Einführung der ACE-Hemmer ermöglicht es heutzutage, die Hochdrucktherapie auf den einzelnen Patienten zuzuschneiden und das geeignete Antihypertensivum für ihn auszuwählen, ohne andere Begleiterkrankungen und Risikofaktoren ungünstig zu beeinflussen und den Nutzen einer antihypertensiven Therapie zu neutralisieren.

Herzinsuffizienz

Prognose der Herzinsuffizienz

Die bedeutendsten Ursachen der Herzinsuffizienz sind die arterielle Hypertonie und die koronare Herzerkrankung, die zusammen bei 75% der Patienten die Ätiologie der Herzinsuffizienz erklären. Die Zahl der wegen einer Herzinsuffizienz stationär aufgenommen Patienten hat sich innerhalb der letzten 15 Jahre verdreifacht und stellt bei der Bevölkerung über 65 Jahre die häufigste Hospitalisierungsursache dar [111]. In der Framingham-Studie betrug die Fünfjahresüberlebensrate bei Patienten nach Beginn der Erstmanifestation einer Herzinsuffizienz bei Männern 62% und bei Frauen 42%, obwohl diese mit Digitalis und Diuretika behandelt wurden [106, 112]. Bei Patienten der Herzinsuffizienzgrade Stadium III oder IV nach der New York Heart Association (NYHA) liegt die Mortalität bereits im ersten Jahr bei rund 50% [46, 170]. Anders ist die Situation bei Vorliegen einer leichten Herzinsuffizienz (NYHA-Stadium I und II), bei der die Prognose aber trotzdem mit der einer Vielzahl von malignen Erkrankungen vergleichbar ist.

Die prognostische Relevanz der linksventrikulären Funktion ist allgemein anerkannt. In der V-HeFT-I-Studie lag die jährliche Sterblichkeit bei Patienten mit normaler Auswurffraktion bei 8%, sie stieg jedoch deutlich an auf 19% bei Patienten mit einer Auswurffraktion von weniger als 45% [25]. Ist die linksventrikuläre Dysfunktion bereits weit fortgeschritten, so ist deren prognostische Bedeutsamkeit unabhängig von der Ursache der Herzinsuffizienz zu werten [106]. Inwieweit dem Nachweis ventrikulärer Arrhythmien (insbesondere ventrikulärer Tachykardien) prognostische Bedeutung zukommt, ist heftig umstritten. So verzeichnet die V-HeFT-I-Studie eine prognostische Bedeutung ventrikulärer Tachykardien, wenn die Auswurffraktion größer als 45% war [25]. Dem widerspricht die Beobachtung anderer Autoren, die eine prognostische Bedeutsamkeit ventrikulärer Tachykardien v. a. dann sahen, wenn die linksventrikuläre Funktion eingeschränkt war [13, 38]. Die Ursache der Herzinsuffizienz hat ebenfalls prognostische Relevanz: So haben Patienten mit Herzinsuffizienz aufgrund einer koronaren Herzerkrankung eine deutlich schlechtere Prognose als die, bei denen die Herzinsuffizienz auf eine dilatative Kardiomyopathie zurückzuführen ist [46]. Weitere prognostische Indizes leiten sich von pathophysiologischen gegenregulatorischen Mechanismen ab, die sich bei einer Progression des Pumpversagens entwickeln. Je deutlicher es zu einer Aktivierung des sympathischen Nervensystems und des Renin-Angiotensin-Aldosteron-Systems kommt, desto geringer ist die Überlebensrate der Patienten mit Herzinsuffizienz: Noradrenalinkonzentrationen über 1200 pg/ml und Serumnatrium < 133 mmol/l sind mit einer deutlich schlechteren Überlebensrate gekoppelt [27, 99].

Allgemeine Behandlungskonzepte der Herzinsuffizienz

Neben einer kausal orientierten Therapie nehmen Allgemeinmaßnahmen einen entscheidenden Stellenwert in der Behandlung der Herzinsuffizienz ein (Tabelle 2). Häufige Ruhephasen, Flüssigkeitsrestriktion und kochsalzarme Ernährung haben sich als klinisch bewährte Therapiemaßnahmen erwiesen. Pharmakologisch kann die Progression eines myokardialen Pumpversagens durch eine Verbesserung der myokardialen Kontraktilität, Senkung der Vor- und Nachlast und Blockierung der kompensatorischen Mechanismen (Senkung der Aktivierung des sympathischen Nervensystems und des Renin-Angiotensin-Aldosteron-Systems) bekämpft werden. Demzufolgte basiert die Therapie der Herzinsuffizienz auf den 3 pharmakologischen Substanzklassen Diuretika, Digitalis und Vasodilatatoren (Tabelle 2).

Digitalis, seit mehr als 200 Jahren in der Medizin eingeführt, hat unzweifelhaft eine therapeutische Wirkung bei der Behandlung der Herzinsuffizienz. Wenn auch deren prospektive Bedeutung nicht validiert worden ist, so wurde die Wirksamkeit von Digitalis in randomisierten, gut kontrollierten Untersuchungen auch bei Patienten ohne Vorhofflimmern nachgewiesen [79]. Eine klinische Verbesserung war besonders dann zu erkennen, wenn die Patienten eine langjährige Herzinsuffizienz hatten, ein 3. Herzton auskultierbar war, ein vergrößertes Herz röntgenologisch nachweisbar war oder sie klinisch im NYHA Stadium III-IV waren [60, 98]. Eine ganz entscheidende Studie unterstreicht die Bedeutung von

Tabelle 2. Behandlungsstrategien der chronischen Herzinsuffizienz

	Klinisch erwiesen	Prospektiv abgesichert
a) **Allgemeinmaßnahmen**		
– Häufige Ruhephasen	+++	–
– Flüssigkeitsrestriktion	+++	–
– Kochsalzarme Ernährung	++	–
b) **Pharmakologische Interventionen**		
Etablierte Substanzen:		
– Diuretikum	+++	–
– Digitalis	+++	–
– Vasodilatatoren		
• Hydralazin	++	(+++) in Kombination
• Nitrate	+	und falls hoch dosiert
• Prazosin (α-Blocker)	–	–
• ACE-Inhibitoren	+++	+++

Experimentelle Substanzen:
Bei Phosphodiesterasehemmern (Amrinon, Milrinon), β-Rezeptorenblockern (Xamoterol, Metoprolol) und neueren Vasodilatatoren (Indoramin, Minoxidil) konnte kein durchgängig positiver Einfluß auf die Klinik und Mortalität der Herzinsuffizienz nachgewiesen werden.

Digitalis bei der Therapie der Herzinsuffizienz auch im Zeitalter der ACE-Hemmer-Therapie [133]: Absetzen von Digitalis führte bei Patienten mit chronischer Herzinsuffizienz auch unter ACE-Hemmertherapie zu einer Verschlechterung der Herzinsuffizienz.

Ein zweites, seit über 30 Jahren in der Behandlung der Herzinsuffizienz fest etabliertes Prinzip sind die Diuretika. Da die Verbesserung der klinischen Symptomatik bei akuter un chronischer Gabe von Diuretika unbestritten und vielfach belegt ist, war keine Studie notwendig, um eine Verbesserung der Überlebensrate nach Gabe von Diuretika zu belegen [79]. Die diuretische Behandlung führt zu einer starken Aktivierung des Renin-Angiotensin-Systems und indirekt über Angiotensin II zu einer Aktivierung des sympathischen Nervensystems. Diese Effekte müssen eher als ungünstig betrachtet werden, da beide Systeme bei der Entwicklung, d. h. im frühen Stadium der Herzinsuffizienz, per se schon gesteigert sind [47].

Drittes Standbein einer pharmakologischen Therapie der chronischen Herzinsuffizienz ist die Nachlastsenkung. An über 2000 herzinsuffizienten Patienten wurde bisher die Wirkung von Hydralazin, Nitraten, α-Rezeptorblockern (Prazosin und Trimazosin) sowie ACE-Hemmern untersucht [51]. In randomisiert kontrollierten Studien führte der Einsatz von ACE-Hemmern zu einer signifikanten Reduktion der Letalität infolge dekompensierter Herzinsuffizienz. Auch die randomisierte, prospektive, doppeltblind durchgeführte Studie, die den Einfluß einer Kombinationstherapie von Hydralazin und Isosorbiddinitrat untersuchte, wies einen lebensverlängernden Effekt nach [25]. Da jedoch die Kombinationstherapie hohe Dosierungen der Einzelsubstanzen vorsah und da nur 55% der Patienten diese Dosierung vertrugen, ist die Praktikabilität einer Kombination von Hydralazin (300 mg/Tag) und Isosorbiddinitrat (160 mg/Tag) deutlich eingeschränkt [25]. Die größte positive Wirkung mit Vasodilatatoren bei der chronischen Herzinsuffizienz wurde in Studien nachgewiesen, die ACE-Hemmer mit Placebo verglichen [170]. Die Reduktion der Mortalität war nahezu ausschließlich auf eine Verminderung des myokardialen Pumpversagens zurückzuführen, während die Häufigkeit des plötzlichen Herztodes nicht beeinflußt wurde [170].

Vergleich der Vasodilatoren in der Therapie der Herzinsuffizienz

Hämodynamisch betrachtet kommt es bei der Herzinsuffizienz infolge des myokardialen Pumpversagens zu einer progredienten Verminderung des Schlagvolumens und des Herzzeitvolumens. Reflektorisch werden über Barorezeptoren das sympathische Nervensystem und das Renin-Angiotensin-System stimuliert, woraus eine Erhöhung des totalen peripheren Widerstandes resultiert. Diese Gegenregulation verhindert zwar einen starken Blutdruckabfall, jedoch bedeutet sie eine Erhöhung des Auswurfwiderstands (Nachlast), gegen den das Herz arbeiten muß. Die Langzeittherapie der chronischen Herzinsuffizienz mit Hydralazin oder Dihydralazin bewirkt zwar zunächst eine Erniedrigung des Gefäßwiderstands, führt jedoch zu einer reflektorischen Steigerung des Sympathikotonus und zur Aktivierung des Renin-Angiotensin-Systems, was sich in einem Anstieg der Plasmakatecholamine, der Plasmareninaktivität und der Herzfrequenz äußert [131]. ACE-Hemmer dagegen führen zu einer Hemmung der systemischen und lokalen Synthese von Angiotensin II, was zu einer verminderten Vasokonstriktion der arteriellen Widerstandsgefäße und damit Senkung des totalen peripheren Gefäßwiderstands führt [93]. Zusätzlich zur Nachlastsenkung bewirken die akute und die chronische Gabe von Captopril eine venöse Dilatation und damit eine Senkung der Vorlast [20]. Die fehlende Reflextachykardie trotz peripherer Vasokonstriktion spiegelt potentiell eine sympatholytische Wirkung von ACE-Hemmern wider. Eine sympatholytische Wirkung der ACE-Hemmer hätte insofern Bedeutung, als eine erhöhte Aktivität des sympathischen Nervensystems die Pathogenese maligner Rhythmusstörungen begünstigt [24] und die Prognose der chronischen Herzinsuffizienz beeinflußt [27].

Vergleicht man die Charakteristika der verschiedenen Vasodilatatoren für die Behandlung der Herzinsuffizinz (Tabelle 3), so sind die ACE-Hemmer in ihrem Nutzen Risiko-Profil anderen Vasodilatatoren überlegan: ACE-Hemmer bewirken eine arterielle und venöse Vasodilatation mit konsekutivem Anstieg des Herzminutenvolumens und der Perfusion lebenswischtiger Organe, ohne gleichzeitig eine weitere Stimulation der neuroendokrinen Hormonsysteme (sympathisches Nervensystem, Renin-Angiotensin-Aldosteron-System) hervorzurufen. Weiterhin kommt es bei den ACE-Hemmern im Gegensatz zu den anderen Vasodilatatoren zu keiner Toleranzentwicklung, und die Nebenwirkungsrate ist als gering einzuschätzen. Die therapeutische Wertigkeit von ACE-Hemmern in der Therapie der Herzinsuffizienz kann inzwischen anhand prospektiver Untersuchungen beurteilt werden.

Tabelle 3. Vergleich der Vasodilatoren in der Behandlung der Herzinsuffizienz

	Nitrate	Hydralazin (hohe Dosierung)	Prazosin	ACE-Hemmer
Dilatation				
– arterieller Gefäße	↓	↓↓↓	↓↓↓	↓↓↓
– venöser Gefäße	↓↓	–	–	(↓)
Systemischer Gefäßwiderstand	–	↓↓	↓↓	↓↓
Herzzeitvolumen	–	↑↑	↑↑ (nur kurzzeitig)	↑↑↑
Sympathische Stimulation (z. B. Herzfrequenz)	(↑)	↑↑	–	(↓)
Stimulation des Renin-Angiotensin-Systems (z. B. Anstieg des Renins)	–	↑↑	↑	–
Toleranzentwicklung	ja	?	ja	nein
Nutzen-Risiko-Verhältnis	schlecht	schlecht	schlecht	gut

ACE-Hemmer bei der schweren Herzinsuffizienz (NYHA-Stadium III-IV)

Die Gabe von vasodilatorischen Substanzen bei der Behandlung der schweren, diuretika- und digitalisresistenten Herzinsuffizienz stellt ein gesichertes therapeutisches Prinzip dar. In mehreren klinischen Untersuchungen konnte gezeigt werden, daß ACE-Hemmer die klinische Beschwerdesymptomatik und die Belastungsfähigkeit der Patienten mit schwerer Herzinsuffizienz (NYHA-Stadium III-IV) deutlich verbessern [32, 172]. In der Captopril Multicenter Research Trial war nach 4 Wochen in der mit Captopril behandelten Patientengruppe das Stadium der Herzinsuffizienz geringer ausgeprägt als in der mit Placebo behandelten Kontrollgruppe [21]. Entscheidend war, daß diese therapeutische Wirkungsamkeit nach 4 Wochen nachweisbar war und unverändert nach 12 Wochen fortbestand, d. h. keine Toleranzentwicklung festzustellen war.

Die Cooperative North Scandinvian Enalapril Survival Study (CONSENSUS STUDY) ist die bisher einzige große, doppeltblind randomisierte, kontrollierte Studie [172], die die Auswirkung der ACE-Hemmer auf die Mortalität bei Patienten mit Herzinsuffizienz Stadium III-IV untersuchte (Tabelle 4). In der CONSENSUS-Studie wurden 253 Personen mit NYHA-Stadium IV und Kardiomegalie eingeschlossen. 127 Patienten erhielten Enalapril in einer Dosis von 2,5–40 mg (mittlere Dosis 18,4 mg) und 126 Patienten Placebo nach einer vorhergehenden Therapie von Digitalis und Diuretikum. Die Medikation mit Isosorbiddinitrat, Antiarrhythmika und Antikoagulanzien war zwischen den beiden Therapiegruppen ähnlich verteilt. Aus ethischen Gründen mußte die CONSENSUS-Studie nach 12 Monaten abgebrochen werden, da die Mortalität mit 35% bei den mit ACE-Hemmern behandelten Patienten deutlich niedriger lag als mit 52% bei der Placebogruppe [172]. Vergleicht man die Todesursache in den beiden Behandlungsgruppen, so ist die Lebensverlängerung durch eine Verhinderung des Fortschreitens der Herzinsuffizienz bedingt, während die Inzidenz des plötzlichen Herztodes nicht beeinflußt wurde. Aufgrund dieser Untersuchung kann die Medikation mit ACE-Hemmern bei der Behandlung der schweren Herzinsuffizienz (NYHA-Stadium IV) als gesichert angesehen werden. Ähnliche prospektive Untersuchungen gibt es für Digitalis und Diuretika nicht, obgleich deren Wirksamkeit klinisch unbestritten ist.

ACE-Hemmer bei leichter bis mittelschwerer Herzinsuffizienz (NYHA-Stadium II-III)

Viele groß Untersuchungen gingen bisher der Frage nach, ob ACE-Hemmer im Herzinsuffizienzstadium NYHA-Stadium II-III eine Progression der Herzinsuffizienz verhindern und die Letalität senken können (s. Tabelle 4). In der Münchener Herzinsuffizienzstudie (Munich Mild Heart Failure Trial, MHFT-Studie) wird die Gabe von Captopril mit der von Placebo verglichen [89]. In der Captoprilgruppe war das Pumpversagen des linken Ventrikels (Kriterium war NYHA-Stadium oder Tod) in 10% nach 1 Jahr und in 12% nach 2,6 Jahren aufgetreten, während in

Tabelle 4. Placebokontrollierte Studien von ACE-Hemmern in der Therapie der Herzinsuffizienz (*EF* Auswurffraktion)

Autor Studie	Patienten [n]	Stadium der Herz-insuffizienz	Therapie (Dauer) der Herzinsuffizienz	Klinische Ergebnisse	Mortalitäts-ergebnisse
Captopril Multicen ter Research Trial (1983, 1988) [21]	105	NYHA-Stadium II-III EF 23% im Mittel	Digitalis, Diuretika plus Captopril vs. Placebo (3 und 6 Monate)	1) NYHA-Stadium und 2) Belastungstoleranz unter Captopril signifikant besser geworden	Retrospektive Analyse zeigte nach 6 Monaten signifikante Reduktion der Sterblichkeit bei Patienten im NYHA-Stadium III (4% in der Captopril vs. 21% in der Placebogruppe)
CONSENSUS-Trial Study Group (1987) [166]	253	NYHA-Stadium IV und Kardiomegalie	Digitalis, Diuretika plus Enalapril vs. Placebo (12 Monate, vorzeitiger Studienabbruch)	NYHA-Stadium signifikant durch ACE-Hemmer gebessert	Mortalitätssenkung durch ACE-Hemmer 1) nach 6 Monaten von 44% auf 26%, 2) nach 12 Monaten von 52% auf 36%
Pfeffer et al. (1988) [135]	60	NYHA-Stadium I EF $\leq$ 45% (post Infarkt)	Captopril vs. Placebo (1 Jahr)	Unter Captopril – keine Dilatation des linken Ventrikels, – Senkung des LVEDP, – Zunahme der Belast-barkeit	Keine Aussage möglich (nur 1 Todesfall)
Kleber et al. (1987, 1990) [88] MHFT-Studie	170	NYHA-Stadium II-(III) EF 38% im Mittel	Digitalis, Diuretika plus Captopril vs. Placebo (im Mittel 2,6 Jahre)	Inzidenz des tödlichen oder nicht tödlichen Pump-versagens durch ACE-Hemmer signifikant gesenkt. Nach 1 Jahr von 25% auf 10% und nach 2,6 Jahren von 32% auf 12%	

Studies of Left Ventricular Dysfunction (SOLVD) (1991) [158]	2569	NYHA-Stadium II-III EF < 35 % Therapiearm	Enalapril vs. Placebo (41 Monate)	Entwicklung einer Herzinsuffizienz um 26% vermindert	Mortalitätssenkung 16% (p < 0,0036) (E 35%, P 40%)
The Acute Infarction Ramipril Efficacy Study (AIRE)	2006	NYHA-Stadium II-III (klinische Zeichen der Herzinsuffizienz)	Ramipril vs. Placebo (15 Monate)	Entwicklung einer Herzinsuffizienz vermindert (R 14%, P 18%)	Mortalitätssenkung von 26 % (p = 0,002) (R 17%, P 27%)
Survival and Ventricular Enlargement Trial (SAVE)	2200	NYHA-Stadium I-II EF ≤ 40 %	Captopril vs. Placebo (1 Jahr)	Verhinderung der Ventrikeldilatation	Senkung der Gesamtmortalität um 19%
Studies of Left Ventricular Dysfunction (SOLVD) (1991) [159]	2569	NYHA-Stadium I EF < 35 % Präventionsarm	Enalapril vs. Placebo (4-5 Jahre)	Entwicklung einer Herzinsuffizienz signifikant geringer	Mortalität kein Unterschied (zu wenige Todesälle)

der Placebogruppe dies mit 25 % nach 1 Jahr und 32 % nach 2,6 Jahren signifikant häufiger war. Die Analyse der Todesfälle ergab ein ähnliches Bild: Der ACE-Hemmer Captopril in einer Dosierung von 2mal 25 mg reduzierte die Anzahl der Todesfälle [89]. Eine retrospektive Analyse der Captopril Multicenter Research Trial [21], das primär die klinische Symptomatik und Belastbarkeit als Zielkriterium hatte, ergab nach 6monatiger ACE-Hemmermedikation eine signifikant niedrigere Mortalität. Die kardiale Letalität betrug 4 % unter ACE-Hemmern gegenüber 21 % in der Vergleichsgruppe.

In einer weiteren großen klinischen Untersuchung wurde die Gabe von Captopril (3mal 25–50 mg/Tag) gegenüber der von Digitalis (Digoxin 0, 125–0,375 mg/Tag, je nach Digitalisspiegel) verglichen. Die Patienten hatten eine milde bis mäßige Herzinsuffizienz, ihre Auswurffraktion betrug weniger als 40 %, und alle waren mit Diuretika vorbehandelt. Als Kontrollgruppe diente eine dritte Gruppe von Patienten mit Placebo. Eine Aussage über die Mortalität war nicht möglich, obwohl 300 Patienten eingeschlossen wurden, da die Beobachtungsphase von 6Monaten zu kurz war. Captopril und Digoxin reduzierten beide die Hospitalisierungsrate, wobei Digitalis die Auswurffraktion erhöhte und Captopril u. a. die Belastungstoleranz verbesserte und die ventrikuläre Arrhythmieneigung reduzierte. Das NYHA-Stadium, letztlich der klinisch entscheidende prognostische Faktor, war nur durch die Gabe des ACE-Hemmers signifikant gebessert worden [171].

In 2 weiteren placebokontrollierten prospektiven Studien (Studies of Left Ventricular Dysfunction, SOLVD) wurde Enalapril in der Therapie der Herzinsuffizienz eingesetzt [163, 164]. Alle Patienten mußten eine linksventrikuläre Auswurffraktion von weniger als 35 % und klinische Symptome der Herzinsuffizienz aufweisen (90 % der Patienten waren im NYHA-Stadium II und III), um in den Behandlungsam oder Präventionsarm der SOLVD-Studie aufgenommen zu werden. Die Ergebnisse zeigten klar, daß bei diesen Patienten mit linksventrikulärer Dysfunktion im NYHA-Stadium II-III die Todesrate infolge Herzinsuffizienz in der Behandiungsphase von 41 Monaten um 22 % gesenkt wurde und die stationäre Einweisungsquote wegen Herzinsuffizienz um 26 % geringer war als in der Placebogruppe [163]. Die Mortalität infolge plötzlichen Herztodes wurde dagegen nicht beeinflußt.

Faßt man die Ergebnisse dieser großen Untersuchungen zusammen, so reduzierte die Therapie mit ACE-Hemmern die klinische Herzinsuffizienzsymptomatik, die Hospitalisierungsrate und, besonders wichtig, die Gesamtmortalität [21, 89, 163, 164, 171].

In der VHeft-II-Studie wurde die therapeutische Wirksamkeit verschiedener vasodilatatorischer Substanzen bei über 800 mit Diuretika und Digitalis vorbehandelten Patienten mit Herzinsuffizienz NYHA-Stadium II-III verglichen [26]. Die Mortalität war in der mit ACE-Hemmern (Enalapril 20 mg/Tag) behandelten Gruppe mit 18 % signifikant niedriger als in der mit Hydralazin (300 mg/Tag) und Isosorbitdinitrat (160 mg/Tag) therapierten Patientengruppe (18 % vs. 25 %). Diese Mortalitätssenkung beruhte im Gegensatz zu den anderen Untersuchungen auf der Verminderung der Anzahl der plötzlichen Herztodesfälle [26]. Entscheidend ist jedoch, daß der pathophysiologisch abgeleitete Therapieansatz der ACE-Hemmer (Vasodilatation plus Blockierung der neuroendokrinen Stimulation) sich als überlegenes Therapieprinzip herausgestellt hat.

ACE-Hemmer nach Myokardinfarkt

An dieser Stelle erhebt sich die Frage, in welchem Stadium der Herzinsuffizienz eine vasodilatatorische Therapie mit ACE-Hemmern begonnen werden sollte, um möglichst effektiv die Progression einer Herzinsuffizienz zu verhindern. Da die Überlebensrate nach einem Herzinfarkt in enger Beziehung zur Größe des linken Ventrikels steht, erscheint die Verhinderung einer Dilatation des linken Ventrikels nach Myokardinfarkt erstrebenswert [61]. Pfeffer et al. [138] untersuchten bei 60 Herzinfarktpatienten, die eine Auswurffraktion von weniger als 45% hatten, klinisch jedoch asymptomatisch waren (NYHA-Stadium I), den klinischen Verlauf und die Überlebensrate nach ACE-Hemmergabe. Unter der Medikation mit ACE-Hemmern konnte eine Dilatation des linken Ventrikels verhindert werden, die sich in der Kontrollgruppe v. a. bei Patienten mit ausgeprägter Wandbewegungsstörung oder mit einer verschlossenen Koronararterie einstellte [138]. Der linksventrikuläre enddiastolische Druck war signifikant niedriger und die Belastbarkeit der Patienten erhöht, wenn sie ACE-Hemmer unmittelbar nach dem Myokardinfarkt erhalten hatten. Angesichts des asymptomatischen Stadiums der Herzinsuffizienz war die Beobachtungszeit jedoch zu kurz, um eine Aussage über die Letalität machen zu können.

Interessant ist eine analoge Untersuchung von Sharpe et al. [162], die die ACE-Hemmergabe nicht nur gegenüber Placebo, sondern durch gegenüber Furosemid verglichen (Tabelle 5). Der natürliche Verlauf der kardialen Dilatation nach einem großen Myokardinfarkt konnte durch Captopril verhindert werden, nicht jedoch durch die Medikation mit Furosemid. Die Therapie mit einem Diuretikum zeigte analog zu der Placebogabe eine kontinuierliche Zunahme des enddiastolischen Durchmessers [162]. Unbeanwortet ist die Frage, wann eine Therapie mit einem ACE-Hemmer nach einem Herzinfarkt begonnen werden sollte. Pfeffer et al. [134] begannen im Mittel 18 Tage nach einem Vorderwandinfarkt mit der Medikation, Sharpe et al. [162] dagegen bereits nach einer Woche. In der Survival and Ventricular Enlargement Trial (SAVE-Studie) und in der Acute-Infarction-Ramipril-Efficacy-Studie (AIRE-Studie) werden die Patienten zwischen dem 3. und 16. Tag nach dem Myokardinfarkt der Placebo- oder ACE-Hemmer-Gruppe zugeteilt, so daß insgesamt eher ein früher Therapiebeginn (jedoch nicht innerhalb der ersten 48 h) angestrebt wird [163a, 135a]. Ein weiterer interessanter Gesichtspunkt, der den frühen Einsatz von ACE-Hemmern favorisiert, ist die potentielle antiischämische Wirkung der ACE-Hemmung, die in klinischen und experimentellen Untersuchungen beschrieben wurde (Übersicht in [41]).

Einen Schritt weiter führte die Acute-Infarction-Ramipril-Efficacy-Studie (AIRE-Studie), die im Gegensatz zur SAVE-Studie die Auswurffraktion nicht kostenaufwendig bestimmte, sondern aufgrund klinischer Zeichen einer Herzinsuffizienz einen Einschluß in die AIRE-Studie vornahm (Anamnese, Tachykardie,

Tabelle 5. Vergleichsstudien mit ACE-Hemmern in der Therapie der Herzinsuffizienz (*EF* Auswurffraktion)

Autor Studie	Patienten [n]	Stadium der Herzinsuffizienz	Therapie (Dauer) der Herzinsuffizienz	Klinische Ergebnisse	Mortalitäts- ergebnisse
Captopril-Digoxin-Multicenterstudie (1988) [165]	300	NYHA-Stadium II-III EF ≤ 40%	Diuretika plus 1) Placebo oder 2) Digoxin oder 3) Captopril (6 Monate)	Captopril verbesserte – Belastungstoleranz, – NYHA-Stadium, – ventrikuläre Extrasystolie; Digoxin verbesserte – Auswurffraktion	Keine Aussage möglich, da Therapiedauer zu kurz (Hospitalisierungs-rate durch Captopril und Digoxin reduziert)
Sharpe et al. (1988) [157]	60	NYHA-Stadium I EF ≤ 45% (post Infarkt)	Captopril vs. Furosemid vs. Placebo (1 Jahr)	Captopril verhinderte Dilatation des linken Ventrikels und bewirkte Anstieg der EF; unter Furosemid und Placebo kam es zur Ventrikeldilatation	Kein Unterschied inner-halb eines Jahres
V-HEFT-II-Studie [26]	804	NYHA-Stadium II-III	Enalapril vs. Isosorbid-dinitrat und Dihydralazin (2 Jahre)	Auswurffraktion und maximale Belastungs-toleranz unter Isosorbiddinitrat und Dihydralazin besser	ACE-Hemmer Therapie bewirkte geringere Letalität (Senkung um 28% in 2 Jahren) (Re-duktion des plötzlichen Herztodes)

Auskultationsbefund der Lunge, Röntgen des Thorax). Etwa 2000 herzinsuffizienten Patienten erhielten zwischen dem 2. und 9. Tag nach einem Myokardinfarkt einen ACE-Hemmer oder Placebo. Die Studienergebnisse zeigten, daß die Gesamtmortalität um 26 % (p = 0,002) gesenkt werden konnte: Sie betrug bei den mit ACE-Hemmer behandelten Patienten 17 % und bei den mit Placebo behandelten Patienten 27 %. Weiterhin konnte die Entwicklung einer Herzinsuffizienz von 18 % auf 14 % gesenkt werden. Insofern konnte bei dieser Untersuchung mit Ramipril herausgearbeitet werden, daß für den Einsatz von ACE-Hemmern in der Therapie der Herzinsuffizienz auch klinische Kriterien einer Herzinsuffizienz als diagnostische Leitlinie genommen werden können.

In einer letztlich noch unveröffentlichten Studie, der GISSI-3-Studie, wurde nach vorläufigen Ergebnissen gefunden, daß bei fast 20 000 Infarktpatienten eine Behandlung mit Nitraten und/oder ACE-Hemmern eine Verbesserung der Überlebenschancen erzielt werden kann, wenn der ACE-Hemmer bereits am ersten Tag eingesetzt wird. Diese Untersuchung ist insofern wichtig, da hier erstmalig gezeigt werden konnte, daß im Gegensatz zur CONSENSUS-II-Studie ein positiver Effekt bei einem unmittelbaren Einsatz von ACE-Hemmern in der Postinfarktphase (erster Tag nach Infarkt) nachgewiesen wurde. Diese Ergebnisse sind jedoch noch nicht publiziert. Gesichert ist jedoch, daß eine Verhinderung der Herzinsuffizienz und insbesondere ein Senkung der Gesamtmortalität bei Herzinfarktpatienten durch die Gabe von ACE-Hemmern mehrfach bewiesen wurde.

ACE-Hemmer bei asymptomatischer Herzinsuffizienz (NYHA-Stadium I)

In einer klinischen Untersuchung wurde die Wirksamkeit der ACE-Hermmer zur Verhinderung der Progression einer Herzinsuffizienz verglichen. In dieser Untersuchung wurden 14 Patienten mit milder, seit 3 Monaten stabiler Herzinsuffizienz infolge koronarer Herzerkrankung oder dilatativer Kardiomyopathie untersucht. Vier der 14 Patienten entwickelten unter ACE-Hemmertherapie (ohne gleichzeitige Gabe von Diuretikum) ein Lungenödem. Die Schlußfolgerung der Autoren ist, daß ACE-Hemmer allein nicht immer eine ausreichende Therapie bei Patienten mit milder Herzinsuffizienz darstellen, um eine Progression zu verhindern [151]. Eine ähnliche Beobachtung wurde bei weiteren 10 Patienten mit mäßiggradiger Herzinsuffizienz (NYHA-Stadium II) gemacht, bei denen die Rekompensation und die klinische Symptomatik nach Dosissteigerung des Diuretikums besser war als nach Zugabe eines ACE-Hemmers [30]. Die Ergebnisse dieser Untersuchung sind jedoch durch die geringe Fallzahl von 10 bzw. 14 Patienten in ihrer Wertung deutlich limitiert.

Ob ACE-Hemmer die Progression und letztlich die Letalität von Patienten mit milder Herzinsuffizienz, also im frühen Stadium (NYHA-Stadium I) verbessern, beantwortete letztlich der Präventionsteil der Studies on Left Ventricular Dysfunction (SOLVD-Studie). In diese Studie wurden 4600 asymptomatische Patienten mit einer Auswuffraktion < 35 % eingeschlossen. Die Ergebnisse bei Patienten mit symptomatischer Herzinsuffizienz, überwiegend NYHA-Stadium

II-III (Therapiearm von SOLVD), wurden oben diskutiert [163]. Die Ergebnisse bei Patienten mit asymptomatischer Herzinsuffizienz (NYHA-Stadium I), aber eingeschränkter Pumpfunktion, wurden inzwischen publiziert [164]. Hierbei zeigte sich, daß die Entwicklung einer klinisch manifesten Herzinsuffizienz, die Notwendigkeit eines stationären Krankenhausaufenthalts und die Inzidenz der koronaren Herzkrankheit in der mit ACE-Hemmern (hier: Enalapril 20 mg/Tag) behandelten Gruppe gegenüber der Placebogruppe signifikant niedriger war. Insofern läßt sich ab heute die Schlußfolgerung ableiten, daß bei verminderter Auswurffraktion (echokardiographisch, nuklearmedizinisch oder angiographisch < 35%) die ACE-Hemmertherapie eine effektive präventive Therapie ist. Unterstützt werden diese Befunde durch die CONSENSUS-Studie, die einen indirekten Beweis für die Wirksamkeit von ACE-Hemmern bietet. Untersucht man die Patienten der CONSENSUS-Studie, die nicht mit Vasodilatatoren vorbehandelt waren, demzufolge eine leichte Herzinsuffizienz hatten, so war der Effekt auf die Überlebensrate nach 3 Monaten marginal, nach 6 und 12 Monaten jedoch zunehmend deutlicher nachweisbar [170]. Diese Post-hoc-Analyse würde daher die Schlußfolgerung nahelegen, daß ACE-Hemmer einen prognostisch um so günstigeren Effekt haben, je früher sie eingesetzt werden.

ACE-Hemmer und die Gefahr der Entwicklung einer Niereninsuffizienz

Bei der manifesten Herzinsuffizienz kommt es infolge der Reduktion des Herzminutenvolumens zu einer Minderperfusion der Nieren, jedoch wird durch renale autoregulatorische Prozesse die Nierenfunktion aufrechterhalten. Die Stimulation des Renin-Angiotensin-Aldosteron-Systems führt zu einer Vasokonstriktion am Vas efferens der Glomerula, wodurch der intraglomeruläre Druck und damit der Filtrationsdruck ansteigt und die glomeruläre Filtrationsrate aufrechterhalten wird. Eine Blockade des Konversionsenzyms führt zwar zu einer Steigerung des Herzminutenvolumens und damit zu einer verbesserten Perfusion der Niere [31], jedoch wird die kompensatorische Gegenregulation durch Angiotensin II blockiert: Es kommt zu einer Vasodilatation am Vas efferens, die glomeruläre Filtrationsrate fällt ab.

Im Einzelfall ist schwer vorherzusagen, ob die vermehrte Durchblutung der Nieren die Abnahme des Filtrationsdrucks kompensiert. Insbesondere Situationen, in denen es zu einer verstärkten Stimulation des Renin-Angiotensin-Systems kommt, disponieren zu der Entwicklung einer Niereninsuffizienz [132]. Die Vorbehandlung mit hochdosierten Diuretika, Hyponatriämie und intravasale Hypovolämie, die alle zu einer exzessiven Stimulation des Renin-Angiotensin-Systems führen, sowie Diabetes mellitus, der renal durch eine glomeruläre Hyperfiltration gekennzeichnet ist, sind Risikofaktoren für die Entwicklung einer Niereninsuffizienz bei der Therapie der Herzinsuffizienz mit ACE-Hemmern.

Um eine symptomatische Hypotonie nach ACE-Hemmern zu verhindern, wird prinzipiell die Verwendung niedriger Dosen von Captopril, Enalapril (2,5 mg) und Ramipril (2,5 mg) als Initialdosis empfohlen. Im Falle eines deutlichen Kreatininanstiegs oder einer symptomatischen Hypotonie sollte entweder die Diuretikadosis reduziert oder die diätetische Natriumzufuhr unter Kontrolle der harnpflichtigen Substanzen erhöht werden. Zu erwähnen ist, daß bei Vorbestehen einer Niereninsuffizienz die Dosis der ACE-Hemmer der jeweiligen Nierenfunktion anzupassen ist [104].

Packer et al. [134] betonten, daß die Anwendung von langwirksamen ACE-Hemmern ebenfalls ein Risikofaktor für die Entwicklung einer Niereninsuffizienz bei der Behandlung des myokardialen Pumpversagens darstellt. Diese Hypothese wird durch 2 randomisierte Untersuchungen bestätigt, in denen eine Verschlechterung von Nierenfunktionsparametern unter dem kurzwirksamen ACE-Hemmer Captopril seltener zu beobachten war als nach Gabe der ACE-Hemmer Enalapril [134] und Lisinopril [142]. In einer weiteren klinischen Untersuchung fand sich ebenfalls ein Anstieg von Serumkreatinin- und Serumharnstoffwerten häufiger nach Lisinoprilmedikation als unter Captoprilgabe [57]. Eine Hypothese, die diese Befunde erklärt, orientiert sich an pharmakokinetischen Daten: Kurzwirksame ACE-Hemmer erlauben eine intermittierende Rekompensation der renalen Autoregulation (intermittierender Anstieg der Vasokonstriktion am Vas efferens mit Erhöhung des Filtrationsdrucks), da die Blockade der Angiotensin-II-Synthese intermittierend erfolgt und der arterielle Blutdruck (und damit der renale Perfusionsdruck) nur intermittierend abfällt [132, 134].

Aus nephrologischer Sicht ist diese Wirkung kurzwirksamer ACE-Hemmer in der Therapie der chronischen Herzinsuffizienz nicht entscheidend, da die Anzahl der akuten Nierenversagen in keiner der prospektiven Studien erhöht war. Es kommt bei den meisten Patienten nur zu einem geringfügigen Kreatininanstieg (< 0,6 mg/dl) [134], und die klinische Relevanz der Änderung der Nierenfunktionsparameter scheint für die Prognose der Patienten eher von untergeordneter Bedeutung zu sein [50].

Eine akute Niereninsuffizienz bei der Therapie der Herzinsuffizienz mit ACE-Hemmern ist dagegen viel häufiger auf eine signifikante beidseitige Nierenarterienstenose zurückzuführen, die bei 7 % der Patienten mit Herzinsuffizienz nachweisbar war [115]. Differentialdiagnostisch ist daher bei einem signifikanten Anstieg des Serumkreatinins (> 40 % nach 3–7 Tagen) an eine beidseitige Nierenarterienstenose im Rahmen eines allgemeinen Gefäßleidens zu denken.

Zusammenfassung: Stellenwert der ACE-Hemmer in der Behandlung der Herzinsuffizienz

Die Therapie der Herzinsuffizienz mit ACE-Hemmern hat gegenüber anderen vasodilatatorischen Substanzen den Vorteil, daß die ACE-Hemmer der Stimulation des Renin-Angiotensin-Systems und der erhöhten Aktivität des sympathischen Nervensystems entgegenwirken. Ein weiterer Vorteil der Gabe von ACE-Hemmern besteht in ihrer niedrigen Nebenwirkungsrate und fehlenden Toleranzentwicklung. Nur sehr selten kommt es zu einem signifikanten Anstieg von harnpflichtigen Substanzen mit der potentiellen Entwicklung einer Niereninsuffizienz. Auf eine adäquate Dosisreduktion bei gleichzeitigem Bestehen einer Niereninsuffizienz muß jedoch geachtet werden.

Die viel diskutierte Frage, in welchem Stadium der Herzinsuffizienz die ACE-Hemmertherapie indiziert ist, läßt sich inzwischen durch die weiteren Ergebnisse der AIRE-, SAVE- und SOLVD-Studien besser beantworten. Die prospektiven Untersuchungen haben klar belegt, daß ACE-Hemmer die Mortalität bei der Herzinsuffizienz im NYHA-Stadium IV und ebenfalls im NYHA-Stadium II und III signifikant vermindern; ferner daß bei eingeschränkter linksventrikulärer Funktion die Progression und Entwicklung einer Herzinsuffizienz durch ACE-Hemmer gestoppt oder zumindest verlangsamt wird [182a]. Im Vergleich zu Digitalis ergibt sich eine positive Wirkung auf die Belastungsfähigkeit und Besserung des klinischen Schweregrades der Herzinsuffizienz, während Digitalis selbst die Auswurffraktion verbesserte. Als Mittel der ersten Wahl in der Therapie der Herzinsuffizienz im NYHA-Stadium I-II können daher die ACE-Hemmer auch bei Infarktpatienten empfohlen werden, da sie im Vergleich zu Diuretika eine Dilatation des linken Ventrikels verhindern können.

Niereninsuffizienz

Progressionsfaktoren der Niereninsuffizienz

Wenig Fortschritte sind in den letzten Jahren erzielt worden, um den natürlichen Verlauf einer chronischen Niereninsuffizienz zu beeinflussen. Bei der interstitiellen Nephritis infolge chronischem Analgetikaabusus kann durch Weglassen der Noxe und bei primär chronischen Glomerulonephritiden vereinzelt durch spezifische immunsuppressive Therapie die Progression der Nierenerkrankung verhindert werden. Ab einem gewissen Verlust von Nierengewebe scheint jedoch die Progression der Nierenerkrankung unabhängig von deren Ätiologie fortzuschreiten.

Die arterielle Hypertonie, die bei mehr als 60 % der Patienten mit chronischer Glomerulonephritis anzutreffen ist [36], wird allgemein als ein Progressionsfaktor der Niereninsuffizienz angesehen. Für die diabetische Nephropathie sind inzwischen mehrere Beweise dafür erbracht worden, daß ein erhöhter Blutdruck im systemischen Kreislauf mit einem beschleunigten Verlust glomerulärer Filtration einhergeht [123, 180] und daß dieser Prozeß durch eine effektive antihypertensive Therapie umkehrbar ist. Interessant ist eine weitere Untersuchung, in der sich eine diabetische Nephropathie innerhalb von 20 Jahren nach Auftreten des Diabetes mellitus bei Patienten mit familiärer Disposition zur arteriellen Hypertonie häufiger entwickelte als bei denen ohne familiäre Disposition zur arteriellen Hypertonie [94]. Für die nichtdiabetische chronische Niereninsuffizienz gibt es ebenfalls Belege, die den Einfluß der arteriellen Hypertonie auf die Beschleunigung einer chronischen Niereninsuffizienz dokumentieren, wenn auch die Befunde nicht einhellig sind. Bei 30 Patienten mit primär chronischer Glomerulonephritis hatte der mittlere arterielle Blutdruck zum Zeitpunkt der

Nierenpunktion Vorhersagewert für den Verlust der glomerulären Filtrationsrate nach 2 Jahren [143]. Bei Patienten mit Glomerulonephritis wurde dieser Befund bestätigt, indem eine Beziehung zwischen arteriellem Blutdruck zum Zeitpunkt der Nierenbiopsie und histologischen Kennzeichen einer schlechten renalen Funktionsprognose sowie zunehmendem Nierenfunktionsverlust bei klinischen Verlaufsbeobachtungen bestand [90]. Untersuchungen, die die bestimmung der glomerulären Filtrationsrate als Kriterium für den Verlust der Nierenfunktion nahmen, konnten keine enge Beziehung zwischen arterieller Blutdruckhöhe und Nierenfunktionsverlust feststellen, während andere Gruppen eine derartige Beziehung beobachteten [184]. Daten einer groß angelegten prospektiven Studie ergaben jedoch unter Verwendung derselben Methodik eine signifikante Beziehung zwischen arterieller Blutdruckhöhe und Abnahme der glomerulären Filtrationsrate [87]. Ob auch ein hochnormaler Blutdruck den Nierenfunktionsverlust beschleunigt, ist nur vereinzelt untersucht worden. Ergebnisse dieser erwähnten prospektiven Untersuchung (Modification of Diet in Renal Disease, MDRD-Studie) dokumentieren eine Beziehung zwischen der Höhe des mittleren arteriellen Blutdrucks und der Abnahme der glomerulären Filtrationsrate auch bei den Patienten mit einem mittleren arteriellen Blutdruck < 107 mm Hg, d. h. innerhalb des normotonen Bereichs [87, 88]. Insgesamt kann daher die arterielle Hypertonie als ein entscheidender Faktor für die Progression von Nierenerkrankungen angesehen werden.

Neben diesen hämodynamischen Faktoren werden anderen Mediatoren für den Nierenfunktionsverlust postuliert. Die Hypothesen beruhen auf experimentellen und klinischen Untersuchungen, in denen der Verlauf der Nierenfunktionsverschlechterung durch therapeutische Maßnahmen beeinflußt wurde. Heparin konnte in manchen Studien das Auftreten einer Glomerulosklerose verlangsamen, ohne den systemischen Blutdruck oder die intrarenale Hämodynamik zu beeinflussen. Die Verlangsamung der Nierenfunktion wurde den zellwachstumshemmenden Eigenschaften von Heparin zugeschrieben. So konnte in Zellkulturen gezeigt werden, daß Heparin dosisabhängig das Wachstum der glomerulären Mesagiumzellen hemmt [23, 77]. Experimentelle und klinische Beweise existieren ebenfalls dafür, daß eine Beeinflussung erhöhter Cholesterinspiegel im Serum die Entwicklung einer Glomerulosklerose beeinflussen und umgekehrt eine Senkung von Plasmalipidspiegeln den natürlichen Verlauf der Niereninsuffizienz verhindern kann [56, 85]. Eine metabolische Azidose und Hyperparathyreodismus (erhöhter Parathormonspiegel, erhöhtes Kalziumphosphatprodukt) werden als weitere Parameter einer Nierenfunktionsverschlechterung diskutiert, jedoch erfolgt die Bewertung dieser nichthämodynamischen Progressionsfaktoren einer Niereninsuffizienz unterschiedlich [184].

Nephoprotektive Eigenschaften den ACE-Hemmer: hämodynamische Wirkungen

Mehrere klinische Untersuchungen sind bisher veröffentlich worden, die die Wirkung einer antihypertensiven Therapie (unabhängig von der angewandten

Medikation) auf die Progression der Niereninsuffizienz analysierten. Die meisten Untersuchungen fanden einen protektiven Einfluß einer konsequenten Blutdrucksenkung auf die Entwicklung einer Glomerulosklerose, wenn auch diese Wirkung nicht durchgängig nachgewiesen wurde (Übersicht in [184]). Die Abnahme der Nierenfunktionsrate bei der diabetischen Nephropathie konnte durch eine frühe aggressive antihypertensive Therapie vermindert werden [124, 136]; auch bei der nichtdiabetischen chronischen Niereninsuffizienz war eine engmaschige und gute Blutdruckeinstellung mit einer Verlangsamung der Entwicklung einer chronischen Nierensuffizienz gekoppelt [12, 16]. In einer anderen Untersuchung wurde die antihypertensive Therapie bei 12 niereninsuffizienten Patienten abgesetzt; die Progression der Nierenerkrankung war 2fach schneller als bei den 16 Patienten, die weiterhin antihypertensiv behandelt wurden [7]. Andere Untersucher fanden jedoch keine enge Korrelation zwischen einer Verschlechterung der Kreatininclearance und der Höhe des mittleren arteriellen Blutdrucks bei 167 Patienten mit unterschiedlichen Nierenerkrankungen [62]. Dieselben Autoren berichteten jedoch von einem früheren Beginn der Hämodialysebehandlung bei Patienten mit arterieller Hypertonie, was indirekt jedoch die Bedeutung der Hypertonie erkennen läßt [62]. In einer weiteren Untersuchung konnte nur bei polyzystischen Nierenerkrankungen eine Progression der Niereninsuffizienz durch eine konsequente Blutdrucksenkung verhindert werden, nicht jedoch bei anderen Erkrankungen [154]. Für die essentielle Hypertonie konnte in allen Studien bewiesen werden, daß die Entwicklung einer hypertensiven Nephropathie und hochdruckbedingten Niereninsuffizienz durch eine adäquate Blutdruckkontrolle verlangsamt oder sogar verhindert werden konnte [33, 40, 103, 128, 140, 183].

Wie oben ausgeführt, haben sich ACE-Hemmer als nebenwirkungsarme effektive blutdrucksenkende Medikamente bei der arteriellen Hypertonie erwiesen. Wiederholt wurde postuliert, daß die ACE-Hemmer ihre hämodynamischen protektiven Eigenschaften auf die Progression einer Niereninsuffizienz nicht nur durch eine Senkung des arteriellen Blutdrucks im systemischen Kreislauf entfalten, sondern auch durch eine Senkung des intraglomerulären Drucks. Eine Erhöhung des intrakapillären Drucks im Glomerulum verursacht nach mehreren experimentellen Untersuchungen eine zunehmende Glomerulosklerose, und umgekehrt kann eine Senkung des intraglomerulären Drucks den Nierenfunktionsverlust verhindern [4, 73]. Bei spontan hypertensiven Ratten wurde ebenfalls eine Zunahme des intraglomerulären Drucks nach Anstieg des Blutdrucks beobachtet [91], und beim Menschen wurde bei einem Teil der essentiellen Hypertonikern eine glomeruläre Hyperfiltration als Ausdruck hypertoniebedingter Endorganschädigungen gefunden [159, 160]. Als klinisches Korrelat einer veränderten intrarenalen Hämodynamik wird der Nachweis einer Mikroalbuminurie angesehen, wenn auch sicherlich noch andere Faktoren eine Mikroalbuminurie verursachen.

Da die Erhöhung des intraglomerulären Drucks auf einer Angiotensi-II-vermittelte Vasokonstriktion am Vas efferens beruht, führen ACE-Hemmer durch Blockade dieser Vasokonstriktion am Vas efferens zu einer Senkung des intraglomerulären Drucks und damit möglicherweise zu einer verlangsamten Entwicklung einer Glomerulosklerose. In experimentellen Untersuchungen wurde eine Senkung des intraglomerulären Drucks nach ACE-Hemmertherapie verifiziert [73]. Weiterhin verhinderten ACE-Hemmer im Vergleich zu einer Kombination von Reserpin, Thiaziddiuretikum und Hydralazin das Auftreten einer Glomerulosklerose wirkungsvoller, so daß die nephroprotektiven Eigenschaften der ACE-Hemmer nicht nur auf eine Senkung des Blutdrucks, sondern auch auf eine Reduktion des intraglomerulären Drucks zurückzuführen waren [4]. Ob sich diese experimentellen Befunde auch bei klinischen Untersuchungen bestätigen, wird im folgenden noch näher diskutiert werden. Große, doppeltblind durchgeführte, randomisierte kontrollierte klinische Untersuchungen, die die Wirkung von ACE-Hemmern gegenüber eine konventionellen antihypertensiven Therapie bei Patienten mit chronischer Niereninsuffizienz vergleichen, sind zum jetzigen Zeitpunkt nur teilweise abgeschlossen.

Nichthämodynamische Eigenschaften von ACE-Hemmern

Die ACE-Hemmer können jedoch nicht nur durch ihre Wirkung auf den systemischen Blutdruck und die Beeinflussung der intrarenalen Hämodynamik nephroprotektiv wirken. Ihre nichthämodynamischen Eigenschaften sind in jüngster Zeit Gegenstand intensiver Forschung gewesen. In mehreren Tiermodellen konnte eine Verhinderung der Entwicklung einer Glomerulosklerose durch ACE-Hemmer nachgewiesen werden, obgleich ein normaler Blutdruck im systemischen Kreislauf und ein normaler Druck im Glomerulum vorlagen [194]. Diese Beobachtung wird durch nichthämodynamische Eigenschaften der ACE-Hemmer erklärt. So konnte bei Tiermodellen, bei denen keine intraglomeruläre Hypertonie vorlag, durch Zugabe von ACE-Hemmern die Entwicklung einer Glomerulosklerose abgeschwächt werden, ohne daß der intrakapilläre Druck beeinflußt wurde [44, 130]. Diese Wirkung wurde sowohl für Captopril [45] als auch für Enalapril beschrieben [130]. Morphologisch wurde eine Reduktion der Glomerulosklerose nach ACE-Hemmergabe um das 5fache gefunden [130]. Dieser nephroprotektive Mechanismus der ACE-Hemmer ist nicht ganz verständlich, jedoch wird eine Beeinflussung des tubulären und glomerulären Zellwachstums durch Hemmung der Synthese von Angiotensin II vermutet [194]. Angiotensin II ist als eine mitogene Substanz in Fibroblastenkulturen nachgewiesen [53] und verstärkt die proliferative Wirkung des „epithel growh factor" (EGF) auf Tubuluszellen [129]. Aufgrund dieser experimentellen Untersuchungen wurde die Arbeitshypothese aufgestellt, daß die ACE-Hemmer durch Blockierung der wachstumsfördernden Wirkung von Angiotensin II unabhängig von einer Beeinflussung der systemischen und intrarenalen Hämodynamik die Progression des Nierenfunktionsverlusts verhindern können. Als weitere pathogenetisch bedeutsame Faktoren sind eine Beeinflussung des Ultrafiltrationskoeffizienten und der größenselektiven Permeabilität der glomerulären Basalmembran durch die Beeinflussung der Angiotensin-II-vermittelten Kontraktion der Mesangiumzellen zu nennen. So konnte unter der Therapie mit dem ACE-Hemmer Enalapril eine verringerte Durchlässigkeit für hochmolekulare Eiweiße bei der IgA-Nephropathie bewiesen werden [148, 149].

Beeinflussung der diabetischen Nephropathie durch ACE-Hemmer

Im Stadium der manifesten diabetischen Nephropathie mit Proteinurie und Einschränkung der glomerulären Filtrationsrate kann eine konsequente Einstellung der diabetischen Stoffwechsellage die Progression der Niereninsuffizienz nicht mehr verhindern. Umgekehrt gibt es mehrere Untersuchungen, wenn auch nicht unwidersprochene daß eine antihypertensive Therapie die Entwicklung einer chronischen, diabetesbedingten Niereninsuffizienz verhindern kann (Tabelle 6) [12, 14, 124, 135, 136]. Bei diesen Studien war gegenüber einem historischen Vergleich die Abnahme der Nierenfunktion unter ACE-Hemmern geringer ausgeprägt, und Parving et al. [135] errechneten einen Verlangsamungsfaktor von 2 bei der mit ACE-Hemmern behandelten Patientengruppe gegenüber der Kontrollgruppe. Unterstützt werden diese Befunde durch einzelne klinische Fallberichte von Patienten mit Diabetes mellitus und einseitiger Nierenarterienstenose: Eine diabetische Glomerulosklerose trat nur bei der nichtstenosierten Niere auf, während bei der stenosierten Niere keine histologischen Veränderungen gefunden wurden [9]. Offensichtlich wird durch die Stenose die deletäre Wirkung des erhöhten Drucks im systemischen Krieslauf auf die Niere vermieden.

Bei der manifesten diabetischen Nephropathie wird durch die Therapie mit ACE-Hemmern die Proteinurie in unterschiedlichem Maße beeinflußt [14, 70, 107, 116, 125, 135, 137, 167, 176]. Wie aus Tabelle 6 zu erkennen ist, ist die Beeinflussung der Proteinurie nicht zwangsläufig mit einer Veränderung der Nierenfunktion gekoppelt. Während einzelne Autoren eine Reduktion der Proteinurie um 50% berichteten [167], fanden andere Untersucher keinen signi-fikanten Einfluß auf die Proteinausscheidung nach Zugabe von ACE-Hemmern bei klinisch manifester diabetischer Nephropathie [14, 125, 176]. Kritisch anzumerken ist weiter, daß eine Beeinflussung der Proteinurie per se nicht eine Verminderung der Progression der Niereninsuffizienz bedeutet. Bei experimentellen Untersuchungen von Ratten verringerte zwar die ACE-Hemmertherapie die glomeruläre Filtration von Makromolekülen und gleichzeitig die glomerulären Schädigungen, jedoch ist eine enge Beziehung zwischen Proteinurie und Abnahme der glomerulären Filtrationsrate bei diabetischen Patienten nicht festzustellen [145].

Im frühen Stadium einer diabetischen Nephropathie, in dem eine optimale Einstellung der diabetischen Stoffwechsellage die Progression der Mikroalbuminurie und die diabetische Glomerulosklerose verhindern kann [11], wurde ebenfalls der Einfluß von antihypertensiven Substanzen auf die Mikroalbuminurie untersucht [69, 105, 122]. Sowohl die Therapie mit Clonidin als auch in 2 Untersuchungen mit ACE-Hemmern führten zu einer Abnahme der Mikroalbuminurie [69, 105, 122], und in einer Untersuchung wurde eine Verbesserung der glomerulären Filtration registriert [105]. In diesem Zusammenhang sie an die Untersuchungen erinnert, bei denen ein hochnormaler Blutdruck mit einer Progression der Niereninsuffizienz korrelierte [87, 88]. Hieraus wäre daher die Forderung

Tabelle 6. Klinische Untersuchungen über die nephroprotektive Wirkung einer (antihypertensiven) Therapie mit ACE-Hemmern bei der diabetischen Nephropathie

Autoren Proteinurie	Patienten [n]	Beobachtungsdauer (Monate)	Arterieller Blutdruck	Nierenfunktion (ΔGFR)[a]	Albuminurie/
a) *Hypertone Diabetiker*					
Taguma et al. (1985) [162]	10	2	↓↓	unverändert	↓↓↓
Hommel et al. (1986) [69]	16	3	↓↓	verschlechtert	↓↓
Björck et al. (1986) [14]	14	24	↓↓	verbessert	=
Passa et al. (1987) [134]	11	12	0	unverändert	nicht verwertbar
Valvo et al. (1988) [170]	12	6	↓↓	unverändert	=
Parving et al. (1988) [132]	14	30	↓↓	verbessert	↓↓
Morelli et al. (1989) [123]	13	3	↓	unverändert	=
b) *Normotone Diabetiker*					
Marre et al. (1987) [103]	8	6	↓	verbessert	↓↓
Mimran et al. (1989) [120]	10	1,5	↓	unverändert	↓↓
Mathiesen et al. (1991) [105]	46	48	=	unverändert	↓↓
Melbourne Diabetic Nephropathy Study Group (1990) [114]	30	12	↓↓	unverändert	↓↓

[a] ΔGFR: Signifikante Änderung der glomerulären Filtration gegenüber der Ausgangssituation.

abzuleiten, daß bei Patienten im frühen Stadium der diabetischen Nephropathie auch ein hochnormaler Blutdruck (d. h. innerhalb des normalen Bereichs) zu behandeln ist. ACE-Hemmer haben hierbei den Vorteil, nicht dur durch hämodynamische, sondern auch durch nichthämodynamische Mechanismen die Progression der Niereninsuffizienz verhindern zu können. So konnten Björck et al. [14] durch eine zusätzliche Medikation mit ACE-Hemmern bei 14 insulinpflichtigen diabetischen Patienten mit Nephropathie und Hochdruck den systemischen Blutdruck nur geringfügig von 163/87 auf 155/94 mmHg im Mittel senken, andererseits jedoch eine deutliche Reduktion der glomerulären Filtrationsrate von 0,17 auf 0,04 ml/min/Jahr dokumentieren. Aufgrund der Diskrepanz zwischen Blutdrucksenkung und drastischer Verlangsamung der Verschlechterung der Nierenfunktion kann auf nichthämodynamische Wirkungen der ACE-Hemmer zur Verlangsamung der Nierenfunktionsverlustrate geschlossen werden.

In 2 neueren vergleichenden Untersuchungen konnte eine Reduktion der Mikroalbuminurie dokumentiert werden [107, 116]. Dies war ebenso der Fall bei dem ACE-Hemmer Perindopril und dem Kalziumantagonisten Nifedipin wie auch bei der Behandlung mit Captopril, nicht jedoch unter Placebo [107]. Die Reduktion der Mikroalbuminurie bzw. die Verhinderung der Entwicklung einer Mikroalbuminurie wurde durch die Senkung des mittleren arteriellen Blutdrucks, gleichgütig, ob mit ACE-Hemmern oder Kalziumantagonisten, erzielt [116]. Das positive Ergebnis der selteneren Entwicklung einer klinisch manifesten diabetischen Nephropathie in der mit ACE-Hemmern behandelten Patientengruppe ist nicht ohne weiteres einer spezifischen Hemmung des Konversionsenzyms zuzuschreiben, da die mit ACE-Hemmern behandelten Diabetiker im 24-h-Blutdruckprofil innerhalb des normotonen Bereichs einen geringfügig niedrigeren Blutdruck hatten als die Placebogruppe [107].

Inzwischen läßt sich aufgrund neuer klinischer Daten die Frage nahezu eindeutig bejahen, daß die ACE-Hemmer über ihre antihypertensive Wirksamkeit hinaus eine spezifische, klinisch relevante nephroprotektive Wirkung haben. In einer placebokontrollierten Studie an mehr als 400 Patienten waren die Rate der Verdoppelung des Serumkreatinins sowie die Endpunkte Nierenversagen, Tod oder Nierentransplantation signifikant geringer als in der mit ACE-Hemmern behandelten Patientengruppe; der systemische arterielle Blutdruck war nahezu identisch. Dieser positive Effekt im Sinne einer Nephroprotektion war um so ausgeprägter, je höher das Serumkreatinin initial war [101].

Einfluß der ACE-Hemmer bei der nichtdiabetischen chronischen Niereninsuffizienz

Wenn ACE-Hemmer bei der Therapie der (nicht diabetisch bedingten) chronischen Niereninsuffizienz eingesetzt wurden, so war eine Reduktion der Proteinurie in Kurzzeit- und Langzeitversuchen von bis zu 50% zu verzeichnen (Tabelle 7). Der Rückgang der Proteinausscheidung nach ACE-Hemmertherapie wurde nicht bei allen Patienten und in allen Stadien der Niereninsuffizienz beobachtet [2, 6, 8, 10, 28, 29, 53, 63, 67, 78, 144, 145, 146, 154, 165]. Neuere

Tabelle 7. Klinische Untersuchungen über die nephroprotektive Wirkung einer (antihypertensiven) Therapie mit ACE-Hemmern bei nichtdiabetischen chronischen Nierenerkrankungen

Autoren	Patienten [n]	Beobachtungs-dauer (Monate)	Arterieller Blutdruck	Nierenfunktion (ΔGFR)[a]	Albuminurie/ Proteinurie
a) *Hypertone Patienten*					
Herlitz et al. (1984) [66]	14	6	↓↓	verbessert	↓
Cooper et al. (1985) [28]	41	12	↓↓	nicht berichtet	nicht berichtet
Reams et al. (1986) [141]	9	1	↓↓	unverändert	↓↓
Heeg et al. (1987) [62]	13	3	↓↓	verschlechtert	↓↓
Bauer et al. (1987) [8]	23	36	↓↓	verbessert	–
Reisch et al. (1987) [142]	80	41	↓↓	verbessert	–/↓
Reams et al. (1988) [140]	?	3	↓↓	unverändert	unverändert
Coratelli et al. (1988) [29]	?	3	↓↓	unverändert	unverändert
Abraham et al. (1988) [2]	?	18	↓↓	unverändert	↓↓
Heeg et al. (1989) [63]	7	2	↓↓	verbessert	↓↓
Ruilope et al. (1989) [150]	10	12	↓↓	verbessert	unverändert
Ikeda et al. (1989) [77]	7	1	↓↓	unverändert	↓↓
August et al. (1989) [6]	?	3	↓↓	unverändert	unverändert
Steen et al. (1990) [160]	108	12	↓↓	verbessert	–
Van der Merwe et al. (1992) [171]	37	6	↓↓	unverändert	unverändert
b) *Normotone Patienten*					
Bedogna et al. (1990) [10]	20	3	↓	unverändert	↓↓

[a] ΔGFR Signifikante Änderung der glomerulären Filtration gegenüber der Ausgangssituation.

Untersuchungen haben einen Faktor zur Erklärung der unterschiedlichen Wirkung von ACE-Hemmern auf die Proteinurie herausarbeiten können: So war der Rückgang der Proteinurie unter ACE-Hemmertherapie nicht mehr nachweisbar, wenn die Patienten eine hohe Kochsalzzufuhr erhielten [64].

Entscheidender prognostischer Parameter für den Verlauf der Niereninsuffizienz ist die Abname der glomerulären Filtrationsrate. Herlitz et al. [67] wiesen 6 Monate nach Beginn einer Therapie mit Captopril eine verbesserte renale Funktion bei Patienten mit systemischem Lupus erythematodes nach. Bauer et al. [8] fanden ebenfalls eine Verlangsamung der glomerulären Filtrationsrate 3 Jahre nach Beginn einer Enalapriltherapie bei niereninsuffizienten Patienten mit arterieller Hypertonie. Die glomeruläre Filtrationsrate stieg von 84 ± 30 auf 94 ± 26 ml/min nach 3 Jahren an. Keine der beiden Studien enthielt Vergleiche mit einer Kontrollgruppe, und es kann daher nicht die Schlußfolgerung gezogen werden, daß der ACE-Hemmer indirekt die Ursache der Verbesserung der glomerulären Filtrationsrate ist.

In der bisher einzigen retrospektiven Analyse wurde die Therapie mit ACE-Hemmern bei 41 Patienten mit chronischer Niereninsuffizienz und arterieller Hypertonie gegenüber 39 Patienten unter einer konventionellen antihypertensiven Therapie verglichen [146]. Beide Gruppen waren bezüglich des Serumkreatinins und des arteriellen Blutdrucks vor der Therapie vergleichbar. Obgleich nach 1 Jahr der Blutdruck in beiden Gruppen gesenkt werden konnte, war der Serumkreatininspiegel in der mit ACE-Hemmern behandelten Patientengruppe signifikant niedriger als in der Kontrollgruppe, in der der Serumkreatininspiegel kontinuierlich angestiegen war [146]. Erste weitere Analysen nach 36 Monaten bestätigten diese nephroprotektive Wirkung der ACE-Hemmer auf die Verhinderung der Progression der Niereninsuffizienz. Diese Untersuchung unterstreicht ferner, daß unabhängig von der Senkung des Blutdrucks im systemischen Kreislauf die ACE-Hemmer spezifische intrarenale hämodynamische und nichthämodynamische Wirkungen entfalten. Es muß jedoch betont werden, daß diese Untersuchung retrospektiv und nicht prospektiv war und daher eine endgültige Schlußfolgerung über die nephroprotektiven Eigenschaften der ACE-Hemmer nicht abgeleitet werden kann.

Eine placebokontrollierte doppelblinde Studie untersuchte die Wirkung von niedrigdosierten ACE-Hemmern auf die glomeruläre Filtrationsrate über 6 Monate. Es fand sich kein Unterschied in der Nierenfunktion, was jedoch eher auf die zu kurze Therapiedauer zurückzuführen ist. Eine weitere Untersuchung, ebenfalls doppelblind und placebokontrolliert, wird in 1 Jahr zur Verfügung stehen.

Dagegen kann bei der progressiven Sklerodermie der Einsatz von ACE-Hemmern als gesichert und als Mittel der Wahl betrachtet werden. Eine Kontrolle des Blutdrucks mit ACE-Hemmern hat bei einigen Patienten zu einer Verbesserung der Nierenfunktion geführt, so daß sie keiner Hämodialysebehandlung mehr bedurften [165, 166]. In einer neueren Studie wurde die Prognose der chronischen Niereninsuffizienz im terminalen Stadium der Sklerodermie in Abhängigkeit von der Anwendung von ACE-Hemmern geprüft und eine signifikante Verbesserung der Nierenfunktion und insbesondere der Überlebensraten dokumentiert [165].

Nach 1 Jahr war die Überlebensrate bei Patienten mit progressiver Sklerodermie und terminaler Niereninsuffizienz 15%, wenn sie mit ACE-Hemmern behandelt wurden, und 76% in der Kontrollgruppe. Weiterhin war bei 11 von 12 Patienten innerhalb von 3–15 Monaten nach Beginn einer Hämodialysebehandlung diese nicht mehr erforderlich, während in der Kontrollgruppe ohne ACE-Hemmertherapie bei keinem der Patienten die Hämodialysebehandlung abgesetzt werden konnte. In der Therapie der progressiven Sklerodermie mit terminaler Niereninsuffizienz konnte daher ein lebensverlängernder Effekt der Behandlung durch ACE-Hemmer nachgewiesen werden.

Niereninsuffizienz infolge ACE-Hemmertherapie

Wie für die diabetische und nichtdiabetische Nephropathie ausgeführt, können ACE-Hemmer die Verminderung einer Proteinurie bewirken. Dagegen haben frühere klinische Erfahrungen geradezu das Gegenteil nahegelegt, nämlich daß die Gabe eines ACE-Hemmers eine Proteinurie verursachen kann. Die wurde besonders häufig bei den Patienten festgestellt, bei denen eine chronische Nierenerkrankung vorbestand [71]. Nach Absetzen der ACE-Hemmertherapie wurde ein Verschwinden der Proteinurie und ein Wiederauftreten nach erneutem Beginn der ACE-Hemmermedikation beobachtet [100]. Bemerkenswerterweise trat diese Nebenwirkung besonders in den ersten Jahren der ACE-Hemmertherapie auf, als Captoprildosen von bis zu 450 mg/Tag verabreicht wurden [100]. Heute ist das Auftreten einer Proteinurie als selten anzusehen, was auf die geringere Dosis der ACE-Hemmer zurückzuführen ist. Histologisch wurde bei den Patienten mit einer durch ACE-Hemmer induzierten Proteinurie am häufigsten eine membranöse Glomerulonephritis diagnostiziert [72]. In diesem Zusammenhang ist es besonders wichtig, darauf hinzuweisen, daß bei chronischer Niereninsuffizienz eine adäquate Dosisreduktion erfolgen muß, um das Risiko des Auftretens von Komplikationen zu verringern. In einzelnen Fallberichten wurde für das Ausftreten einer akuten interstitiellen Nephritis und einer tubulären Partialinsuffizienz eine ACE-Hemmertherapie verantwortlich gemacht. Der fehlende histologische Nachweis und die gleichzeitige Verabreichung anderer nephrotoxischer Substanzen lassen jedoch eine derartige Beziehung fragwürdig erscheinen [19, 80]. Auch das Auftreten einer allergischen interstitiellen Nephritis infolge ACE-Hemmertherapie ist beobachtet worden; ein schlüssiger Beweis für eine derartige Beziehung wurde bisher jedoch nicht erbracht.

Zusammenfassung: Therapie der chronischen Niereninsuffizienz mit ACE-Hemmern

Die arterielle Hypertonie ist als eine Progressionsfaktor für die Verschlechterung der Nierenfunktion anzusehen, und konsequenterweise ist die Senkung des arteriellen Blutdrucks im systemischen Kreislauf ein therapeutisches Ziel. Bei der Behandlung der chronischen Niereninsuffizienz bereichert der ACE-Hemmer das therapeutische Repertoire. Aufgrund von tierexperimentellen Untersuchungen ist eine vielfältige Wirkung der ACE-Hemmer auf die Nieren bekannt: Senkung des intraglomerulären Drucks durch Vasodilatation am postglomerulären Widerstand, Verbesserung der größenselektiven Permeabilität der Basalmembran sowie Beeinflussung der Mesangiumzellenkontraktion und wahrscheinlich auch -proliferation. Diese experimentell bewiesenen Effekte lassen eine überproportionale protektive Wirkung auf die Nierenfunktionserhaltung vermuten, die über die Senkung des erhöhten Blutdrucks im systemischen Kreislauf hinausgeht.

Klinische Untersuchungen bei diabetischer Nephropathie wie auch bei chronischen Nierenerkrankungen anderer Genese beschränken sich auf klinische und kontrollierte Untersuchungen, bei denen die Nierenfunktionsänderung unter einer ACE-Hemmertherapie in Beziehung zu einem historischen Vergleich oder einer zu erwartenden Nierenfunktionsverschlechterung gesetzt wurde. Für die diabetische Nephropathie gibt es jedoch eine placebokontrollierte, doppelblinde Untersuchung, die die Überlegenheit der ACE-Hemmer klar zeigte. Bei Patienten mit chronischer Nierenerkrankung unterschiedlicher Genese konnte gezeigt werden, daß eine antihypertensive Therapie mit verschiedenen Medikamenten einer gleichwirksamen antihypertensiven Therapie mit ACE-Hemmern unterlegen ist: Die Nierenfunktion stabilisierte sich bei der Therapie mit ACE-Hemmern, während sie unter der konventionellen antihypertensiven Therapie in der Follow-up-Phase von inzwischen 36 Monaten konstant anstieg. Beeindruckend sind ferner die neuen Ergebnisse bei der systemischen Sklerodermie, bei der die ACE-Hemmertherapie die Notwendigkeit einer Dialysebehandlung und die Einjahresüberlebensrate klar verbesserte.

Unabhängig davon ist hervorzuheben, daß der ACE-Hemmer als Monotherapie und in der Kombinationstherapie der primären und sekundären arteriellen Hypertonie fest etabliert ist und auch bei Patienten mit chronischer Niereninsuffizienz sicher angewandt werden kann. Ob jedoch die ACE-Hemmertherapie einer klassischen antihypertensiven Therapie generell überlegen ist und ob ACE-Hemmer auch im normotonen Bereich generell bei Patienten mit chronischer Nierenerkrankung wegen spezifischer intrarenaler oder nichthämodynamischer Wirkungen, die für ACE-Hemmer in experimentellen Untersuchungen gut dokumentiert sind, einzusetzen sind, kann derzeit nicht schlüssig beantwortet werden. Bisher wird dies nur für Patienten mit Diabetes mellitus Typ I und gleichzeitiger Mikroalbuminurie empfohlen. Die vorläufigen Ergebnisse sind ermutigend, prospektive Untersuchungen bleiben jedoch abzuwarten, um diese wichtige Frage endgültig für die anderen Formen der Niereninsuffizienz zu klären.

Literatur

1. Aberg H, Frithz G, Morlin C (1981) Comparison of captopril (SQ 142225) with hydrochlorthiazide in the treatment of essential hypertension. Int J Clin Pharmacol Ther Toxicol 19: 368–371
2. Abraham PA, Opsahl JA, Halstenson CE, Keane WF (1988) Efficacy and renal effects of enalapril therapy for hypertensive patients with chronic renal insufficiency. Arch Intern Med 148: 2358–2362

3. Ajagi AA, Campbell BC, Meredith PA, Kalman AW, Reid JC (1985) The effect of captopril on the reflex control heart rate: possible mechanisms. Br J Clin Pharmacol 20: 17–25

4. Anderson S, Meyer TW, Rennke HG, Brenner BM (1989) Control of glomerular hypertension limits glomerular injury in rats with reduced renal mass. J Clin Invest 76: 612–619

5. Andrén L, Karlberg B, Öhman P et al. (1982) Captopril and atenolol combined with hydrochlorthiazide in essential hypertension. Br J Clin Pharmacol 14: 107S–111S

6. August P, Cody RJ, Sealey JE, Laragh JH (1989) Hemodynamic responses to converting enzyme inhibition in patients with renal disease. Am J Hypertens 2: 599–601

7. Bandiani G, Camaiora E, Nicolini MA, Perotta U (1989) Blood pressure control and progression of renal damage in nephrotic patients. In: Friedman EA, Beyer M, DeSanto NG, Giordano C (eds) Prevention of progressive uremia, vol. 1. Field & Wood, New York, pp 121–124

8. Bauer JH, Reams GP, Lal SM (1987) Renal protective effect of strict blood pressure control with enalapril therapy. Arch Intern Med 147: 1397–1400

9. Beckman J, Rifkin H (1987) Unilateral modular diabetic glomerulosclerosis (Kimmelstiel-Wielson): report of a case. Metabolism 22: 715–722

10. Bedogna V, Valvo E, Casagrande P et al. (1990) Effects of ACE-inhibition in normotensive patients with chronic glomerular disease and normal renal function. Kidney Int 38: 101–107

11. Bending JJ, Viberti GC, Bilous RW, Keen H (for the KROC Collaborative Study Group) (1985) Eight-month correction of hyperglycemia in insulin-dependent diabetes mellitus is associated with a significant and sustained reduction of urinary albumin excretion rates in patients with micro-albuminuria. Diabetes [Suppl 3] 34: 69–73

12. Bergström J, Avestrand A, Bucht H, Gutierrez A (1985) Progression of chronic renal failure in man is retarded more frequent clinical follow-ups and better blood pressure control. Clin Nephrol 25: 1–6

13. Bigger JT (1987) Why patients with congestive heart failure die: arrhythmias and sudden cardiac death. Circulation [Suppl IV] 75: 28–35

14. Björck S, Nyberg G, Mulec H, Granerus G, Herlitz H, Aurell M (1986) Beneficial effects of angiotensin converting enzyme inhibition on renal function in patients with diabetic nephropathy. BMJ 293: 471–474

15. Bolzano K, Arringa J, Bernal R et al. (1987) The antihypertensive effect of lisinopril compared to atenolol in patients with mild to moderate hypertension. J Cardiovasc Pharmacol [Suppl 3] 9: S43–S47

16. Brazy PC, Stead WW, Fitzwilliam JF (1989) Progression of renal insufficiency: role of blood pressure. Kidney Int 35: 670–674

17. Brogden RN, Todd PA, Sorkin EM (1988) Captopril An update of its pharmacodynamic and pharmacokinetic propertie, and therapeutic use in hypertension and congestive heart failure. Drugs 36: 540–600

18. Brunkhorst R, Wrenger E, Kühn K. Schmidt FW, Koch K (1989) Effekte einer Captopriltherapie auf die Natrium- und Wasserausscheidung bei Patienten mit Leberzirrhose und Aszites. Klin Wochenschr 67: 774–783

19. Cahan DH, Ucci AA (1984) Acute renal failure, interstitial nephritis, and nephrotic syndrome associated with captopril. Kidney Int 25: 140–164

20. Capewell S, Tavernes D, Hannan WJ, Muir AL (1989) Acute and chronic arterial and venous effects of captopril in congestive heart failure. BMJ 299: 942–945

21. Captopril Multicenter Research Group (1983) A placebo-controlled trial of captopril in refractory chronic congestive heart failure. J Am Coll Cardiol 2: 755–763

22. Captopril Research Group of Japan (1985) Clinical effects of low-dose captopril plus a thiazide diuretic on mild to moderate essential hypertension. A multicenter double-blind comparison with propanolol. J Cardiovasc Pharmacol [Suppl 1] 7: S77–S81

23. Castellano JJ, Hoover RL, Harper RA, Kanovsky MJ (1985) Heparin and glomerular epithel cell-separated heparin-like species inhibit mesangial cell proliferation. Am J Pathol 120: 427–435

24. Cleland JGF, Dargie HJ (1988) Arrhythmias, catecholamines and electrolytes. Am J Cardiol 62: 55AS–59A

25. Cohn JN, Archibald DG, Ziesche S et al. (1986) Effect of vasodilator therapy on mortality in chronic congestive heart failure: results of a Veterans Administration Cooperative Study. N Engl J Med 314: 1547–1552

26. Cohn JN, Johnson G, Ziesche MS et al. (1991) A comparison of enalapril with hydralazine-isosorbide dinitrate in the treatment of chronic congestive heart failure. N Engl J Med 325: 303–310

27. Cohn JN, Levine TB, Olivari MT, Garberg V, Lura D, Francis GS, Simon A (1984) Plasma norepinephrine as a guide to prognosis in patients with chronic congestive heart failure. N Engl J Med 311: 819–823

28. Cooper WD, Doyle G, Donohoe J et al. (1985) Enalapril in the treatment of hypertension associated with impaired renal function. Br J Clin Pharmacol 20: 280–281

29. Coratelli P, Buongiorno E, Giannattasio M, Passavanti G (1988) Antihypertensive efficacy of enalapril maleate on impaired renal function. Kidney Int [Suppl 25] 34: S204–S206

30. Cowley AJ, Wynne RD, Stainer K, Rowley JM (1986) Symptomatic assessment of patients with heart failure: double-blind comparison of increasing dose of diuretics and captopril in moderate heart failure. Lancet II: 770–774

31. Creager MA, Halperin J, Bernard DB et al. (1981) Acute regional circulatory and renal hemodynamic effects of converting-enzyme inhibition in patients with congestive heart failure. Circulation 64: 483–487

32. Creager MA, Massie BM, Faxon DP et al. (1985) Acute and long-term effects of enalapril on the cardiovascular response to exercise and exercise tolerance in patients with congestive heart failure. J Am Coll Cardiol 6: 163–170

33. Curtis JR, Bateman FJA (1975) Use of prazosin in management of hypertension in patients with chronic renal failure and in renal transplant recipients. BMJ II: 432–434

34. Dahlöf B, Pennert K, Wansson L (1992) Reversal of left ventricular hypertrophy in hypertensive patients. Am J Hypertens 5: 95–110

35. Daly P, Rouleau JL, Cousineau D, Burgess HJ (1984) Acute effects of captopril on the coronary circulation of patients with hypertension and angina. Am J Med 76: 111–117

36. Danielsen H, Kornerup HJ, Olsen P, Posborg V (1983) Arterial hypertension in chronic glomerulonephritis. An analysis of 310 cases. Clin Nephrol 19: 284–287

37. Dannenberg AL, Kannel WB (1987) Remission of hypertension: The natural history of blood pressure treatment in the Framingham Study. JAMA 257: 1477–1483

38. Dargie HJ, Cleland JGF, Leckie BJ, Inglis CG, East BW, Ford I (1987) Relation of arrhythmias and electrolyte abnormalities to survival in patients with severe chronic heart failure. Circulation [Suppl IV] 75: IV98–IV107

39. Day JL, Simpson CN, Metcalfe J, Page RL (1979) Metabolic consequences of atenolol and propanolol in treatment of essential hypertension. BMJ I: 77–80

40. Devine BL, Fife R, Trust PM (1977) Minoxidil for severe hypertension after failure of other hypotensive drugs. BMJ II: 667–669

41. Ertl G, Kochsiek K (1989) Angiotensin-converting-Enzym-Hemmer und ischämische Herzerkrankung. Dtsch Med Wochenschr 14: 556–560

42. European Working Party (1985) Mortality and morbidity results from the European Working Party on High Blood Pressure in the Elderly trial. Lancet II: 1349–1354

43. Fagard R, Bulpitt C, Lijnev P, Amery A (1982) Response of the systemic and pulmonary circulation to converting-enzyme inhibition (captopril) at rest and during exercise in hypertensive patients. Circulation 65: 33–39

44. Ferme I, Djian J, Tcherdakoff P (1990) Comparative study on montherapy with sustained-release diltiazem 300 mg and enalapril 20 mg in mild to moderate arterial hypertension. J Cardiovasc Pharmacol [Suppl 1] 16: S46–S50

45. Fogo A, Yoshida Y, Glick AD, Homma T, Ichikawa I (1988) Serial micropuncture analysis of glomerular function in two rat models of glomerular sclerosis. J Clin Invest 82: 322–330

46. Franciosa JA, Wilen MM, Ziesche S, Cohn J (1983) Survival in men with severe chronic left ventricular failure due to either coronary heart disease or idiopathic dilated cardiomyopathy. Am J Cardiol 41: 831–836

47. Francis GS, Benedict C, Johnstone DE et al. (1990) Comparison of neuroendocrine activation in patients with left ventricular dysfunction with and without congestive heart failure. Circulation 82: 1724–1729

48. Freis ED (1960) Hemodynamics of hypertension. Physiol Rev 40: 27–54

49. Freis ED (1990) Rationale against the drug treatment of marginal diastolic systemic hypertension. Am J Cardiol 66: 368–371

50. Fritzpatrick MA, Rademacher MT, Frampton CM et al. (1990) Renal effects of ACE-inhibition in ovine heart failure: A comparison of intermittent and continuous ACE-inhibition. J Cardiovasc Pharmacol 16: 629–635

51. Furberg CD, Yusuf S (1988) Effect of drug therapy on survival in chronic congestive heart failure. Am J Cardiol 62: 41A–45A

52. Gambaro G, Morbiato F, Cicerello E et al. (1985) Captopril in the treatment of hypertension in type I and type II diabetic patients. J Hypertens [Supp II] 3: S149–S151

53. Ganten D, Schelling P, Flügel RM, Fischer H (1975) Effect of angiotensin II and the angiotensin antagonist P113 on iso-renin and cell growth in 3T3 mouse cells. Int Res Commun 3: 327

54. Garavaglia GE, Messerli FH, Nunez BD, Schmieder R, Frohlich ED (1988) All angiotensin converting enzyme (ACE) inhibitors are not alike: disparities in the mechanism of the antihypertensive effect. Am J Hypertens 1: 2145–2165

55. Garavaglia GE, Messerli FH, Nunez BD, Schmieder R, Frohlich ED (1988) Immediate and short-term cardiovascular effects of a new converting enzyme inhibitor (lisinopril) in essential hypertension. Am J Cardiol 62: 912–916

55a. Geiger H (1993) Ist die Hyperlipidämie ein Progressionsfaktor der Niereninsuffizienz? Z Kardiol [Suppl 4] 82: 35–38

57. Giles TD, Katz R, Sullivan JM et al. (1989) Short- and long-acting angiotensin-converting enzyme inhibitors: a randomized trial of lisinopril versus captopril in the treatment of congestive heart failure. JACC 6: 1240–1247

58. Goodwin FJ (1984) A comparative study of enalapril and propanolol in mild to moderate essential hypertension. Symposium on the Management of Congestive Heart Failure and Hypertension, London, abstr C17

59. Guidicelli JF, Berdeaux A, Edonard A, Richer C, Jacolot D (1985) The effect of enalapril on baroreceptor mediated reflex function in normotensive subjects. Br J Clin Pharmacol 20: 211–218

60. Guyatt GH, Sullivan MJJ, Fallen EL et al. (1988) A controlled trial of digoxin in congestive heart failure. Am J Cardiol 61: 371–375

61. Hammermeister KE, DeRouen TA, Dodge HT (1979) Variables predictive of survival in patients with coronary disease: selection by univariate and multivariate analyses from the clinical, electrocardiographic, exercise, arteriographic and quantitative angiographic evaluations. Circulation 59: 421–430

62. Hannedouche T, Chauveau P, Fehrat A, Albouze G, Jungers P (1989) Effect of moderate protein restriction on the rate of progression of chronic renal failure. Kidney Int [Suppl 27] 36: S91–S95

63. Heeg JE, de Jong PR, Hem GK von der, deZeeuw D (1987) Reduction of proteinuria by angiotensin converting enzyme inhibition. Kidney Int 32: 78–83

64. Heeg JE, de Jong PE, Hem GK von der, deZeeuw D (1989) Antiproteinuric effect of the ACE-inhibitor lisinopril (abstr). Kidney Int 35: 227

65. Helgeland A (1980) Treatment of mild hypertension: a five-year controlled drug trial. The Oslo study. Am J Med 69: 725–732

66. Helgeland A, Strommen R, Hageland CH, Tretti S (1986) Enalapril, atenolol, and hydrochlorthiazide in mild to moderate hypertension. Lancet I: 872–875

67. Herlitz H, Edenö C, Mulec C, Westberg C, Aurell M (1984) Captopril treatment of hypertension and renal failure in systemic lupus erythomatosus. Nephron 38: 253–256

68. Hollenberg NK (1983) Medical therapy of renovascular hypertension: Efficacy and safety of captopril in 269 patients. Cardiovasc Rev Rep 4: 854–879

69. Hommel E, Mathiesen E, Edsberg B, Bahnsen M, Parving HH (1986) Acute reduction of arterial blood pressure reduces urinary albumin excretion in type I (insulin-dependent) diabetic patients with incipient nephropathy. Diabetologia 29: 211–215

160   R. Schmieder

70. Hommel E, Parving HH, Mathiesen E, Edsberg B, Nielsen MD, Giese J (1986) Effect of captopril on kidney function in insulin-dependent diabetic patients with nephropathy. BMJ 293: 467–470
71. Hooke D, Walker RG, Walter NM, D'Apice AJ, Whitworth JA, Kincaid-Smith P (1982) Repeated renal failure with use of captopril in a cystinotic renal allograft recipient. BMJ [Clin Res] 285: 1538–1543
72. Hoorntje SJ, Weening JJ, Kallenberg CG, Prins EJ, Donker AJ (1979) Serum-sickness-like syndrome with membranous glomerulopathy in the patient on captopril (letter). Lancet II: 1297–1301
73. Hostetter TH, Olson JL, Rennke HG, Venkatachalam MA, Brenner BM (1981) Hyperfiltration in remnant nephrons: a potentially adverse response to renal ablation. AM J Physiol 241: F85–93
74. Hricik DE, Browning PJ, Kopelman R, Goorno WE, Madias NE, Dzau VJ (1983) Captopril-induced functional renal insufficiency in patients with bilateral renal-artery stenoses or renal-artery stenosis in a solitary kidney. N Engl J Med 308: 373–376
75. Hypertension Detection and Follow-up Program Cooperative Group (1979) Five-years finding of the Hypertension Detection and Follow-up Program. I. Reduction in mortality of persons with high blood pressure, including mild hypertension. JAMA 252: 2562–2571
76. Hypertension Detection and Follow-up Program Cooperative Group (1979) Five-years findings of the Hypertension Detection and Follow-up Program. II. Mortality by race, sex and age. JAMA 242: 2572–2577
77. Ichikawa I, Yoshida Y, Fogo A, Parkerson ML, Klahr S (1988) Effect of heparin on the glomerular structure and function of remnant nephrons. Kidney Int 34: 638–644
78. Ikeda T, Nakayama D, Gomi T, Sakurai J, Yamazaki T, Yuhara M (1989) Captopril, an angiotensin I converting-enzyme inhibitor, decreases proteinuria in hypertensive patients with renal diseases. Nephron 52: 72–75
79. Jaeschke R, Guyatt GN (1989) Medical therapy for chronic congestive heart failure. Ann Int Med 110: 758–760
80. Jojart GY, Sonkodi S (1984) Does captopril induce glycosuria? BMJ [Clin Res] 288: 368–372
81. Kannel WB (1976) Some lessons in cardiovascular epidemiology from Framingham. Am J Cardiol 37: 269–282
82. Kannel WB, Cupples A, D'Agostino, Stokes J (1988) Hypertension, antihypertensive treatment and sudden coronary death. The Framingham Study. Hypertension [Suppl II] 3: II45–II50
83. Kaplan NM (1983) New aproaches to the therapy of mild hypertension. Am J Cardiol 51: 621–627
84. Karlberg BE, Fyhrquist F, Gronhagen-Risha C, Tikkanen I, Ohman KP (1984) Enalapril and lisinopril in renovascular hypertension: antihypertensive and hormonal effects of two new angiotensin-converting enzyme (ACE) inhibitors: a preliminary report. Scand J Urol Nephrol [Suppl] 79: 103–104
85. Kasiske BL, O'Donnell MP, Cowardin W, Keane WF (1990) Lipids and the kidney. Hypertension 15: 443–450
86. Kendall MJ, Lewis H, Griffith M, Barnett A (1988) Drug treatment of the hypertensive diabetic. J Hypertens 1: 249–258
87. Klahr S, Levey AS, Sandberg AM, Williams GW (1989) Major results of the feasibility study of the Modification of Diet in Renal Disease (MDRD) Study (abstr). Kidney Int 35: 195
88. Klahr S, Schreiner G, Ichikawa I (1988) The progression of renal disease. N Engl J Med 318: 1657–1666
89. Kleber FX (1990) Munich Mild Heart Failure Trial. Frühzeitige Therapie mit Captopril beugt Pumpversagen vor. Dtsch Ärztebl [Beilage 5] 36: 6–10
90. Kobayshi Y, Tateno S, Yoshiyaki H, Shigematsu H (1983) IGA-Nephropathy. Prognostic significance of proteinuria and histological alterations. Nephron 34: 146–153
91. Kobrin I, Pegram BL, Frohlich ED (1985) Acute pressure increase and intrarenal hemodynamics in conscious WKY and SHR rats. Am J Physiol 249: H1114–H1118
92. Koren MJ, Savage DD, Casala PN, Laragh JH, Devereux RB (1990) Changes in left ventricular mass predict risk in essential hypertension (abstr). Circulation [Suppl III] 82: 29
93. Kostis JB (1988) Angiotensin converting enzyme inhibitors II. Clinical use. Am Heart J 116: 1591–1605

94. Krolewski AS, Canessa M, Warram JH, Laffel LMB, Christlieb AR, Knowler WC, Rand LJ (1988) Predisposition to hypertension and susceptibility to renal disease in insulin-dependent diabetes mellitus. N Engl J Med 318: 140–146

95. Lai C, Onnis E, Orani E, Pirisi R, Soro A, Cherchi A (1987) Antiischaemic activity of ACE inhibitor enalapril in normotensive patients with stable effort angina (abstr). J Am Coll Cardiol 9: 192

96. Laser NL, Granditir G, Lagginka AW et al. (1984) Effects of antihypertensive therapy on plasma lipids and lipoproteins in the MRFIT. Am J Med 76: 52–66

97. Leary WP, Reger AJ (1987) Angiotensin II converting enzyme inhibitors and the renal excretion of urate. Cardiovasc Drug Ther 1: 24

98. Lee DC, Johnson RA, Bingham JB et al. (1982) Heart failure in outpatients. N Engl J Med 306: 699–705

99. Lee WH, Packer M (1986) Prognostic importance of serum sodium concentration and its modification by converting-enzyme inhibition in patients with severe chronic heart failure. Circulation 73: 257–267

100. Lewis EJ (1987) Glomerular abnormalities in patients receiving angiotensin converting enzyme inhibitor therapy. Kidney Int [Suppl] 20: S138–S142

101. Lewis EJ, Hunsicker LG, Bain RP, Rohde RD (1993) The effect of angiotensin converting enzyme intubation in diabetic nephropathy. N Engl J Med 323: 1456–1462

102. MacMahon SW, Cutter JA, Neaton JD et al. (1986) Relationship of blood pressure to coronary and stroke morbidity and mortality in clinical trials and epidemiological studies. J Hypertens [Suppl 6] 4: 14–17

103. Mamdani BH, Sy Lim V, Makurkar SD, Katz AI, Dunea G (1974); Recovery from prolonged renal failure in patients with accelerated hypertension. N Engl J Med 291: 1343–1344

104. Mann JFE, Ritz E (1988) ACE-Hemmer bei Niereninsuffizienz. Therapiewoche 38: 1883

105. Marre M, Leblanc H, Suarez L, Guyenne T, Menard J, Passa P (1987) Converting enzyme inhibition and kidney function in normotensive diabetic patients with persistent microalbuminuria. BMJ 294: 1448–1452

106. Massie BM, Conway M (1987) Survival of patients with congestive heart failure: past, present, and future prospects. Circulation [Suppl IV] 75: 11–19

107. Mathiesen ER, Hommel E, Giese J, Parving HH (1991) Effect of captopril in postponing nephropathy in normotensive insulin dependent diabetic patients with microalbuminuria. BMJ 303: 81–86

108. McAlpine HM, Morton JJ, Leckie B, Dargie HJ (1987) Hemodynamic effects of captopril in acute left ventricular failure complicating myocardial infarction. J Cardiovasc Pharmacol [Suppl 2] 9: S25–S30

109. McAreavey D, Robertson JIS (1990) Angiotensin converting enzyme inhibitors and moderate hypertension. Drugs 4013: 326–345

110. McEwan JR, Fuller RW (1989) Angiotensin converting enzyme inhibitors and cough. J Cardiovasc Pharmacol [Suppl 3] 13: S67–S69

111. McFate Smith W (1985) Epidemiology of congestive heart failure. Am J Cardiol [Suppl A] 55: 3A–8A

112. McKee P, Castelli WP, McNamara PM, Kannel WB (1971) The natural history of congestive heart failure: The Framingham Study. N Engl J Med 285: 1441–1446

113. McMurray J, Fraser DM (1986) Captopril, enalapril and blood glucose. Lancet I: 1035

114. Medical Research Council Working Party (1985) Medical Research Council trial of treatment of mild hypertension: principal results. BMJ 291: 97–104

115. Meissner MD, Wilson AR, Jessup M (1988) Renal artery stenosis in heart failure. Am J Cardiol 62: 1307–1308

116. Melbourne Diabetic Nephropathy Study Group (1991) Comparison between perindopril and nifedipine in hypertensive and normotensive diabetic patients with microalbuminuria. BMJ 302: 210–216

117. Messerli FH, Frohlich ED, Suarez DH et al. (1987) Borderline hypertension: Relationship between age, hemodynamics and circulating catecholamines. Circulation 64: 760–764

118. Messerli FH, Ventura HO, Amodeo C (1987) Angiotensin-converting-enzyme inhibitors. In: Messerli FH (ed) The heart and hypertension. Medical Books, New York, pp 407–418

119. Messerli FH, Schmieder R, Grossmann E, Snyder DW (1990) Alcohol abuse: hypertension, left ventricular hypertrophy, ventricular ectopy. 63rd Scientific Session of American Heart Association, Dallas, 1990. Circulation 82: 395

120. Michel JB, Dussante JC, Choudat C et al. (1986) Effects of antihypertensive treatment in one-clip, two kidney hypertension in rats. Kidney Int 29: 1011–1020

121. Michel JB, Dussante JC, Choudat C, Nochy D, Corvol P, Menard J (1987) Renal damage induced in the clipped kidney of one-clip, two-kidney hypertensive rats during normalization of blood pressure by converting enzyme inhibition. Kidney Int [Suppl] 20: S168–S172

122. Mimran A, Insua A, Ribstein J, Monnier L, Bringer J, Mirouze J (1988) Contrasting effects of captopril and nifedipine in normotensive patients with incipient diabetic nephropathy. J Hypertens 6: 919–923

123. Mogensen CE (1982) Diabetes mellitus and the kidney. Kidney Int 21: 673–675

124. Mogensen CE (1982) Longterm antihypertensive treatment inhibiting progression of diabetic nephropathy. BMJ 285: 685

125. Morelli E, Loon NR, Myers BD (1989) Effect of converting enzyme inhibitor on diabetic glomerular injury (abstr). Kidney Int 35: 211

126. Morlin C, Baglivo H, Boeijing JK (1987) Comparative trial of lisinopril and nifedipine in mild to severe essential hypertension. J Cardiovasc Pharmacol [Suppl 3] 9: S49–S52

127. Moser M (1986) Treating hypertension. A review of clinical trials. Am J Med [Suppl 6c] 31: 25–32

128. Mroczek WJ, Davidov M, Gavrilovich L, Finnerty FA Jr (1969) The value of agressive therapy in the hypertensive patient with azotemia. Circulation 40: 893–904

129. Norman J, Badie-Dezfooly B, Nord EP, Kutz I (1987) EGF-induced mitogenesis in proximal tubular cells: potentiation by angiotensin II. Am J Physiol 253: F299–F309

130. O'Donnel MO, Kasiske BL, Katz SA, Schmitz PG, Keane WF (1988) Enalapril (E) reduces glomerular injury in obese zucker (OZ) rats. American Society of Nephrology, San Antonio (abstract addendum 79)

130a.Packer M, Gheorghiade M, Young JB et al. (1993) Withdrawal of digoxin from patients with chronic heart failure treated with angiotensin-converting-enzyme inhibitors. N Engl J Med 329: 1–7

131. Packer M (1983) Vasodilators and inotropic therapy for severe chronic heart failure: passion and scepticism. J Am Coll Cardiol 51: 841–852

132. Packer M (1989) Identification of risk factors predisposing to the development of functional renal insufficiency during treatment with converting-enzyme inhibitors in chronic heart failure. Cardiology [Suppl 2] 76: 50–55

133. Packer M, Gheorghiade M, Young JB et al. (1993) Withdrawal of digoxin from patients with chronic heart failure treated with angiotensin-converting-enzyme inhibitors. N Engl J Med 329: 1–7

134. Packer M, Lee WH, Yushak M, Medine N (1986) Comparison of captopril and enalapril in patients with severe chronic heart failure. N Engl J Med 315: 847–853

135. Parving HH, Hommel E, Smidt UM (1988) Protection of kidney function and decrease in albuminuria by captopril in insulin dependent diabetics with nephropathy. BMJ 297: 1086–1091

135a.   Pfeffer MA, Braunwald E et al. (1992) Effect of captopril on mortality and morbidity in patients with left ventricular dysfunction after myocardial infarction. N Engl J Med 327: 662–677

136. Parving HH, Smidt UM, Anderson AR, Svendsen PAA (1983) Early aggressive antihypertension treatment reduces rate of decline in kidney function in diabetic nephropathy Lancet I: 1175–1177

137. Passa P, LeBlanc H, Marre M (1987) Effects of enalapril in insulin-dependent diabetic subjects with mild to moderate uncomplicated hypertension. Diabetes Care 10: 200–204

138. Pfeffer MA, Lamas GA, Vaughan DE, Braunwald E (1988) Effect of captopril on progressive ventricular dilatation after myocardial infarction. N Engl J Med 319: 80–86

139. Pfeffer MA, Braunwald E et al. (1992) Effect of captopril on mortality and morbidity in patients with left ventricular dysfunction after myocardial infarction. N Engl J Med 327: 669–677

140. Pohl JEF, Thurston H, Swales JD (1974) Hypertension with renal impairment: Influence of intensive therapy. Q J Med 43: 569–581

141. Pool JL, Gennari J, Goldstein E (1987) Controlled multicenter study of the antihypertensive effects of lisinopril, hydrochlorothiazide, and lisinopril plus hydrochlorothiazide in the treatment of 394 patients with mild to moderate essential hypertension. J Cardiovasc Pharmacol 9: 36–42

142. Powers ER, Chiaramida A, De Maria AN et al. (1987) A double-blind comparison of lisinopril with captopril in patients with symptomatic congestive heart failure. J Cardiovasc Pharmacol [Suppl 3] 9: S82–S88

143. Rambausek M, Rhein C, Waldherr R, Goetz R, Heidland A, Ritz E (1989) Hypertension in chronic idiopathic glomerulonephritis: analysis of 311 biopsied patients. Eur J Clin Invest 19: 176–180

144. Reams GP, Bauer JH (1988) Effect of lisinopril monotherapy on renal hemodynamics. Am J Kidney Dis 11: 499–507

145. Reams GP, Bauer JH (1986) Effect of enalapril in subjects with hypertension associated with moderate to severe renal dysfunction. Arch Intern Med 146: 2145–2148

146. Reisch C, Mann J, Ritz E (1987) Konversionsenzymhemmer in der antihypertensiven Behandlung niereninsuffizienter Patienten. Dtsch Med Wochenschr 112: 1249–1252

147. Remme WJ, Cook MP, Bootsma M (1989) Enalaprilat improves coronary flow without effecting systemic hemodynamics. A local tissue effect? Circulation [Suppl II] 80: II558

148. Remuzzi A, Perticucci E, Ruggenenti P, Mosconi L, Limonta M, Remuzzi G (1991) Angiotensin converting enzyme inhibition improves glomerular size selectivity in IgA nephropathy. Kidney Int 39: 1267–1273

149. Remuzzi A, Puntorieri S, Battaglia C, Bertani T, Remuzzi G (1990) Angiotensin converting enzyme inhibition ameliorates glomerular filtration of macromolecules and water and lessens glomerular injury in rats. J Clin Invest 85: 541–543

150. Rett K, Lotz M, Wicklmayr M, Fink E, Jauch KW, Günther B, Dietze G (1988) Improved insulin action by ACE inhibition in type II diabetics. Dtsch Med Wochenschr 113: 243–249

151. Richardson A, Bayliss J, Scriven A et al. (1987) Double-blind comparison of captopril alone against furosemide plus amiloride in mild heart failure. Lancet II: 709–711

152. Riska H, Sovijärvi ARA, Ahonea A, Salorinne Y, Sundberg S, Stenius-Aarmiala B (1990) Effects of captopril on blood pressure and respiratory function compared to verapamil in patients with hypertension and asthma. J Cardiovasc Pharmacol 15: 57–61

153. Rosman JB, Langer K, Brandl M et al. (1989) Protein-restricted diets in chronic renal failure: a four year follow-up shows limited indications. Kidney Int [Suppl 27] 36: 96–102

153a. Schmieder RE (1994) Reversal of left ventricular hypertrophy analysis of 142 published studies. Am J Hypertens (in press)

154. Ruilope LM, Miranda B, Morales JM, Rodicio JL, Romero JC, Raij L (1989) Converting enzyme inhibition in chronic renal failure. Am J Kidney Dis 8: 120–126

155. Rumboldt Z, Marinkovic M, Drinovic J (1988) Enalapril versus captopril: a double-blind multicenter comparison in essential hypertension. Int J Clin Pharmacol Res 8: 181–188

156. Rutau G, Kuller LH, Neaton JP, Wentworth DN, McDonald RH, Smith WM (1988) Mortality associated with diastolic hypertension and isolated systolic hypertension among men screened for the Multiple Risk Factor Intervention Trial. Circulation 77: 504–514

157. Schmieder R (1990) Regression of left ventricular hypertrophy: A therapeutic goal? J Cardiovasc Pharmacol 16 [Suppl 6]: 16–22

158. Schmieder RE (1994) Reversal of left ventricular hypertrophy: Analysis of 412 published studies. Am J Hypertens 7: 25A

159. Schmieder R, Garavaglia GE, Schächinger H, Messerli FH (1990) Glomerular hyperfiltration indicates early target organ damage. JAMA 264: 2775–2782

160. Schmieder R, Messerli FH, Garavaglia G, Nunez BD (1990): Glomerular hyperfiltration indicates early target organ damage in essential hypertension. JAMA 264: 2775–2780

161. Schmieder R, Messerli FH, Garavaglia GE, Nunez BD, MacPhee AA, Re NR (1988) Does the renin-angiotensin-aldosterone system modify cardiac structure and function in essential hypertension? Am J Med [Suppl 3A] 84: 136–139

162. Sharpe N, Murphy J, Smith H, Yarnon S (1988) Treatment of patients with symptomless left ventricular dysfunction after myocardial infarction. Lancet I: 255–259

163. SOLVD-Investigators (1991) Effect of enalapril on survival in patients with reduced left ventricular ejection fraction and congestive heart failure. N Engl J Med 325: 293–302

163a. The Acute Ramipril Efficacy Study Investigators (1993) Effects of ramipril on mortality and morbidity of survivors of acute myocardial with clinical evidence of heart failure. Lancet 342: 821–828

164. SOLVD-Investigators (1992) Effect of enalapril on morbidity and development of heart failure in asymptomatic patients. N Engl J Med 327: 685–691

165. Steen VD, Costantino JP, Shapiro AP, Mediger TA (1990) Outcome of renal crises in systemic sclerosis: Relation of availability of angiotensin converting enzyme (ACE) inhibitors. Ann Intern Med 113: 352–357

166. Strongwater SL, Galvanek EG, Stoff JS (1989) Control of hypertension and reversal of renal failure in undifferentiated connective tissue disease by enalapril. Arch Intern Med 149: 582–585

167. Taguma Y, Kitamoto Y, Futaki G et al. (1985) Effect of captopril on heavy proteinuria in azotemic diabetics. N Engl J Med 313: 1617–1620

168. Taylor SH, Lee PS, Sharma SK (1988) A comparison of doxazosin and enalapril in the treatment of mild and moderate essential hypertension. Am Heart J 116: 1820–1825

169. The Acute Ramipril Efficacy Study Investigators (1993) Effect of Ramipril on mortality and morbidity of survivors of acute myocardial infarction with clinical evidence of heart failure. Lancet 342: 821–828

170. The Australian Therapeutic Trial in Mild Hypertension (1980) Report by the Management Committee. Lancet I: 1261–1267

171. The Captopril-Digoxin Multicenter Group (1988) Comparative effects of therapy with captopril and digoxin in patients with mild to moderate heart failure. JAMA 259: 539–544

172. The CONSENSUS Trial Study Group (1987) Effects of Enalapril on mortality in severe congestive heart failure. N Engl J Med 316: 1429–1435

173. The Joint National Committee on Detection, Evaluation, and Treatment of High Blood Pressure (1988) The 1988 report of the Joint National Committee on detection, evaluation, and treatment of high blood pressure. Arch Intern Med 148: 1023–1038

174. Thind GS, Johnson A, Bhatnagar D, Herkel TW (1985) A parallel study of enalapril and captopril and one year of experience with enalapril treatment in moderate-to-severe hypertension. Am Heart J 109: 852–858

175. Tschollar W, Belz GG (1985) Sublingual captopril in hypertensive crisis. Lancet II: 34–35

176. Valvo E, Bedogna V, Casagrande P et al. (1988) Captopril in patients with type II diabetes and renal insufficiency: systemic and renal hemodynamic alterations. Am J Med 85: 344–348

177. Van der Merwe WM, McLigeyo S, Rowe PA, Briggs JD, Anderton J (1991) Benazepril in chronic renal disease: a double-blind controlled study (abstr). Kidney Int 40: 570

178. Veterans Administration Cooperative Study Group on Antihypertensive Agents (1967) Effects of treatment on morbidity in hypertension I. Results in patients with diastolic blood pressures averaging 115 through 129 mmHg. JAMA 202: 1028–1034

179. Veterans Administration Cooperative Study Group on Antihypertensive Agents (1970) Effects of treatment on morbidity in hypertension. II. Results in patients with diastolic blood pressure averaging 90 through 114 mmHg. JAMA 213: 1143–1152

180. Viberti GG, Keen H, Wizeman HJ (1987) Raised arterial pressure in parents of proteinuric insulin dependent diabetics. BMJ 295: 515–517

181. Vidt DG (1984) A controlled multiclinic study to compare the antihypertensive effects of MK-421, hydrochlorthiazide, and MK-421 combined with hydrochlorthiazide in patients with mild to moderate essential hypertension. J Hypertens [Suppl] 2: S81–S88

182. Vidt DG, Bravo EL, Fouad FM (1982) Captopril. N Engl J Med 306: 214–219

182a. Werner MG, Schmeder RE (1993) Rationale Therapie der Herzinsuffizienz. Z Kardiol 82 [Suppl 4]: 7–16

183. Walker WG, Neuwirth R, Neaton J, Cutler J (1990) Renal function change in the multiple risk factor intervention trial (abstr). Circulation [Suppl III] 82: 467

184. Walser M (1990) Progession of chronic renal failure in man. Kidney Int 37: 1195–2210

185. Weidmann P, Uehlinger DE, Gerber A (1985) Antihypertensive treatment and serum lipoproteins. J Hypertens 3: 297–306

186. Weinberger MH (1987) Blood pressure and metabolic responses to hydrochlorthiazide, captopril,

and the combination in black and white mild-to-moderate hypertensive patients. J Cardiovasc Pharmacol [Suppl 1] 7: 52

187. Weinberger MH (1981) Comparison of captopril and hydrochlorthiazide alone and in combination in mild to moderate essential hypertension. Br J Clin Pharmacol 14: 127S–131S

188. Wenting GJ, Tan Tjiong HL, Derkx FHM, de Bruyn JHB, Man in't Veld AJ, Schalekamp ADH (1984) Split renal function after captopril in unilateral renal artery stenosis. BMJ 288: 886–890

189. Werner MG, Schmieder RE (1993) Rationale Therapie der Herzinsuffizienz. Z Kardiol [Suppl 4] 82: 7–16

190. Williams GH (1988) Converting enzyme inhibitors in the treatment of hypertension. N Engl J Med 319: 1517–1525

191. Williams WR, Schneider KA, Borhani NU, Schneper HW, Slotkoff LM, Ellefson RD (1986) The relationship between diuretics and serum cholesterol in Hypertension Detection and Follow-up Program participants. Am J Prev Med 2: 248–255

192. Witte PU, Walter U (1987) Comparative double-blind study of ramipril and captopril in mild to moderate essential hypertension. Am J Cardiol 59: 115D–120D

193. Wolfson P, Abermethy D, Dipette DJ, Zusman R (1988) Diltiazem and captopril alone or in combination for treatment of mild to moderate systemic hypertension. Am J Cardiol 62: 103–108

194. Yoshida Y, Fogo A, Ichikawa I (1989) Glomerular hemodynamic changes vs hypertrophy in experimental glomerular sclerosis. Kidney Int 35: 645–660

195. Zachariah PK, Bonnet G, Chrysant SF et al. (1987) Evaluation of antihypertensive efficacy of lisinopril compared to metoprolol in moderate to severe hypertension. J Cardiovasc Pharmacol 9: S53–S58

196. Zusman RM (1986) Alternatives to traditional antihypertension therapy. Hypertension 8: 837–842

6. Kombinationstherapie von ACE-Hemmern mit anderen Therapieprinizipien
Überblick für die Praxis

Ergibt sich im Rahmen der medikamentösen Hochdruckbehandlung bei der Monotherapie die individuelle Therapieentscheidung für den ACE-Hemmer und ist dieser im jeweiligen Dosierungsspielraum allein nicht ausreichend wirksam, so ist eine Kombinationsbehandlung erforderlich. In diesem Zusammenhang ist es durchaus möglich und auch sinnvoll, vor Ausschöpfung des Dosierungsspielraums der Monotherapie eine Zweikomponentenbehandlung einzuleiten. Bei der Kombinationstherapie eines ACE-Hemmers mit einem nichtkaliumsparenden Saluretikum bzw. einem Kalziumantagonisten vom Dihydropyridintyp kommt es in 70–90% zur Blutdrucknormalisierung bzw. deutlichen Blutdrucksenkung. Eine weitere Steigerung des Behandlungserfolgs ist, falls erforderlich, durch eine Drei- oder gar Vierkomponententherapie erreichbar. Es ist eine selbstverständliche Voraussetzung, daß spätestens zu diesem Zeitpunkt eine sekundäre Hochdruckform objektiv ausgeschlossen sein muß. Grundsätzlich sollten ja ohnehin beim Einsatz von ACE-Hemmern eine hämodynamisch wirksame beidseitige Nierenarterienstenose bzw. eine Nierenarterienstenose bei einer Einzelniere ausgeschlossen sein.

Darüber hinaus kann der ACE-Hemmer natürlich auch mit den anderen üblichen antihypertensiven Therapieprinizipien kombiniert werden (Tabelle 1). Die Kombination mit einem nichtsparenden Saluretikum bzw. mit einem Kalziumantagonisten vom Dihydropyridintyp ist deshalb besonders sinnvoll, weil eine derartige Zweikomponententherapie die höchste Responderquote aufweist. Überhaupt ist die Kombination eines Saluretikums mit einem ACE-Hemmer empfehlenswert. Die vielen Begleit- und Nebenwirkungen einer saluretischen Therapie werden nämlich durch den ACE-Hemmer abgeschwächt oder kompensiert, so daß die potentiell ungünstigen verschiedenen Auswirkungen einer Saluretikatherapie mehr oder weniger antagonisiert werden (s. Tabelle 2). Während das Saluretikum in der Kombination mit den verschiedenen anderen Antihypertensiva zu einer Abnahme der Hirndurchblutung führt, kommt es bei der Behandlung mit einer Saluretika-ACE-Hemmer-Kombinationstherapie trotz Blutdrucksenkung sogar zu einer Zunahme der zerebralen Durchblutung. Die günstige Beeinflussung der Hirndurchblutung durch ACE-Hemmer in der Mono- und Kombinationsbehandlung selbst mit einem Saluretikum ist auf die Wirkung an lokalen zerebrovaskulären Renin-Angiotensin-Systemen zurückzuführen. ACE-Hemmer sind offenbar in der Lage, die untere Grenze der zerebralen Autoregulation nach links zu verschieben, so daß die Toleranz gegenüber niedrigen Blutdruckwerten erhöht wird.

Tabelle 1. Zur zeitgemäßen Kombinationstherapie bei arterieller Hypertonie

	ACE-Hemmer **	Saluretikum/ Diuretikuim *	β_1-Blocker ohne ISA	Kalziumantagonist		α_1-Blocker
				Nifedipintyp	Verapamiltyp	
ACE-Hemmer **		++	+	++	+	+
Saluretikum/ Diuretikum*	++		+	+	+	+
β_1-Blocker ohne ISA	+	+		+	0	+
Kalziumantagonist						
– Nifedipintyp	++	+	+			+
– Verapamiltyp	+	+	0			+
α_1-Blocker	+	+	+	+	+	

+ mögliche bzw. sinnvolle Kombination

0 keine Kombinierbarkeit

* keine kaliumsparenden Substanzen zum ACE-Hemmer bzw. bei Kreatinin > 1,8 mg%

** niedrige Initialdosis bei Zuständen mit aktiviertem R-A-A-S

Ist durch eine antihypertensive Zweikomponentenbehandlung eine Blutdrucknormalisierung bzw. eine ausreichende Blutdrucksenkung nicht erreichbar und ist auch eine sekundäre Hochdruckform ausgeschlossen bzw. nicht kausal angehbar, so ist die antihypertensive Behandlung mit 3 oder gar 4 unabhängigen Wirkprinzipien durchzuführen. Bei Kontraindikation bzw. Unverträglichkeit gegenüber β-Rezeptorenblockern kommen dabei die verschiedenen indirekten Vasodilatatoren in Kombination mit dem ACE-Hemmer und ggf. mit einem Saluretikum zur Anwendung. Gerade bei begleitender Herzinsuffizienz sollte das Behandlungskonzept immer einen ACE-Hemmer und ein Saluretikum bzw. Diuretikum enthalten.

Auf die grundsätzlichen Voraussetzungen bzw. Besonderheiten, die bei der Behandlung mit ACE-Hemmern generell zu beachten sind, sei besonders hingewiesen.

6. Kombinationstherapie von ACE-Hemmern mit anderen Therapieprinizipien

F.W. Lohmann

Einleitung

Im Rahmen der medikamentösen Hochdrucktherapie kommt es beim Einsatz von Angiotensinkonversionsenzym- (ACE-)Hemmern in der Monotherapie in 40–60 % der Fälle zur Blutdrucknormalisierung (d. h. diastolischen Blutdruckwerten in Ruhe von unter 90 mmHg) bzw. zur deutlichen Blutdrucksenkung (d. h. Abfall des diastolischen Blutdrucks um mindestens 10 mmHg; Weinberger 1989a). Diese breite Streuung des Therapieeffektes der ACE-Hemmer hat vielfältige Ursachen: unterschiedliche Ursache, Schweregrade und (renale) Sekundärfolgen des Hochdrucks; Unterschiede in Körpergewicht, Kochsalzaufnahme, Alkoholkonsum und körperlicher Aktivität des Patienten; fehlende oder verschiedene Begleiterkrankungen; evtl. Interaktionen mit anderen Medikamenten; Rassenunterschiede (farbige Rassen reagieren weniger deutlich). Anzustreben ist jedoch auf jeden Fall eine Blutdrucknormalisierung, also unter Ruhebedingungen ein Abfall des diastolischen Blutdrucks auf Werte *unter* 90 mmHg. Selbst für Patienten mit „nur" milder arterieller Hypertonie (diastolischer Blutdruck 90 bis unter 105 mmHg) sollte dieses Therapieziel spätestens 6 Monate nach Diagnosesicherung erreicht sein, um die Prognose des Hypertoniepatienten zu verbessern (Gotzen u. Lohmann 1991; Lohmann 1989, 1993a,b).

Haben vergleichende Ansprechbarkeit bzw. Verträglichkeit sowie die individuelle klinisch Situation die Therapieentscheidung für den ACE-Hemmer ergeben und ist dieser im jeweiligen Dosierungsspielraum allein nicht ausreichend wirksam, so ist eine Kombinationsbehandlung erforderlich. In diesem Zusammenhang ist es durchaus möglich und auch sinnvoll, vor Ausschöpfung des Dosierungsspielraums der Monotherapie eine Zweikomponentenbehandlung einzuleiten. Auf diese Weise kann durch niedrige Belastung mit den Einzelsubstanzen deren jeweilige objektive und subjektive Verträglichkeit bei effektiver Blutdrucksenkung verbessert werden.

In 70–90 % der Fälle kann eine Kombinationstherapie eines ACE-Hemmers mit beispielsweise einem Saluretikum zur Blutdrucknormalisierung bzw. deutlichen Blutdrucksenkung führen (Weinberger 1989a). Eine weitere Steigerung des Behandlungserfolgs ist, falls erforderlich, durch eine Drei- oder gar Vierkomponententherapie erreichbar. Es ist eine selbstverständliche Voraussetzung, daß spätestens in diesen Situationen eine sekundäre Hochdruckform objektiv ausgeschlossen ist (Lohmann 1989, 1993a,b).

Grundsätzlich sollten ja ohnehin beim Einsatz von ACE-Hemmern eine hämodynamisch wirksame beidseitige Nierenarterienstenose (bzw. eine Nierenarterienstenose bei Einzelniere oder nach Nierentransplantation) und eigentlich auch eine einseitige Nierenarterienstenose als Kontraindikation ausgeschlossen sein (Risler et al. 1989). Die einseitige Nierenarterienstenose bei normaler kontralateraler Niere bedeutet sicherlich nur eine relative Therapieeinschränkung für ACE-Hemmer. Jedoch konnte tierexperimentell in vergleichbaren Modellen gezeigt werden, daß eine ACE- Hemmerbehandlung zur irreversiblen Funktionseinbuße der Niere mit Arterienstenose führen kann (Jackson u. Johnsten 1989; Michel et al. 1987). Es sei an dieser Stelle auf die grundsätzlichen Voraussetzungen bzw. Besonderheiten hingewiesen, die bei der Behandlung mit ACE-Hemmern generell zu beachten sind (Borchard 1989).

Grundlage *jeder* Pharmakotherapie der arteriellen Hypertonie ist die Einhaltung der Allgemeinmaßnahmen (Gotzen u. Lohmann 1991; Lohmann 1989), d. h. der nichtpharmakologischen Behandlungsmöglichkeiten des Bluthochdrucks:

- Gewichtsreduktion auf Normalgewicht,
- mäßig kochsalzarme Kost (5–6 g NaCl/Tag),
- Alkoholbeschränkung auf unter 30 g/Tag,
- Ausdauertraining bei unkomplizierter (milder) Hypertonie,
- Verhaltensänderung: Entspannungsverfahren, Bewältigung von Konflikten lernen,
- ergänzende Maßnahmen:
  • Nikotinstopp,
  • Fettzufuhr unter 80 g Tag,
  • Fettmodifikation: Verhältnis ungesättigte und gesättigte Fettsäuren soll 1,0 erreichen (mehr Pflanzenfett, weniger tierisches Fett zuführen),
  • Cholesterinzufuhr unter 300 mg/Tag.

Sie betreffen also allgemein die Lebensweise des Hypertoniepatienten, insbesondere auch die Ernährung bzw. diätetische Maßnahmen.

Die bisher getroffenen Aussagen zur Kombinationsbehandlung mit ACE-Hemmern bei arterieller Hypertonie sind grundsätzlich auch bei Patienten mit Herzinsuffizienz gültig, bei denen in der Regel ohnehin die ACE-Hemmer in Kombination mit Diuretika und/oder Digitalis zur Anwendung kommen. Auch bei dieser Kombinationstherapie mit ACE-Hemmern spielen diätetische Gesichtspunkte, v. a. der tägliche Kochsalzverbrauch, eine wesentliche Rolle.

Diät

Die vasodilatative bzw. antikonstriktive Wirksamkeit der ACE-Hemmer hängt sehr vom Aktivitätszustand des Renin-Angiotensin-Aldosteron-Systems ab. Bei einer gesteigerten Aktivität dieses Systems kann es daher nach Verabreichung eines ACE-Hemmers zu einer ausgeprägten Blutdrucksenkung kommen bis hin zur klinisch symptomatischen Hypotension. Um derartige Reaktionen zu vermeiden, sollte die Initialdosis in solchen Situationen sehr gering sein (z. B. 6,25 mg oder gar 3,125 mg Captopril bzw. eine vegleichbare Dosis der anderen ACE-Hemmer). Eine Aktivierung des Renin-Angiotensin-Aldosteron-Systems (RAAS) findet sich u. a. bei einer Restriktion der täglichen NaCl-Aufnahme, also unter einer natriumarmen bzw. natriumbeschränkten Diät. Der Hypertoniepatient sollte täglich nicht mehr als 5–6 g Kochsalz zu sich nehmen. Das entspricht etwa einer normalen Ernährung ohne Zusalzen und unter Vermeidung besonders salzhaltiger Nahrungsmittel (z. B. gepökeltes Fleisch u. ä.). Bei einer schweren Herzinsuffizienz sollte dagegen die tägliche Kochsalzrestriktion ausgeprägter sein, wird aber praktisch 2–3 g NaCl nicht unterschreiten können. Die diesbezügliche Therapietreue der Patienten läßt sich durch die Natriumausscheidung im Urin kontrollieren: Im Steadystate von Zufuhr und Ausscheidung bedeutet eine Natriumausscheidung von 75 mmol/24 h im Urin eine tägliche NaCl-Aufnahme von 4,5 g.

Vor allem bei Patienten mit Herzinsuffizienz ist das RAAS schon ohne Beschränkung der täglichen NaCl-Aufnahme mehr oder weniger stimuliert und somit die Ansprechbarkeit auf ACE-Hemmer erhöht. Erst recht ist dies der Fall bei zusätzlicher Kochsalzbeschränkung oder gar nach diuretischer Vorbehandlung. Bei meist normalem oder erniedrigtem Ausgangsblutdruck ist in diesen Fällen besondere Vorsicht geboten, ggf. eine stationäre Behandlung ratsam. Es empfiehlt sich, die erste, niedrige Dosis des ACE-Hemmers am liegenden Patienten unter regelmäßiger Blutdruckkontrolle zu verabreichen und den Patienten bis zur Maximalwirkung der jeweiligen Substanz zu beobachten (z. B. bei Captopril 90–120 min nach Verabreichung). Bei überschießendem Blutdruckabfall erfolgt Anheben der Beine; u. U. ist eine 0,9% ige NaCl-Infusion erforderlich.

Während in der Einstellphase auf eine ACE-Hemmerbehandlung bei Patienten mit schwerer Herzinsuffizienz der Einsatz eines kurzwirkenden, aber auch täglich mehrmals zu verabreichenden ACE-Hemmers wie Captopril durchaus sinnvoll ist, empfiehlt sich für die Langzeittherapie eine Substanz mit langer Halbwertszeit und der Möglichkeit der täglichen Einmaldosierung. Hierdurch werden Therapietreue und Therapiesicherheit sehr gesteigert.

Bei Hypertoniepatienten ohne Herzinsuffizienz, selbst unter der skizzierten mäßigen NaCl-Beschränkung auf täglich 5–6 g, kann in der Regel von Anfang an in allerdings auch niedriger initialer Dosierung ein ACE-Hemmer mit langer Wirkdauer verordnet werden. Idealerweise läßt sich auch unter ambulanten Bedingungen die Wirkung der Erstdosis dadurch kontrollieren, daß der Patient je nach Substanz 2, 4 oder 6 h vor dem abgesprochenen Termin der Blutdruckkontrolle die erste Dosis einnimmt. Ist ein derartiges Vorgehen nicht praktikabel, so sollte die Behandlung mit einer sehr niedrigen Dosis begonnen und nur bei guter Verträglichkeit vom Patienten fortgeführt werden. Nach eigener Erfahrung ist jedoch bei Patienten mit unkomplizierter arterieller Hypertonie der Beginn einer allerdings initial niedrigdosierten ACE-Hemmertherapie problemlos möglich. Besondere Umstände (gleichzeitiger Beginn einer Nulldiät oder einer Alkoholabstinenz bei bisherigem Alkoholabusus) sind schon erforderlich, damit trotz Beachtung der obigen Richtlinien überschießende Blutdrucksenkungen bei

Hypertoniepatienten auftreten. Dies ist nur möglich, wenn das RAAS stimuliert ist.

Folgende Krankheitsbilder bzw. Umstände sind weiterhin in diesem Zusammenhang ursächlich zu nennen:

- renale bzw. renovaskuläre Hypertonie,
- maligne arterielle Hypertonie,
- Herzinsuffizienz,
- diuretische/saluretische Vorbehandlung,
- NaCl Restriktion bzw. Volumenmangel,
- direkte Vasodilatation.

Schließlich ist im Zusammenhang mit Diät und Anwendung von ACE-Hemmern noch der folgende Gesichtspunkt zu beachten: ACE-Hemmer bewirken durch entsprechende Suppression der Aldosteronproduktion mehr oder weniger eine (in der Regel noch physiologische) Kaliumretention. Bei eingeschränkter Nierenfunktion ist dieser Effekt je nach Grad der Nierenfunktionseinschränkung wesentlich ausgeprägter, so daß im Einzelfall besonders bei erhöhter Kaliumzufuhr (z. B. Vegetarier!) das Auftreten einer klinisch relevanten Hyperkaliämie nicht auszuschließen ist. Derartige Gesichtspunkte sind daher im Einzelfall zu beachten bzw. in entsprechenden Laboruntersuchungen zu berücksichtigen.

Diuretika/Saluretika

Im Rahmen der antihypertensiven Kombinationstherapie mit *Saluretika* kommt es v. a. auf die *Natriumelemination* an, während bei hydropischer Herzinsuffizienz die Notwendigkeit der *Wasserausscheidung* vorrangig ist (*Diuretika*). Bei eingeschränkter Nierenfunktion (etwa 1,8–2,0 mg% Serumkreatinin) sollten aber auch bei der medikamentösen Hochdrucktherapie die Schleifendiuretika vom Furosemidtyp eingesetzt werden.

Zur Hypertoniebehandlung wie auch zur Stabilisierung nach kardialer Rekompensation kommen bei Patienten mit normaler Nierenfunktion bzw. nur mäßiggradiger Einschränkung (etwa bis 1,8 mg% Serumkreatinin) der Nierenleistung die mittellang wirkenden Thiazide (z. B. Hydrochlorothiazid) in möglichst niedriger Dosierung zur Anwendung. Für die Hochdrucktherapie sollten dabei nicht mehr als z. B. 25 mg Hydrochlorothiazid täglich verordnet werden, im Rahmen der Kombinationsbehandlung eher weniger (12,5 mg bzw. durchaus auch bei erkennbarer und ausreichender Wirkung auf die Zielindikation nur 6,25 mg täglich).

Bei der kombinierten Behandlung mit einem ACE-Hemmer plus einem Saluretikum/Diuretikum, eine im Grunde äußerst sinnvolle Kombination (s. unten), sind nun einige Aspekte unbedingt zu beachten (Singer et al. 1989; Weinberger 1989a,b). Bei saluretischer/diuretischer Vorbehandlung bzw. anderen Vorbedingungen, welche das RAAS stimulieren, ist die initiale Dosis des ACE-Hemmers entsprechend niedrig zu halten (s. oben) und erst im Verlauf die für die Langzeit-/Dauertherapie erforderliche Tagesdosis zu ermitteln bzw. zu verabreichen.

Da es unter ACE-Hemmung mit der konsekutiven Senkung der Aldosteronbildung zu einer Kaliumkonservierung kommt, sollten in der Regel ACE-Hemmer *nicht* mit kaliumsparenden Saluretika (Amilorid, Spironolacton, Triamteren) kombiniert werden, da es dadurch zur Hyperkaliämie kommen kann. Dies ist besonders dann zu befürchten, wenn gleichzeitig eine eingeschränkte Nierenfunktion vorliegt. Bei über 300 Hypertoniepatienten mit normaler Nierenfunktion, die täglich mit 25 mg Spironolacton, 15 mg Altizide und 50 mg Captopril antihypertensiv behandelt wurden, kam es nur bei einem Patienten zu einer klinisch relevanten Hyperkaliämie (Schohn et al. 1990). Allerdings war die Tagesdosis von 25 mg Spironolacton sehr gering. Grundsätzlich sollten aber auch bei normaler Nierenfunktion ACE-Hemmer nicht derartig kombiniert werden.

Die bei arterieller Hypertonie niedrig zu dosierenden Saluretika/Diuretika führen in der Kombination mit einem ACE-Hemmer bei normaler Mischkost kaum zu einer Hypokaliämie. Lediglich bei Patienten mit schwerer Herzinsuffizienz und sekundärem Aldosteronismus (der durch die notwendige diuretische Therapie noch verstärkt wird) kann es im Einzelfall auch bei gleichzeitiger ACE-Hemmergabe einmal zu einer anhaltenden Hypokaliämie kommen. Ist in diesen Fällen wegen niedrigen Blutdrucks (systolischer Blutdruck unter 100 mm Hg) eine weitere Steigerung des ACE-Hemmers unverträglich bzw. unmöglich, so sollte mehrfach die Kaliumausscheidung im 24-h-Urin ermittelt werden und eine entsprechende Substitution erfolgen. Als Ausnahme kann in diesen Situationen unter entsprechender engmaschiger Kontrolle in niedriger Initialdosis auch einmal ein kaliumkonservierendes Saluretikum wie z. B. Spironolacton gegeben werden. Die Alternative wäre Absetzen des ACE-Hemmers und Fortführung der Therapie mit der Kombination Diuretikum plus Spironolacton in ausreichender Dosierung. Aber auch bei dieser Behandlungsform ist die Nierenfunktion zu beachten bzw. limitierend (ab 1,8–2,0 mg% Serumkreatinin sollten in der Regel zur Vermeidung einer Hyperkaliämie kaliumsparende Saluretika grundsätzlich nicht mehr angewendet werden).

In diesem Zusammenhang kann gerade bei Patienten mit schwerer, hydropischer Herzinsuffizienz ein weiteres Problem im Elektrolythaushalt auftreten, nämlich eine Hyponatriämie, besser gesagt, eine Verdünnungshyponatriämie. Entscheidend ist hierbei eine exakte und meist restriktive Flüssigkeitsbilanz (abhängig von der Nierenfunktion). Die unkontrollierte Gabe von NaCl ist dagegen abträglich. Auch in diesen Situationen ist die Bestimmung der Natriumausscheidung im 24-h-Urin sinnvoll und hilfreich. Bei derartigen Patienten, die ja fast immer hochdosiert diuretisch behandelt wurden bzw. so behandelt werden müssen, führt der ACE-Hemmer in initial niedriger und nach Verträglichkeit stufenweise erhöhter Dosierung auch zu einer deutlichen Stabilisierung des Elektrolythaushalts. Bleibt die Hyponatriämie bestehen und führen auch die zuvor erwähnten Maßnahmen nicht zum Erfolg, so bleibt, bei oft zudem noch abnehmender Diurese, nur die Möglichkeit der Hämofiltration.

Für die antihypertensive Langzeit- bzw. Dauertherapie ist bei entsprechender Notwendigkeit die kombinierte Behandlung mit einem ACE-Hemmer plus einem (nicht kaliumsparenden) Saluretikum (s. oben) unter verschiedenen Gesichtspunkten geradezu ideal (Weinberger 1989a,b). Die vielen Begleit- und Nebenwirkungen einer saluretischen Therapie werden durch den ACE-Hemmer abgeschwächt oder kompensiert, so daß die potentiell prognostisch ungünstigen Auswirkungen einer Behandlung mit Saluretika/Diuretika mehr oder weniger antagonisiert werden. Vielleicht liegt in diesen nach heutigem Verständnis ungünstigen Auswirkungen der Saluretika (s. Tabelle 2) die Ursache dafür, daß die koronare Herzkrankheit mit ihren Folgen durch die frühere antihypertensive Therapie, in der die Saluretika in Mono- und Kombinationstherapie eine große Rolle spielten, nicht so stark wie der eher monofaktoriell hypertoniebedingte Schlaganfall reduziert wurde. Tabelle 2 zeigt andererseits auch, daß ACE-Hemmer nahezu ausnahmslos die ungünstigen Begleit- und Nebenwirkungen der Saluretika aufheben, so daß eine derartige Kombinationstherapie auch unter prognostischen Gesichtspunkten geradezu ideal erscheint. Es fehlen allerdings bisher für die Hochdrucktherapie entsprechende prospektive Studien. Der Analogieschluß aber eröffnet durchaus eine positive Perspektive für die Therapieform ACE-Hemmer plus Saluretikum.

In 70–90 % der Fälle ist dabei mit einer Blutdrucknormalisierung bzw. effektiven Blutdrucksenkung zu rechnen. Zu einer weitergehenden Kombinationsbehandlung bei noch nicht erreichter Normotonie wird später Stellung genommen.

In Tabelle 2 kommt auch der gegensätzliche Einfluß der ACE-Hemmer und der Saluretika auf die zerebrale Durchblutung zum Ausdruck. In eigenen Untersuchungen konnte gezeigt werden (Lohmann et al. 1993), daß die zerebrale Durchblutung bei der antihypertensiven Therapie unter ACE-Hemmung in der Monotherapie wie auch in der Kombination mit einem Saluretikum zunimmt (Abb. 1, 2), und zwar auch bei älteren Hypertoniepatienten. Dagegen fand sich bei der Kombination eines Saluretikums mit verschiedenen anderen Antihypertensiva eine Abnahme der Hirndurchblutung (Abb. 3). Die günstige Beeinflussung der Hirndurchblutung durch ACE-Hemmer in der Mono- und Kombinationsbehandlung ist auf die Wirkung auf lokale, zerebrovaskuläre Renin-Angiotensin-Systeme zurückzuführen. Dadurch wird offenbar auch die untere Grenze der zerebralen Autoregulation nach links verschoben, so daß die Toleranz gegenüber

Tabelle 2. Begleit-/Nebenwirkungen der Saluretika und der ACE-Hemmer (*RAAS* Renin-Angiotensin-Aldosteron-System; *LVH* linksventrikuläre Myokardhypertrophie; $\uparrow$ Zunahme; $\downarrow$ Abnahme; $\rightarrow$ keine Beeinflussung)

Begleit-/Nebenwirkungen	Saluretika	ACE-Hemmer
RAAS	$\uparrow$	$\downarrow$
Sympathisches Nervensystem	$\uparrow$	$\downarrow$
Kaliumspiegel	$\downarrow$	$\uparrow$
Insulinresistenz	$\uparrow$	$\downarrow$
Blutzuker	$\uparrow$	$\rightarrow \downarrow$
Cholesterin, Triglyzeride	$\uparrow$	$\rightarrow \downarrow$
Harnsäure	$\uparrow$	$\downarrow$
LVH	$\rightarrow$	$\downarrow$
Zerebrale Durchblutung	$\downarrow$	$\uparrow\uparrow$

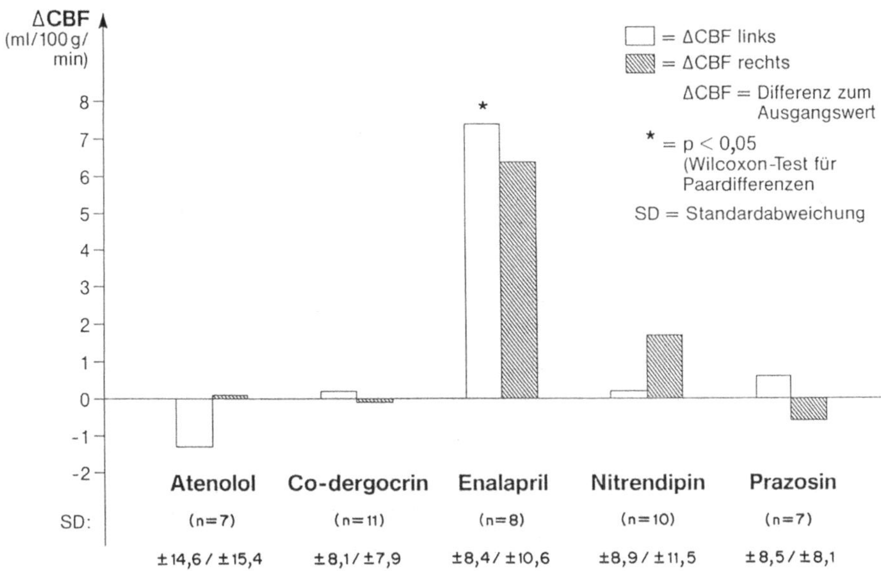

Abb. 1. Einfluß der Blutdrucksenkung auf den zerebralen Blutfluß (*CBF*) bei den einzelnen Behandlungsprinzipien (Mono- und Kombinationstherapie)

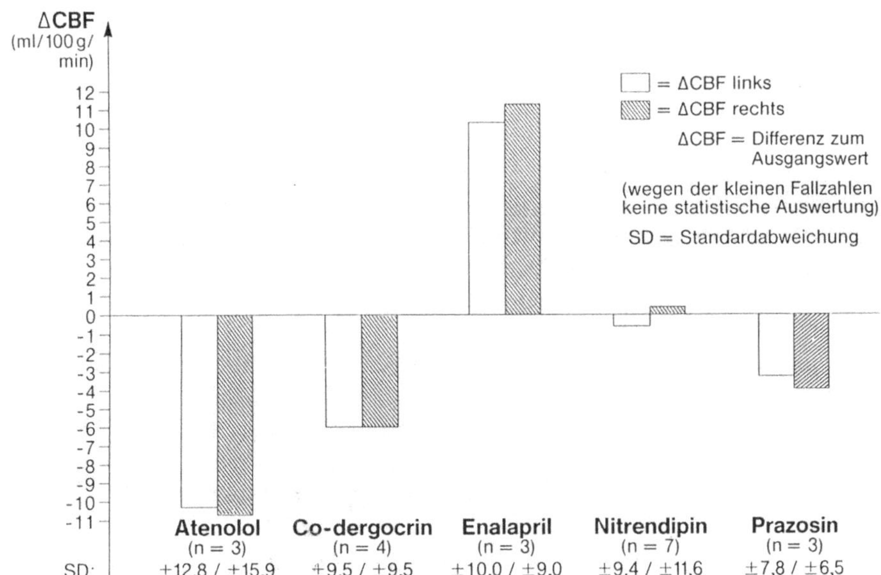

Abb. 2. Vergleich der Beeinflussung des zerebralen Blutflusses (*CBF*) bei Kombination der verschiedenen Behandlungsprinzipien mit einem Saluretikum

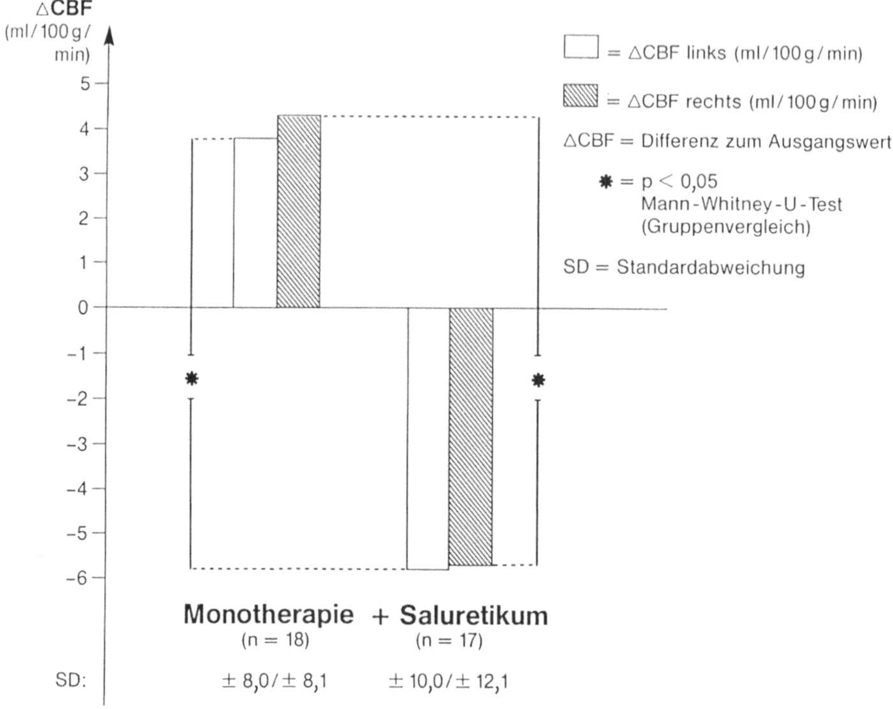

Abb. 3. Vergleich der Beeinflussung des zerebralen Blutflusses (*CBF*) unter Blutdrucksenkung mit Monotherapie (außer ACE-Hemmer) und Kombinationen mit Saluretika (außer ACE-Hemmer)

niedrigen Blutdruckwerten erhöht wird (Waldemar et al. 1989). Auch die klinische Erfahrung, daß Patienten mit schwerer Herzinsuffizienz und niedrigen systolischen Blutdruckwerten (90 mm Hg und niedriger!) unter ACE-Hemmern in der Regel keine Symptome einer zerebrovaskulären Insuffzienz zeigen, weist in diese Richtung.

Somit erscheint auch unter diesen Aspekten eine saluretische antihypertensive Monotherapie, erst recht bei älteren Hypertoniepatienten, ungeeignet. Weiterhin sollte bei klinisch notwendiger antihypertensiver Kombinationsbehandlung entweder das Saluretikum so niedrig wie möglich dosiert werden bzw. nach Möglichkeit eine saluretikafreie Kombination zur Anwendung kommen oder aber (und besser s. zuvor!) die Kombinationsbehandlung mit einem ACE-Hemmer und einem Saluretikum durchgeführt werden.

β-Rezeptorenblocker

Bei der Behandlung der kardiovaskulären Zielindikationen für eine β-Rezeptorenblockade werden heute die überwiegend $β_1$-selektiven Substanzen ohne sympathische Eigenaktivität (ohne ISA) bevorzugt (Lohmann 1978, 1989). Eine fehlende ISA ist die nachgewiesene Voraussetzung für eine Kardioprotektion, die β_1-Selektivität garantiert eine bessere Verträglichkeit im Vergleich zu den nichtselektiven, gemischten β-Rezeptorenblockern. Insbesonders sind unter β_1-selektiver Rezeptorenblockade die durch Blockade der β_2-Rezeptoren bedingten ungünstigen Auswirkungen auf den Kohlenhydrat- und Lipoproteinstoffwechsel nicht vorhanden bzw. deutlich abgeschwächt.

Neben der für die Zielindikation notwendigen Blockade der kardialen β_1-Rezeptoren besetzen die überwiegend β_1-selektiven Rezeptorenblocker u. a. auch die renalen β_1-Rezeptoren. Dadurch wird dann die Reninbildung als mögliche Teilwirkung der blutdrucksenkenden Wirkung der β-Rezeptorenblocker supprimiert. Aus diesem Grunde wird auch die antihypertensive Kombinationstherapie ACE-Hemmer plus β-Rezeptorenblocker in ihrem Sinn und in ihrer Wirkung unterschiedlich beurteilt bzw. gefunden.

Nun beruht aber die blutdrucksenkende Wirkung der ACE-Hemmer nicht allein auf der Dämpfung des RAAS, sondern auch auf einer Aktivierung des vasodilatativen Bradykinin-Prostaglandin-Systems als zweiter Komponente. Daher ist bei der Kombination eines ACE-Hemmers mit einem β-Rezeptorenblocker (bei Beachtung der absoluten Kontraindikationen für eine β-Rezeptorenblockade) durchaus eine über das Ausmaß der jeweiligen Monotherapie hinausgehende Blutdrucksenkung zu erwarten. In der Tat konnte Hansson (1989) bei der Auswertung und Zusammenstellung entsprechender Studien auch aufzeigen, daß die positiven Aussagen über eine derartige Kombinationstherapie deutlich überwiegen. Die eigene klinisch-praktische Erfahrung weist ebenfalls in diese Richtung. Besonders für Patienten mit Zustand nach Myokardinfarkt scheint gerade diese Kombination Vorteile zu bieten (z. B. synergistische Wirkung zur Verhinderung ischämieinduzierter Arrhythmien).

Weiterhin und unabhängig von diesem Gesichtspunkt dürfte die auch unter β_1-selektiver Rezeptorenblockade offenbar mögliche Ausbildung einer Insulinresistenz (Pollare et al. 1989) durch den ACE-Hemmer in der entsprechenden Kombinationstherapie verhindert oder abgeschwächt werden. Insgesamt sind aber zu dieser Kombinationstherapie ACE-Hemmer plus β-Rezeptorenblocker weitere gezielte Studien wünschenswert.

Kalziumantagonisten

Ähnlich der Kombination ACE-Hemmer plus Saluretikum/Diuretikum hat sich auch die kombinierte Therapie aus ACE-Hemmer plus Kalziumantagonist als besonders wirksam erwiesen. Vor allem die Kombination aus einem ACE-Hemmer und einem Kalziumantagonisten vom Dihydropyridintyp (Nifedipintyp) ist eine äußerst wirksame antihypertensive Behandlungform (McAreavey u. Robertson 1990; Weinberger 1989a). Gerade für Kalziumantagonisten dieses Typs ist ja eine deutliche natriuretische Wirkung bekannt, so daß nicht nur diese beiden indirekten Vasodilatatoren mit unterschiedlichem Angriffspunkt antihypertensiv wirken, sondern durch die Natriurese jede Substanz eine weitere Wirkungssteigerung erfährt.

Der ACE-Hemmer dürfte hierdurch besonders profitieren, analog seiner Kombination mit einem Saluretikum. Im Grunde ist daher die Kombinationsbehandlung ACE-Hemmer plus Kalziumantagonist (in erster Linie vom Dihydropyridintyp: Amlodipin, Felodipin, Isradipin, Nicardipin, Nifedipin, Nisoldipin, Nitrendipin u. a.) mit seiner deutlichen Natriurese bereits einer Dreikomponententherapie vergleichbar und deshalb auch von großer antihypertensiver Effizienz.

Ebenso können ACE-Hemmer auch wirkungsvoll mit Kalziumantagonisten vom Verapamiltyp (Verapamil, Gallopamil, Diltiazem) kombiniert werden. In diesem Zusammenhang ist dann zu beachten, daß Kalziumantagonisten dieses Typs bei evtl. notwendiger Dreifachtherapie nicht mit einem β-Rezeptorenblocker kombiniert werden sollten. Eine derartige Kombination ist nur mit den rein vasodilatativen Kalziumantagonisten vom Dihydropyridintyp möglich.

Sympathikolytika

Derartige Substanzen (Clonidin und ähnliche Derivate α-Methyldopa, Guanethidin, Reserpin) spielen heute bei der medikamentösen Hochdrucktherapie keine große Rolle mehr (Clonidin, α-Methyldopa) oder sind entbehrlich geworden (Guanethidin, Reserpin; Lohmann 1989). Die Kombination mit einem ACE-Hemmer ist zwar grundsätzlich möglich, jedoch fehlen aus den besagten Gründen entsprechende größere Studien.

α-Adrenozeptorenblocker

Heute sind v. a. die postsynaptischen α_1-Rezeptorenblocker von Interesse, wie beispielsweise Doxazosin. Als indirekte Vasodilatoren ist die Kombination der α_1-Rezeptorenblocker mit einem ACE-Hemmer möglich und sinnvoll. Auch im Rahmen einer evtl. notwendigen Drei- oder Vierkomponententherapie sind ACE-Hemmer und α_1-Rezeptorenblocker zusammen kombinierbar. Größere gezielte Studien fehlen aber speziell zu dieser Kombination.

Drei- und Vierkomponententherapie bei arterieller Hypertonie unter Einschluß von ACE-Hemmern

Etwa 80% aller Hypertoniepatienten sind durch eine antihypertensive Kombinationstherapie mit 2 verschiedenen Wirkprinzipien erfolgreich therapierbar (Lohmann und Heckert 1994). Für die Kombination ACE-Hemmer plus Saluretikum/Diuretikum bzw. ACE-Hemmer plus Kalziumantagonist werden sogar

Erfolgszahlen bis zu 90% angegeben. Da auch bei Ausschöpfung der Hochdruckdiagnostik nur etwa 3–5% aller Hochdruckkranken nach Entdeckung einer sekundären Hochdruckform kausal behandelt und geheilt werden können, ist also bei 10–15% aller Hypertoniepatienten eine antihypertensive Behandlung mit 3 oder gar 4 unabhängigen Wirkprinzipien zur Blutdrucknormalisierung erforderlich. In diesem Zusammenhang sind bisher noch nicht die direkten Vasodilatatoren angesprochen worden (Dihydralazin, Hydralazin, Minoxidil), da sie nur in der Kombination mit einem β-Rezeptorenblocker (zwecks Verhinderung einer gesteigerten sympathischen Reflexaktivität und dadurch bedingter kardialer Unverträglichkeit) und einem Saluretikum (zur Vermeidung einer Natrium- und Wasserretention mit dadurch bedingten antihypertensiven Wirkverlust) sinnvoll anwendbar sind (Gotzen u. Lohmann 1991; Lohmann 1989). Reicht eine derartige Dreifachtherapie zur Blutdrucknormalisierung nicht aus, so kann durchaus zusätzlich noch ein ACE-Hemmer als 4. Behandlungsprinzip zur Anwendung kommen. Alternativ ist natürlich auch ein anderer indirekter Vasodilatator (Kalziumantagonist vom Dihydropyridintyp, α_1-Blocker) einsetzbar. In der Regel wird Minoxidil nur bei wirklich therapierefraktärer arterieller Hypertonie gleichsam als letztes Aufgebot benutzt, wenn durch die übrigen Behandlungsprinzipien in entsprechender und individuell angepaßter Drei- oder Vierkomponententherapie eine ausreichende Blutdrucksenkung nicht erreicht werden konnte (Lohmann 1994).

Zuvor und v. a. bei Kontraindikationen gegenüber β-Rezeptorenblockern kommen somit in diesen Situationen einer schweren bzw. schwer behandelbaren arteriellen Hypertonie die verschiedenen indirekten Vasodilatatoren und vorrangig die ACE-Hemmer in Kombination miteinander und mit einem Saluretikum/Diuretikum zur Anwendung.

Synoptische Schlußbemerkung zur Kombinationstherapie mit ACE-Hemmern

Bei der Herzinsuffizienz werden ACE-Hemmer mit Diuretika und/oder Digitalispräparaten kombiniert (s. dort).

Im Rahmen der medikamentösen Hochdrucktherapie kommen ACE-Hemmer in der Mono- und Kombinationstherapie zur Anwendung. Besonders wirkungsvoll und sinnvoll ist dabei die Kombination mit einem Saluretikum/Diuretikum (s. Tabelle 2) sowie mit einem Kalziumantagonisten (v. a. vom Dihydropyridintyp). Aber auch die kombinierte Behandlung mit einem β-Rezeptorenblocker sowie einem α_1-Rezeptorenblocker ist möglich und wirkungsvoll. Tabelle 1 (S. 168) faßt diese Sachverhalte zusammen. Auf die Möglichkeiten einer Drei- oder gar Vierkomponententherapie unter Einschluß speziell der ACE-Hemmer wurde besonders hingewiesen (s. oben).

Literatur

Borchard U, (1989) Conversions-Enzym-Hemmer. Zett, Steinen

Gotzen R, Lohmann FW (1991) Hoher Blutdruck. Kohlhammer, Stuttgart Berlin Köln

Hansson L (1989) Beta-blockers with ACE inhibitors – a logical combination? J Hum Hypertens 3 [Suppl 1]: 97

Jackson B, Johnston CJ (1989) Angiotensin-converting enzyme inhibition in renal disease; contrasting effects on renal function in renal artery stenosis and progressive renal injury. J Hum Hypertens 3 [Suppl 1]: 107

Lohmann FW (Hrsg) (1978) Die Bedeutung der Beta 1-Selektivität für Klinik und Praxis. De Gruyter, Berlin New York

Lohmann FW (1989) Arterielle Hypertonie – Bedeutung, Diagnostik, Therapie. Zuckschwerdt, München Bern Wien San Franzisko

Lohmann FW (1993a) Hochdrucktherapie. In: Platt D. (Hrsg) Pharmakotherapie und Alter. Springer, Berlin Heidelberg New York Tokyo

Lohmann FW (1993b) Therapie der essentiellen arteriellen Hypertonie. Intern Prax 33: 481–495

Lohmann FW (1994) Praktisches Vorgehen bei sogenannter therapierefraktärer arterieller Hypertonie Krankenhausarzt 67: 336–342

Lohmann FW, Heckert C (1994) Analyse und klinische Bewertung einer multizentrischen Therapie-studie bei 3 470 Patienten mit essentieller arterieller Hypertonie. Nieren- und Hochdruckkrankheiten 23: 205–207

Lohmann FW, Lang S, Gotzen R, Herzfeld U, Koppenhagen K (1993) Der Einfluß einer antihypertensiven Therapie auf die zerebrale Durchblutung beim älteren Menschen. Med Welt 44: 345–354

McAreavey, Robertson JIS (1990) Angiotensin converting enzyme inhibitors and moderate hypertension. Drugs 40: 326

Michel J-B, Dussaule J-C, Choudat L, Nochy D, Corvol P, Ménard J (1987) Renal damage induced in the clipped kidney of one-clip, two kidney hypertensive rats during normalization of blood pressure by converting enzyme inhibition. Kidney Int 31 [Suppl 20]: S–168

Pollare T, Lithell J, Selinus I, Berne C (1989) Sensitivity to insulin during treatment with atenol and metoprolol: a randomized, double-blind study of effects on carbohydrate and lipoprotein metabolism in hypertensive patients. BMJ 298: 1152

Risler T, Krämer B, Müller GA, Seipel L (1989) Was ist gesichert in der Therapie mit Angiotensin-converting-enzyme-(ACE)Hemmern? Internist 30: 790

Schohn DC, Spiesser R, Wehrlen M, Pelletie B, Capron M-H (1990) Aldactazine/captopril combination, safe and effective in mild to moderate systemic hypertension: Report on a multicenter study of 967 patients. Am J Cardiol 65: 4K

Singer DRJ, Markandu ND, Furnival L, Khoshnodi L, MacGreger GA (1989) Moderate sodium restriction, angiotensin converting enzyme inhibition, and thiazide diuretic in the management of essential hypertension. J Cardiovasc Pharmac 13 [Suppl 3]: S5

Waldemar G, Schmidt HF, Andersen AR, Vostrup S, Ibsen H, Paulson PB (1989) Angiotensin converting enzyme inhibition and cerebral blood flow autoregulation in normotensive and hypertensive man. J Hypertens 7: 229

Weinberger MH (1989a) Clinical use of ACE inhibitors: combined therapy in hypertension In: MacGregor GA, Sever PS (eds) Current advances in ACE inhibition. Churchill Livingstone, Edinburgh London Melbourne New York

Weinberger MH (1989b) Angiotensin converting enzyme inhibitors enhance the antihypertensive efficacy of diuretics and blunt or prevent adverse metabolic effects. J Cardiovasc Pharmacol 13 [Suppl 3]: S1

7. Kombinationstherapie von ACE-Hemmern mit positiv-inotropen Pharmaka

Überblick für die Praxis

- Neueste prospektive randomisierte Untersuchungen haben gezeigt, daß eine Kombinationstherapie, bestehend aus ACE-Hemmern und Diuretika sowie zusätzlich Herzglykosiden RADIANCE-Study 1993 [34] die Belastbarkeit und die Symptomatik der Patienten zusätzlich verbessert. Dies scheint jedoch nur für Herzglykoside, nicht aber für andere positiv-inotrope Pharmaka zu gelten.
- β-Adrenozeptoragonisten, partielleβ-Adrenozeptoragonisten, α-Adrenozeptoragonisten und Phosphodiesteraseinhibitoren haben sich bei der chronischen Linksherzinsuffizienz nicht bewährt. In prospektiven randomisierten Untersuchungen war die Letalität sogar höher als bei Placebomedikation. Dementsprechend eignen sie sich auch nicht zur Kombination mit ACE-Hemmern.
- Der Stellenwert von Ibopamin, Pimobendan und Flosequinan kann mangels aureichender Studien noch nicht abschließend beurteilt werden.
- Zur Frequenzkontrolle bei tachyarrhythmischem Vorhofflimmern und Vorhofflattern haben sich Herzglykoside bewährt. Sie sind auch in der Kombination mit Diuretika und ACE-Hemmern bei dieser Indikation angebracht. Bei körperlicher Belastung ist der frequenzreduzierende Effekt der Herzglykoside eher gering. Möglicherweise ist hier β-Adrenozeptorantagonisten oder Ca^{2+}-Antagonisten der Vorzug zu geben.

  Bei paroxysmalem Vorhofflimmern dienen Herzglykoside lediglich dazu, die Kammerfrequenz zu kontrollieren. Wahrscheinlich vermindern Herzglykoside nicht die Inzidenz des Vorhofflimmerns in dieser Situation.
- Unerwünschte Wirkungen: Bei dem großen Kenntnisstand der Pharmakokinetik und Pharmakodynamik der Herzglykoside sind heute nur noch sehr wenige Nebenwirkungen apparent. Trotzdem sollte darauf hingewiesen werden, daß Überdosierungssymptome bzw. Intoxikationen zumeist bei Patienten mit eingeschränkter Nierenfunktion auftreten, bei denen Herzglykoside vom Digoxintyp verordnet werden. Bei sich ändernder oder eingeschränkter Nierenfunktion ist Digitoxin wegen seiner konstanten Eliminationskinetik in dieser Situation besser steuerbar.
- Arzneimittelinteraktionen: Bei gleichzeitiger Gabe von Diuretika, ACE-Hemmern und Herzglykosiden müssen eine Hypokaliämie bzw. eine Hyperkalziämie wegen erhöhter Glykosidempfindlichkeit vermieden werden. Die Plasmadigoxinkonzentration wird durch Chinidin, Amiodaron, Verapamil, Diltiazem und Nifedipin erhöht.

- Kontraindikationen: Auch in der Kombinationstherapie sind alle Formen von Bradykardien (z. B. AV-Block Sinusknotensyndrom, Karotissinussyndrom), ferner WPW-Syndrom, Hypokaliämie, Hyperkalziämie und hypertrophische obstruktive Kardiomyopathien als Kontraindikationen anzusehen.

7. Kombinationstherapie von ACE-Hemmern mit positiv-inotropen Pharmaka

E. Erdmann

Einleitung

Die chronisch-manifeste Herzinsuffizienz hat eine extrem schlechte Prognose, die der einer malignen Tumorerkrankung entspricht (Abb. 1). Vor dem Hintergrund einer 50%igen Letalität innerhalb von 1–3 Jahren muß auf eine frühzeitige eindeutige Diagnose und eine effektive Therapie mit allen zur Verfügung stehenden Mitteln gedrungen werden. Wenn wir heute wissen, daß bei der manifesten chronischen Herzinsuffizienz im NYHA-Stadium III bzw. IV eine Prognoseverbesserung durch die zusätzliche Behandlung mit Digitalis, Diuretika und ACE-Hemmern möglich ist [45], so gilt das bisher noch nicht als für frühere Stadien gesichert. Allerdings deutet sich auch hier insofern ein Wandel in der therapeutischen Einstellung an, als eine frühzeitige Entlastung des hyperthrophierten Herzens offensichtlich nicht nur zur Hypertrophieregression, sondern auch zur Verbesserung der Prognose zu führen scheint.

Die klassische Therapie der chronischen Herzinsuffizienz zielt auf eine Beseitigung eventueller kausaler Faktoren ab, auf eine Vermeidung der Na^+- und Wasserretention, auf körperliche Schonung und auf die medikamentöse Therapie (15) (s. Übersicht). Dieses Schema ist durch die klinische Erfahrung einer häufigen symptomatischen Besserung belegt. Die Reihenfolge der medikamentösen Thera-

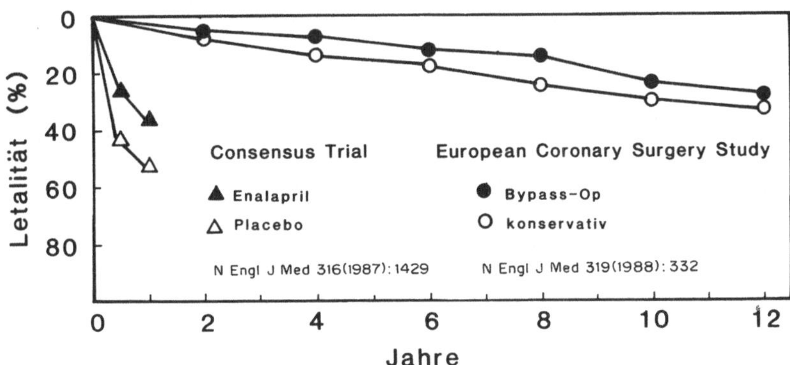

Abb. 1. Die Letalität bei manifester chronischer Herzinsuffizienz ist trotz Therapie mit Diuretika, Digitalis (Placebogruppe) und einer Kombinationstherapie mit ACE-Hemmern extrem hoch. Demgegenüber ist die Prognose bei symptomatischer koronarer Herzkrankheit mit oder ohne Bypassoperation deutlich besser

pie bzw. die Kombination der Pharmaka richtet sich z. Z. nach dem Schweregrad. Möglicherweise wird sie sich in Zukunft, wenn weitere Daten vorliegen, nach prognostischen Aspekten richten.

Therapeutisches Vorgehen bei Herzinsuffizienz

1. *Kausaltherapie:*
   - Behandlung des Grundleidens (z. B. Hypertonie),
   - Operation bei Klappenfehlern etc.

2. *Allgemeine Maßnahmen:*
   - körperliche Schonung, Gewichtsreduktion, Alkoholkarenz, Na^+-arme Diät.

3. *Medikamentöse Therapie:*
   - Diuretika,
   - Herzglykoside,
   - Diuretika und Herzglykoside,
   - Diuretika, Herzglykoside und ACE-Hemmer,

4. *Herztransplantation*

Erst in letzter Zeit sind einige pathophysiologische Veränderungen bei chronischer manifester Herzinsuffizienz durch Messungen der neurohumoralen, hämodynamischen und renalen Veränderungen klarer geworden. Dabei hat sich gezeigt, daß nicht alle akut wirksamen Medikamente auch eine Verbesserung der hormonalen Situation zur Folge haben. Dementsprechend hat man versucht, durch eine Kombinationstherapie gezielter in das pathophysiologische Geschehen einzugreifen und dadurch langfristig auch die Prognose zu verändern [13]. Im folgenden soll das pathophysiologische Konzept einer Therapie mit vor- und nachlastsenkenden Pharmaka (ACE-Hemmer) in Kombination mit positiv-inotropen Pharmaka im Detail besprochen werden. Dabei gilt, daß die verschiedenen Therapieprinzipien sich an den Determinanten der Herzfunktion (Frequenz, Vor- und Nachlast sowie Kontraktilität) ausrichten (s. Übersicht).

Medikamentöse Therapieprinzipien bei chronischer Herzinsuffizienz

1. *Verlängerung der diastolischen Füllungszeit (Frequenzreduktion):*
   - Digitalis (besonders bei Vorhofflimmern),
   - β-Rezeptorenblocker,
   - Verapamil,

2. *Senkung der Vor- und Nachlast:*
   - Diuretika,
   - ACE-Hemmer.

3. *Steigerung der Kontraktilität:*
   - Digitalis.

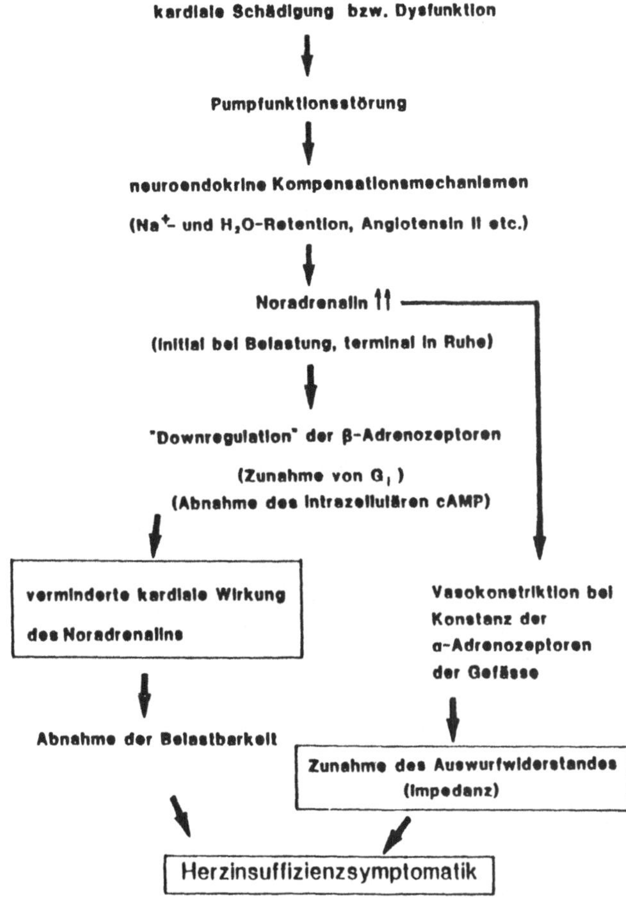

Abb. 2. Schematische Darstellung der neuroendokrinen Regulationsstörungen und ihrer Auswirkungen bei chronischer Herzinsuffizienz

4. *Hemmung von Gegenregulationsmechanismen:*
   - ACE-Hemmer,
   - Digitalis,
   - Aldosteronantagonisten (?),
   - β-Rezeptorenblocker (?).

Neurohumorale Regulationsstörungen bei chronischer Herzinsuffizienz

Ausgelöst durch verschiedene Pumpfunktionsstörungen kommt es zu neuroendokrinen Kompensationsmechanismen mit Aktivierung des Renin-Angiotensin-Aldosteron-Systems und zur Na⁺- und Wasserretention mit der Folge einer Zunahme der Vor- und Nachlast (Abb. 2). Die Aktivierung des sympathoadrenergen Systems führt zu erhöhten Noradrenalinspiegeln, initial nur bei Belastung, später auch in Ruhe [1, 4, 5, 12]. Die permanent erhöhten Noradrenalinkonzentrationen bewirken eine Abnahme der funktionellen myokardialen β-Adrenozeptoren sowie andere Änderungen des membranären Adenylatcyclasesystems, die den physiologischen Regulator der myokardialen Kontraktilität, das Noradrenalin, weitgehend ineffektiv werden lassen. Im Gegensatz zu den myokardialen β-Adrenozeptoren bleiben die vaskulären α-Adrenozeptoren intakt, so daß erhöhte Noradrenalinspiegel ebenso wie das Angiotensin II fast ausschließlich vasokonstriktorisch wirksam sind und die Nachlast erhöhen [7]. Da gerade das insuffiziente Herz besonders nachlastempfindlich im Sinne einer Abnahme des Herzminutenvolumens reagiert, kann durch das Überwiegen der vasokonstriktorischen Hormone bei chronischer Herzinsuffizienz eine weitere Pumpfunktionsstörung induziert werden – oder anders ausgedrückt: Die initial möglicherweise hilfreichen Gegenregulationsmechanismen bei chronischer Herzinsuffizienz (Aktivierung des sympathikoadrenergen und insbesondere Renin-Angiotensin-Aldosteron-Systems) verschlechtern im weiteren Verlauf die hämodynamische Situation zusätzlich [24, 27, 29].

Eine Schlüsselrolle bei der weiteren Progression der chronischen Herzinsuffizienz scheint die Niere bzw. die Nierendurchblutung einzunehmen [24]. Durch das Überwiegen der vasokonstriktorischen Hormone und die verminderte renale Perfusion kommt es nicht nur zu einer Salz- und Wasserretention, sondern sehr wahrscheinlich auch zu einer zusätzlichen Noradrenalinproduktion. Hämodynamisch ist die manifeste chronische Herzinsuffizienz charakterisiert durch die Tachykardie, die erhöhten Füllungsdrücke, die Nachlastzunahme und die verminderte myokardiale Kontraktilität und meist auch durch eine Abnahme der Compliance (Zunahme der Steifigkeit) des linken Ventrikels [1, 4, 53].

Warum eine Kombinationstherapie?

ACE-Hemmer führen bei Patienten mit chronischer Herzinsuffizienz durch eine Senkung der vasokonstriktorischen Angiotensin-II-Spiegel zur Vasodilatation. Weiterhin nehmen die Prostaglandinsynthese und vasodilatatorisch wirkende Kinine zu. Es gibt weiterhin Hinweise für eine Abnahme der Noradrenalinkonzentrationen nach einer Behandlung mit ACE-Hemmern, aber auch mit Digitalis. In diesem Zusammenhang sind die experimentellen Untersuchungen interessant, die gezeigt haben, daß ACE-Hemmer die Zahl und Funktion myokardialer β-Adrenozeptoren wieder erhöhen [26]. Auch die nachgewiesene Zunahme der renalen Perfusion unter ACE-Hemmern scheint im Licht der wesentlichen pathophysiologischen Bedeutung der Niere für die weitere Progression der Herzinsuffizienz therapeutisch wichtig zu sein.

Die Abnahme der Vor- und Nachlast sowie die Reduktion der vasokonstriktorischen Hormone, also die Rückbildung der sich im weiteren Gefolge als deletär erweisenden Gegenregulationsmechanismen, lassen eine Therapie der chronischen Herzinsuffizienz mit ACE-Hemmern logisch erscheinen. So haben auch die meisten durchgeführten kontrollierten Untersuchungen zu diesem Thema eine erhöhte Belastbarkeit, eine verbesserte Hämodynamik, eine Abnahme der Rhythmusstörungen und eine verbesserte Lebensqualität ergeben [2, 6, 9, 22, 32, 35, 43–45]. In der Captopril-Digoxin-Multicenterstudie [43, 44] nahm die Belastbarkeit signifikant zu, die Herzinsuffizienzsymptomatik ab, ebenso wie die Zahl der ventrikulären Extrasystolen pro Stunde. In dieser wie auch in anderen Untersuchungen kam es aber trotz Abnahme der Nachlast (Senkung des Auswurfwiderstandes) nicht zu einer Zunahme der Auswurffraktion. Andererseits führt eine nur vasodilatierende Therapie mit Abnahme der arteriellen Drücke in der Regel zu einer Zunahme der Flüssigkeitsretention, wenn nicht gleichzeitig für eine Verbesserung der Na⁺- und Wasserexkretion gesorgt wird, was sowohl durch eine diuretische Therapie als auch durch eine Zunahme der kardialen Pumpfunktion erreicht werden kann [2]. Sinkt der arterielle Druck unter eine gewisse Schwelle, so führt dies zur weiteren Aktivierung neurorenoendokriner Gegenregulationsmechanismen und damit zur Zunahme des extrazellulären Volumens [16]. Wenn nicht gleichzeitig auch die Nierenperfusion gesteigert wird (z.B. durch ACE-Hemmer), kann es im Rahmen einer vasodilatierenden Therapie sogar zur Zunahme kardialer Ödeme kommen. Aus diesem Grunde sind mehr oder weniger reine Vasodilatanzien wie Prazosin, Hydralazin, Minoxidil etc. zugunsten der ACE-Inhibitoren für die Therapie der chronischen Herzinsuffizienz heute weitgehend verlassen worden.

Die Kombination einer vor- und nachlastsenkenden Therapie mit ACE-Hemmern mit einer positiv-inotropen Therapie erscheint also logisch, well damit eine gleichzeitige Zunahme der Auswurffraktion des linken Verntrikels erfolgt [32]. Durch die Steigerung der Kontraktionskraft bei reduziertem Auswurfwiderstand resultiert eine Abnahme der Wandspannung. Dies und die Reduktion der Herzfrequenz führen zu einer deutlichen Verbesserung des linksventrikulären Wirkungsgrades und zu einer Abnahme des myokardialen Sauerstoffverbrauchs. Tatsächlich ist ja die verbesserte Prognose der chronischen Herzinsuffizienz bislang nur durch eine Kombinationstherapie mit Diuretika, Digitalis und ACE-Hemmern nachgewiesen worden [45].

Gründe gegen eine Kombinationstherapie mit positiv-inotropen Pharmaka

In mehreren Studien wurden ACE-Hemmer gegenüber Herzglykosiden bei der leichten bis mittelgradigen Herzinsuffizienz untersucht [13, 17, 22]. Dabei stellte sich im wesentlichen übereinstimmend heraus, daß die Wirksamkeit einer Kombination von Captopril und Diuretika gegenüber einer Kombination von Digitalis und Diuretika in bezug auf die Belastungstoleranz und den klinischen Schweregrad in der Regel etwas besser war, daß aber diese Unterschiede aber insgesamt recht gering waren. Eine Kombination aller 3 Pharmaka verbesserte die hämodynamische Situation in der Regel nicht weiter [22]. Eine eventuelle Prognoseverbesserung konnte in diesen Untersuchungen nicht nachgewiesen werden, da

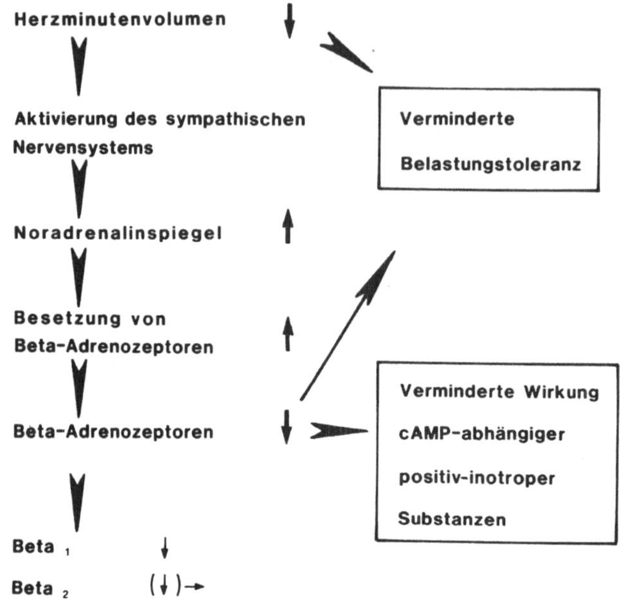

Abb. 3. Schema der verminderten Wirksamkeit cAMP-abhängiger positivinotroper Pharmaka bei chronischer Herzinsuffizienz

bei der leichten bis mittelgradigen Herzinsuffizienz extrem lange Verlaufsbeobachtungen notwendig wären, die bislang noch nicht durchgeführt worden sind.

Wahl der positiv-inotropen Substanz

Positiv-inotrope Pharmaka erhöhen die Kontraktionskraft bzw. Kontraktionsgeschwindigkeit des Herzmuskels [38, 39]. Der tierexperimentelle Nachweis einer positiv-inotropen Wirkung eines Pharmakons besagt aber nicht, daß dieses Pharmakon auch am insuffizienten menschlichen Herzmuskel in diesem Sinne wirkt, da wegen der Desensibilisierung der β-Adrenozeptoren bei Herzinsuffizienz, der Zunahme des guaninnukleotidbindenden Proteins mit inhibitorischer Wirkung auf die Adenylatcyclase und wegen des verminderten intrazellulären cAMP-Gehalts viele Pharmaka ihre Wirksamkeit in dieser Situation verlieren (Abb. 3) [11]. Weiterhin haben sich einige positiv-inotrope Pharmaka in Langzeituntersuchungen trotz einer günstigen hämodynamischen Akutwirksamkeit in der Dauertherapie als nebenwirkungsbelastet herausgestellt, so daß teilweise sogar eine Verschlechterung der Prognose nachgewiesen wurde. Dementsprechend sollen im folgenden die verschiedenen positiv-inotropen Pharmaka unter diesen Gesichtspunkten besprochen werden.

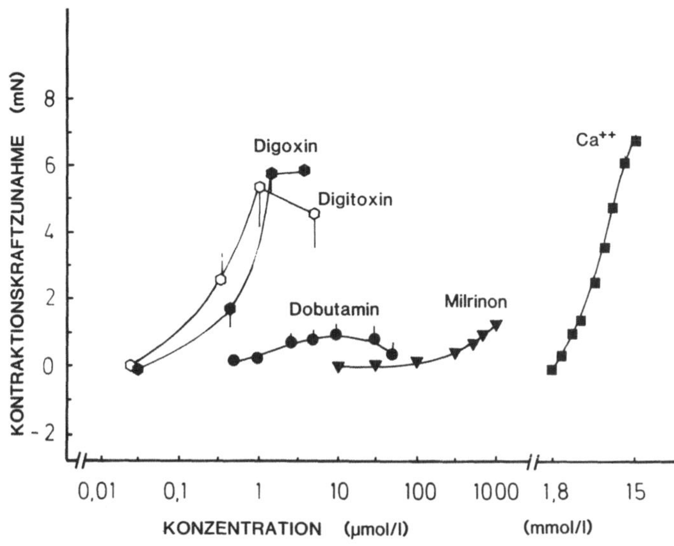

Abb. 4. Am isolierten Papillarmuskel terminal insuffizienter Patienten (Explantation vor Herztrans-plantation) verlieren der β-Adrenozeptoragonist Dobutamin sowie der Phosphodiesterasehemmer Milrinon einen Teil ihrer Wirksamkeit. Herzglykoside bleiben in Hinsicht auf die Zunahme der Kontraktionskraft wirksam (expermientelle Details s. [4])

Herzglykoside

In 3 kürzlich publizierten, doppeltblind randomisierten Untersuchungen konnte der günstige Effekt der Herzglykoside bei chronischer Herzinsuffizienz (im Rahmen einer dilatativen Kardiomyopathie bzw. einer koronaren Herzkrankheit) eindeutig nachgewiesen werden [10, 44, 48]. In allen 3 Fällen erwiesen sich Herzglykoside gegenüber Placebo als deutlich günstiger. Die Nebenwirkungen waren geringer, als früher erwartet worden war, die Belastungstoleranz stieg an, wenn möglicherweise auch nicht so ausgeprägt wie unter ACE-Hemmern oder unter Xamoterol. Hervorzuheben ist weiterhin, daß die Therapie mit Herzglykosiden so effektiv war, daß deutlich weniger häufig eine Krankenhausaufnahme notwendig wurde (im Vergleich zu Placebo) [44]. Nach den Ergebnissen der CONSENSUS-Studie bleibt festzuhalten, daß nur unter einer Kombinationstherapie mit Diuretika, Digitalis und ACE-Hemmern eine Prognoseverbesserung apparent wurde [45].

Die Abnahme der Wirksamkeit von β-Adrenozeptoragonisten bei chronischer Herzinsuffizienz (s. Abb. 4) findet sich für Herzglykoside nicht [5, 40]. Sowohl die Anzahl der Herzglykosidrezeptoren als auch deren positiv-inotroper Effekt bleiben erhalten, solange das kontraktile Myokard nicht durch Bindegewebe ersetzt wird. Damit gibt es für Herzglykoside keine Toleranzentwicklung. Hat sich also ein günstiger Digitaliseffekt bei gleichzeitiger Gabe von Diuretika und ACE-Hemmern herausgestellt (z. B. durch Zunahme der Belastbarkeit, der

Auswurffraktion oder anderer Parameter), so sollte diese Kombinationstherapie als Langzeitbehandlung beibehalten werden.

Wahrscheinlich ist heute die Kombinationstherapie mit Diuretika, Digitalis und ACE-Hemmern auch bei Sinusrhythmus als optimale Therapie bei der schweren chronischen Herzinsuffizienz anzusehen. Bei der leichten bis mittelgradigen chronischen Herzinsuffizienz gibt es dazu bislang noch keine gesicherten Erkenntnisse, obwohl sich ähnliche Therapieempfehlungen auch hier bereits andeuten. Bei der isolierten Rechtsinsuffizienz (z. B. beim Cor pulmonale) sind Herzglykoside aber ebenso wie Vasodilatanzien kaum wirksam [28].

Die kürzlich durchgeführte RADIANCE-Studie [34] hat eindeutig bewiesen, daß Digitalis auch in der Kombination mit Diuretika und ACE-Hemmern bei der chronisch manifesten Herzinsuffizienz notwendig ist. Die Patienten waren in der doppeltblind randomisierten kontrollierten Untersuchung unter der Dreierkombination stabil. Eine eingeschränkte linksventrikuläre Funktion mit einer Auswurffraktion unter 35% war bei allen Patienten bekannt. Nach kontrolliertem Absetzen des Herzglykosids (Placebogruppe) kam es bei etwa 25% der Patienten zu einer Verschlechterung des Befindens und der Leistungsfähigkeit. Dies trat nur bei 5% der Patienten innerhalb von 3 Monaten auf, die weiter Digoxin erhalten hatten (Abb. 5). Aus diesen und anderen Studien ergibt sich eindeutig, daß Herzglykoside auch bei Sinusrhythmus immer dann indiziert sind, wenn eine manifeste chronische Linksherzinsuffizienz vorliegt. Sie sind also auch notwendig, zusätzlich zu Diuretika und ACE-Hemmern.

Digitalis und Rhythmusstörungen

Die gelegentlich beobachtete Zunahme ventrikulärer Extrasystolen unter einer gleichzeitigen Herzglykosidbehandlung ist – soweit wir heute wissen – belanglos

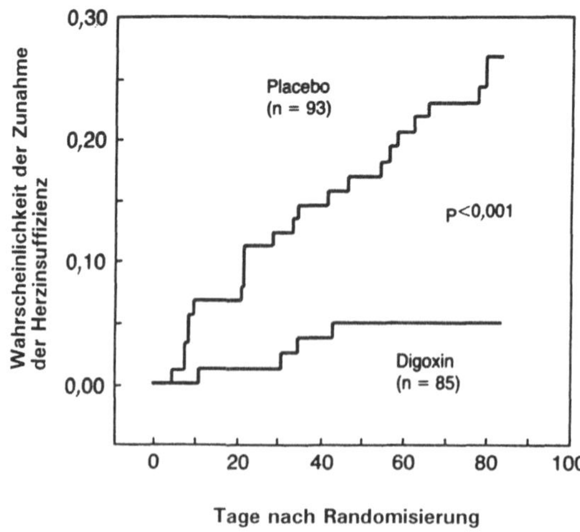

Abb. 5. Bedeutung von Digoxin bei gleichzeitiger Diuretika- und ACE-Inhibitortherapie

[31]. Eine Zunahme maligner Herzrhythmusstörungen wurde nicht beobachtet [44]. Es ist selbstverständlich, daß bei tachyarrhythmischem Vorhofflimmern oder Vorhofflattern Herzglykoside zur Kontrolle der Kammerfrequenz gegeben werden (s. Übersicht auf S. 184). Auch wenn anamnestisch über ein paroxysmales Vorhofflimmern berichtet wurde, empfiehlt sich die frühzeitige Kombinationstherapie mit Digitalis. Dieses Vorgehen zielt weniger darauf, die Inzidenz des Vorhofflimmerns zu vermindern, sondern geschieht vielmehr in der Absicht, beim Auftreten von Vorhofflimmern die Kammerfrequenz zu kontrollieren.

Zusammenfassend ist festzuhalten, daß bislang nur für die Kombinationstherapie von Digitalis, Diuretika und ACE-Hemmern eine Prognoseverbesserung bei der schweren chronischen Herzinsuffizienz gesichert ist. Trotzdem erscheint die Kombination eines positiv-inotropen Pharmakons mit einem vor- und nachlastsenkenden Therapieprinzip vernünftig.

β-Adrenozeptoragonisten

Bei chronischer Herzinsuffizienz steigen die Plasmanoradrenalinspiegel initial nur unter Belastung, später auch unter Ruhebedingungen an. Damit einhergehend kommt es zu einer Desensibilisierung von β-Adrenozeptoren und einer verminderten Wirksamkeit von β-Adrenozeptoragonisten am Myokard [5, 8, 50]. Eine Toleranzentwicklung bei der Therapie der chronischen Herzinsuffizienz mit β-Adrenozeptoragonisten wurde mehrfach übereinstimmend nachgewiesen [50]. Damit eignen sich diese Pharmaka nicht für eine Dauertherapie der chronischen Herzinsuffizienz und dementspechend auch nicht für eine Kombinationstherapie mit Diuretika und ACE-Hemmern [19].

Es gibt Hinweise dafür, daß β_2-Adrenozeptoren weniger von der Desensibilisierung bei chronischer Herzinsuffizienz betroffen werden [4]. Wahrscheinlich kommt es aber zu einer Entkoppelung dieser Rezeptoren mit der Adenylacyclase bei ausgeprägter chronischer Herzinsuffizienz. so daß β_2-Adrenozeptoragonisten ebenfalls einen großen Teil ihrer Wirksamkeit in dieser Situation verlieren. Dementsprechend scheinen sich auch β_2-Adrenozeptoragonisten nicht für die Kombinationstherapie zu eignen.

Partielle β_1-Adrenozeptoragonisten

Bei mittelgradiger chronischer Herzinsuffizienz konnten sowohl die Symptome als auch die Belastbarkeit der Patienten durch eine Therapie mit Xamoterol p. o., einem partiellen β_1-Agonisten [25], deutlich gebessert werden [46]. Die Wirkung schien ausgeprägter zu sein als die von Digitalis. An Nebenwirkungen fielen Angina pectoris, Arrhythmien und Palpitationen auf, die wahrscheinlich durch die β_1-agonistische Wirkung erklärt werden können [3]. Über eine Kombinationstherapie mit diesem partiellen β-Adrenozeptoragonisten ist nichts bekannt. In einer kürzlich erschienenen kontrollierten Untersuchung von 352 Patienten mit schwerer chronischer Herzinsuffizienz zeigte sich eine Letalität von 9,1 % im Vergleich zu 3,7 % in der Placebogruppe [48]. Diese Verschlechterung der Prognose wurde auf eine mögliche Zunahme der Myokardischämie bzw. eine nächtliche Frequenzanhebung durch die agonistische Partialwirkung zurückgeführt. Aufgrund dieser verschlechterten Prognose scheint sich Xamoterol nicht für eine Kombinationtherapie der chronischen Herzinsuffizienz mit ACE-Hemmern zu eignen.

α-Adrenozeptoragonisten

Die Stimulation myokardialer α-Adrenozeptoren z. B. durch Phenylephrin führt zu einem positiv-inotropen Effekt. Das Ausmaß dieses Effektes beträgt aber nur etwa 20 % dessen von β-Adrenozeptoragonisten. Dieser relativ geringe positiv-inotrope Effekt scheint allerdings auch am insuffizienten Herzen bestehen zu bleiben, da das cAMP-System nicht involviert ist.

α-Adrenozeptoragonisten haben für die praktische Therapie der chronischen Herzinsuffizienz keine Bedeutung. Dies ist zum einen auf den geringen positiv-inotropen Effekt und zum zweiten auf die gleichzeitige vasokonstriktorische und auch koronarkonstriktorische Wirkung zurückzuführen. Dementsprechend eignen sie sich auch nicht zur Kombinationstherapie.

Phosphodiesteraseinhibitoren

Phosphodiesterase-III-Inhibitoren hemmen den endogenen Abbau des intrazellulären c-AMP und wirken dadurch positive-inotrop und vasodilatierend (Abb. 6). Sie werden deshalb auch als „Inodilatoren" bezeichnet. Große Hoffnungen sind darin gesetzt worden, das defekte β-Adrenozeptorsystem bei chronischer Herzinsuffizienz durch Phosphodiesteraseinhibitoren zu umgehen und dadurch eine Kontraktionskraftsteigerung mit dem Prinzip der peripheren Vasodilatation zu verbinden [39, 52].

In großen kontrollierten Studien hat sich für eine Therapie der chronischen Herzinsuffizienz mit Amrinon, Milrinon und Enoximon eher eine Prognoseverschlechterung ergeben [10, 33]. Die Gründe dafür sind nicht ganz klar. Zum einen ist festzuhalten, daß es bei chronischer Herzinsuffizienz zu einer intrazellulären Abnahme von cAMP und damit auch zum partiellen Wirkungsverlust von Phosphodiesteraseinhibitoren kommt [8, 52]. Zum anderen scheinen diese Medikamente nicht die renale Perfusion zu erhöhen, sondern sogar eher zu einer Aktivierung des Renin-Angiotensin-Aldosteron-Systems zu führen. Ob die Hemmung des intrazellulären cAMP-Abbaus, die potentiell arrhythmogen wirkt, auch tatsächlich zu malignen Herzrhythmusstörungen führt, konnte bislang noch nicht geklärt werden. Da diese Medikamente aber eher zu einer verkürzten Überlebenszeit bei chronischer Herzinsuffizienz führen, eignen sie sich weder zur singulären noch zur Kombinationstherapie mit ACE-Hemmern.

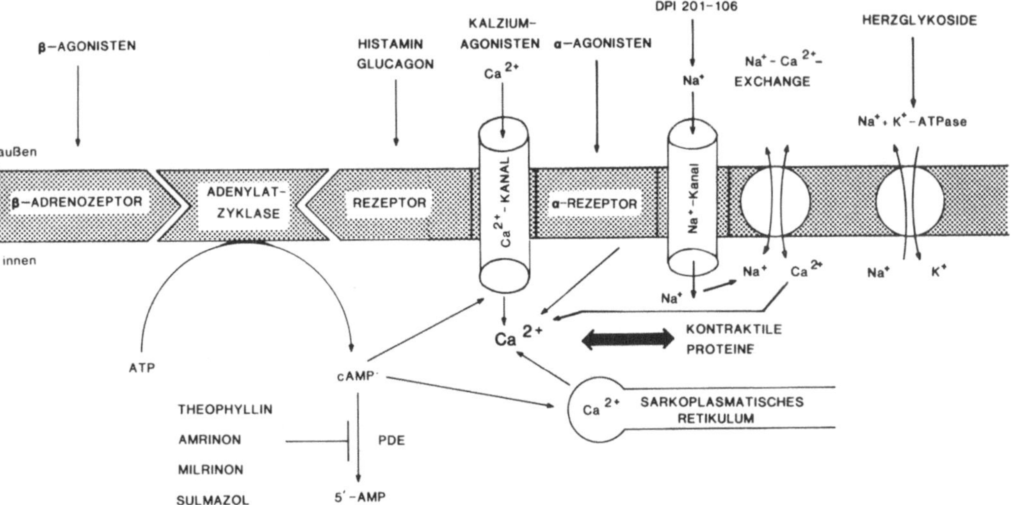

Abb. 6. Wirkungsmechanismen verschiedener positiv-inotroper Pharmaka (schematische Darstellung). Gemeinsam ist allen heute verwendeten kontraktionskraftsteigernden Medikamenten, daß sie die intrezelluläre Ca^{2+}-Konzentration steigern und deshalb zu einer verstärkten Kontraktion des Herzmuskels führen

Natriumkanalmodulatoren

Substanzen wie DPI 201–106 und BDF 9148 verlängern die Öffnungszeit der membranären kardialen Natriumkanäle mit der Folge einer Steigerung der myokardialen Kontraktionskraft (Abb. 6) [21, 37, 49]. Die gesteigerte intrazelluläre Natriumaktivität führt zu einer Zunahme der freien intrazellulären Kalziumkonzentration. Weiterhin bewirken diese Pharmaka eine periphere und koronare Vasodilatation sowie eine negative chronotrope Wirkung. Die Zunahme der myokardialen Kontraktionskraft bleibt auch am insuffizienten menschlichen Herzen erhalten [49].

Ob eine Verlängerung des Aktionspotentials potentiell arrhythmogene Wirkungen hat, ist noch nicht geklärt. Diese Pharmaka sind z. Z. noch nicht für die Therapie der chronischen Herzinsuffizienz zugelassen. Weitere Erfahrungen sind notwendig.

Ibopamin

Ibopamin ist der Diisobutyrylester von N-Methyldopamin [18, 20, 41; 42]. Es handelt sich um ein „prodrug", welches im Körper zu Epinin metabolisiert wird. Diese Substanz wirkt ähnlich wie Dopamin über dopaminerge, β_1-adrenerge, β_2-adrenerge und in hoher Konzentration auch α-adrenerge Rezeptoren. Es hat damit sowohl vasodilatierende Wirkungen in den renalen, mesenterialen und zerebralen Gefäßen sowie positiv-inotrope Wirkungen [5]. Es gehört zu den

Inodilatoren mit gleichzeitiger diuretischer Wirkung [36]. In größeren Studien erschien Ibopamin dem Digitalis in etwa gleichwertig zu sein [41]. Über Kombinationsbehandlungen mit ACE-Inhibitoren liegen noch keine Ergebnisse vor.

Ausblick

Der Nutzen einer frühzeitigen Kombinationstherapie von ACE-Hemmern mit Diuretika und Digitalis bei der Therapie der chronischenHerzinsuffizienz auf dem Boden einer dilatativen Kardiomyopathie oder einer koronaren Herzerkrankung erscheint weitgehend gesichert [23]. Das praktische Vorgehen orientiert sich an einer niedrigen Diuretikadosis (z. B. 25 mg Hydrochlorothiazid), einer mittelgradigen Digitalisdosis (z. B. 0, 07 mg Digitoxin/Tag p. o. oder 3mal 0, 125 mg Digoxin/Tag p. o.) mit 2mal 50 mg Captopril oder 1mal 10 mg Enalapril täglich. Bei älteren Patienten sollte aufgrund der altersbedingt verminderten Nierenfunktion eine niedrigere Digoxindosis (z. B. 2mal 0, 125 mg Digoxin/Tag) gewählt werden. Die Nierenfunktion ist in etwa vierteljährlichen Abständen zu überprüfen.

Aufgrund pathophysiologischer Überlegungen ist eine Effektivität einer derartigen Kombinationstherapie an einer Reduktion der Herzfrequenz, einer leichten Zunahme der Auswurffraktion, einem Rückgang erhöhter Plasmanoradrenalinspiegel und einer Abnahme des Druck-Frequenz-Produkts abzuschätzen. Bei langsam einschleichender Therapie werden häufig erstaunlich niedrige Blutdruckwerte (systolisch um 100 mm Hg) sehr gut vertragen. Tatsächlich erscheint die Entlastung des insuffizienten Herzens (Diuretika plus ACE-Hemmer), kombiniert mit der milden positiven Inotropie der Herzglykoside, günstig zu wirken [47]. Die Suche nach stärker wirksamen positiv-inotropen Pharmaka hat sich eher als ein Irrweg erwiesen, so daß man heute festhalten darf, daß, wenn positiv-inotrope Pharmaka erwünscht sind, lediglich Herzglykoside in Betracht kommen, da sie keine Toleranzentwicklung zeigen, wenige Nebenwirkungen haben und oft wirksam sind. Möglicherweise sind in Zukunft Pharmaka mit leichter positiv-inotroper und gleichzeitig vasodilatierender Wirkung, v. a. im mesenterialen Gefäßgebiet, zu bevorzugen, wenn sie nicht cAMP-abhängig wirken. Das ist z. Z. Gegenstand der Forschung.

Literatur

1. Bayliss J, Norell M, Canepa-Anson R, Sutton G, Poole-Wilson P (1987) Untreated heart failure: clinical and neuroendocrine effects of introducing diuretics. Br Heart J 57: 17–22
2. Beaune J (1989) Comparison of enalapril vs. digoxin for congestive heart failure. Am J Cardiol 63: 22D–25D
3. Bhatia SJS, Swedberg K, Chatterjee K (1986) Acute hemodynamic and metabolic effects of ICI 118, 587 (Corwin), a selective partial beta₁ agonist, in patients with dilated cardiomyopathy. Am Heart J 111: 692–696
4. Böhm M, Schwinger RHG, Erdmann E (1990) Veränderungen des cAMP-Adenylatcyclasesystems am insuffizienten menschlichen Herzen. Konsequenzen für die Therapie mit positiv inotropen Pharmaka. Klin Wochenschr 68: 887–895

5. Bristow MR, Ginsburg R, Minobe W et al. (1982) Decreased catecholamine sensitivity and β-adrenergic-receptor density in failing human hearts. Engl J Med 307: 205–211

6. Captopril Multicenter Research Group (1983) A placebo-controlled trial of captopril in refractory chronic congestive heart failure. JACC 2: 755–763

7. Creager MA, Faxon DP, Cutler SS, Kohlmann O, Ryan TJ, Gavras H (1986) Contribution of vasopressin to vasoconstriction in patients with congestive heart failure: comparison with the renin-angiotensin system and the sympathetic nervous system. JACC 7: 758–765

8. Danielsen W, Leven H von der, Meyer W et al. (1989) Basal and isoprenaline-stimulated cAMP content in failing vs. nonfailing human cardiac preparations. J Cardiovasc Pharmacol 14: 171–173

9. DiBianco R (1990) ACE inhibitors in the treatment of heart failure. Clin Cardiol 13: VII-32–38

10. DiBianco R, Shabetai R, Kostuk W, Moran J, Schlant RC, Wright R (1989) A comparison of oral milrinone, digoxin, and their combination in the treatment of patients with chronic heart failure. Engl J Med 320: 677–683

11. Erdmann E (1989) The value of positive inotropy in acute and chronic heart failure. J Cardiovasc Pharmacol 14 [Suppl 3]: S36–S41

12. Erdmann E, Böhm M, Schwinger RHG, Beuckelmann DJ (1990) Neue Aspekte zur Pathogenese der Herzinsuffizienz. Internist 31: 632–640

13. Gheorghiade M, St. Clair J, St. Clair C, Beller GA (1987) Hemodynamic effects of intravenous digoxin in patients with severe heart failure initially treated with diuretics and vasodilators. JACC 9: 849–857

14. Grossman W (1990) Diastolic function and heart failure: an overview. Eur Heart J 11 [Suppl]: 2–7

15. Guyatt GH (1986) The treatment of heart failure. A methodological review of the literature. Drugs 32: 538–568

16. Harris P (1988) Role of arterial pressure in the oedema of heart disease. Lancet II: 1036–1038

17. Heck I, Müller HM, Esser H, Lüderitz B (1989) Captopril versus Digoxin in der Behandlung der leichten bis mittelschweren Herzinsuffizienz. Dtsch Med Wochenschr 114: 695–699

18. Henwood JM, Todd PA (1988) Ibopamine. A preliminary review of its pharmacodynamic and pharmacokinetic properties and therapeutic efficacy. Drugs 36: 11–31

19. Katz AM (1990) Interplay between inotropic and lusitropic effects of cyclic adenosine monophosphate on the myocardial cell. Circulation 82 [Suppl I]: I 7–I 11

20. Kopia GA, Ohlstein EH, Ruffolo Jr RR (1987) Systemic and coronary hemodynamic actions of the novel inotropic agent, ibopamine, and the de-esterified metabolite and active form, epinine: relationship to left ventricular performance in the dog. Am J Pharmacol Exp Ther 246: 434–440

21. Kostis JB, Lacy CR, Raia JJ, Dworkin JH, Warner RG, Casazza LA (1987) DPI 201–106 for severe congestive heart failure. Am J Cardiol 60: 1334–1339

22. Kromer EP, Elsner D, Riegger AJ (1990) Digoxin, convertingenzyme inhibition (Quinapril), and the combination in patients with congestive heart failure functional class II and sinus rhythm. J Cardiovasc Pharmacol 16: 9–14

23. Kubo SH (1990) Neurohormonal activation and the response to converting enzyme inhibitors in congestive heart failure. Circulation 81 [Suppl III]: III 107–III 114

24. Leier CV (1988) Regional blood flow responses to vasodilators and inotropes in congestive heart failure. Am J Cardiol 62: 86 E–93 E

25. Lemoine H, Bilski A, Kaumann AJ (1989) Xamoterol activates β_1P-P but not β_2-adrenoceptors in mammalian myocardium: comparison of its affinity for β_1- and β_2-adrenoceptors coupled to the adenylate cyclase in feline and human ventricle with positive inotropic effects. J Cardiovasc Pharmacol 13: 105–117

26. Maisel A, Phillips C, Michel M, Ziegler M, Carter S (1989) Regulation of cardiac β-adrenergic receptors by captopril. Circulation 80: 669–675

27. Massie BM (1988) Is neurohormonal activation deleterious to the long-term outcome of patients with congestive heart failure? JACC 12: 547–569

28. Mathur PN, Powles P, Pugsley SO, McEwan MP, Campbell EJM (1981) Effect of digoxin on right ventricular function in severe chronic airflow obstruction. Ann Intern Med 95: 283–288

29. Nieminen MS, Kupari M (1990) the hemodynamic effects of ACE inhibitors in the treatment of congestive heart failure. J Cardiovasc Pharmacol 15 [Suppl 2]: S 36–S 40

30. Packer M (1988) Vasodilator and inotropic drugs for the treatment of chronic heart failure: distinguishing hype from hope. JACC 12: 1299–1317
31. Packer M, Leier CV (1987) Survival in congestive heart failure during treatment with drugs with positive inotropic actions. Circulation 75 [Suppl IV]: IV 55–IV 63
32. Packer M, Medina N, Yushak M (1983) Hemodynamic pattern of response during long-term captopril therapy for severe chronic heart failure. Circulation 68: 803–812
33. Packer M, Medina N, Yushak M (1984) Hemodynamic and clinical limitations of long-term inotropic therapy with amrinone in patients with severe chronic heart failure. Circulation 70: 1038–1047
34. Packer M et al. for the RADIANCE-Study (1993) Withdrawal of digoxin from patients with chronic heart failure treated with angiotensin-converting enzyme inhibitors. N Engl J Med 329: 1–7
35. Pfeffer MA, Lamas GA, Vaughan DE, Parisi AF, Braunwald E (1988) Effect of captopril on progressive venticular dilatation after anterior myocardial infarction. N Engl J Med 319: 80–86
36. Satelliten-Symposium Inpharzam medical Forum 1989 (1990) Ibopamintherapie der chronischen Herzinsuffizienz. MMW Spezial
37. Scholtysik G, Salzmann R, Berthold R, Herzig JW, Quast U, Markstein R (1985) DPI 201–106, a novel cardioactive agent. Combination of cAMP-independent positive inotropic, negative chronotropic, action potential prolonging and coronary dilatory properties. Naunyn Schmiedebergs Arch Pharmacol 329: 316–325
38. Scholz H (1984) Inotropic drugs and their mechanisms of action. JACC 4: 389–397
39. Scholz H, Meyer WM (1986) Phosphodiesterase-inhibiting properties of newer inotropic agents. Circulation 73, [Suppl III]: III 99–III 108
40. Schwinger RHG, Böhm M, Erdmann E (1990) Effectiveness of cardiac glycosides in human myocardium with and without „downregulated"β-adrenoceptors. J Cardiovasc Pharmacol 15: 692–697
41. Sher D, Ferrari V (1987) Ibopamine post-marketing surveillance. Arzneimittelforschung 7a: 869–902
42. Stoddard MF, Chaitman BR, Byers SL, Mrosek D, Labovitz AJ (1988) Noninvasive assessment of diastolic and systolic properties of ibopamine in patients with congestive heart failure. Am Heart J 117: 395–401
43. The Captopril Multicenter Research Group I (1985) A cooperative multicenter study of captopril in congestive heart failure: hemodynamic effects and long-term response. Am Heart J 110: 439–447
44. The Captopril-Digoxin Multicenter Research Group (1988) Comparative effects of therapy with captopril and digoxin in patients with mild to moderate heart failure. JAMA 259: 539–544
45. The Consensus Trial Study Group (1987) Effects of enalapril on mortality in severe congestive heart failure. N Engl J Med 316: 1431
46. The German and Austrian Xamoterol Study Group (1988) Double-blind placebo-controlled comparison of digoxin and xamoterol in chronic heart failure. Lancet II: 489–493
47. The Lancet (1989) Digoxin: new answers new questions. Lancet I: 79–83
48. The Xamoterol in severe heart failures study group (1990) Xamoterol in severe heart failure. Lancet I: 336: 1–6
49. Thormann J, Kramer W, Kindler M, Neuss H, Bilgin Y, Schlepper M (1985) Wirkungsvergleich des neuen Kardiotonikums DPI 201–106 versus Dobutamin bei dilatativer Kardiomyopathie: Analyse durch Registrierung serieller Druck/Volumen-Beziehungen und On-line-MVO$_2$-Bestimmung. Herz Kreislauf 11: 605–615
50. Unverferth DV, Blanford M, Kates RE, Leier CV (1980) Tolerance to dobutamine after a 72 hour continuous infusion. Am J Med 69: 262–266
51. Visioli O (1986) Ibopamine. Arzneimittlelforschung 36 (I) 2a: 285–408
52. Leyen H von der (1989) Phosphodiesterase inhibition by new cardiotonic agents: mechanism of action and possible clinical relevance in the therapy of congestive heart failure. Klin Wochenschr 67: 605–615
53. Zile MR (1990) Diastolic dysfunction: detection, consequences, and treatment, part 2: Diagnosis and treatment of diastolic dysfunction. Am Heart Assoc 59: 1–6

8. Probleme in der Therapie mit ACE-Hemmern
Überblick für die Praxis

Bei bestimmungsgemäßer Anwendung und in niedriger Dosierung gegeben können ACE-Hemmer generell als gut verträglich angesehen werden. Alle ACE-Hemmer können prinzipiell die gleichen Nebenwirkungen verursachen. Alle Nebenwirkungen gehen nach Absetzen des ACE-Hemmers zurück; häufig ist bereits eine Dosisreduktion ausreichend. Die Häufigkeit der Nebenwirkungen zeigt eine deutliche Abhängigkeit von der Dosierung sowie von der Nierenfunktion. Die für ACE-Hemmer typischen *Nebenwirkungen* und ihre Häufigkeit sind in Tabelle 1 aufgeführt.

Tabelle 1. Typische Nebenwirkungen der ACE-Hemmer (* Stark abhängig von Begleiterkrankungen und Nierenfunktion)

Art der Nebenwirkung	Häufigkeit [%]
Hypotension	1,5 – 2,5
Funktionelle Niereninsuffizienz	*
Hyperkaliämie	*
Hautausschlag	1 – 5
Geschmacksstörungen	0,5 – 3
Proteinurie	0,5 – 2
Neutropenie	0,01
Trockener Husten	1 – 3
Angioneurotisches Ödem	0,1 – 0,2

Ein stimuliertes Renin-Angiotensin-System (zu erwarten bei kochsalzarmer Kost, Diuretika, Nierenarterienstenose, Herzinsuffizienz) verstärkt die blutdrucksenkende Wirkung der ACE-Hemmer, eine Therapie mit nichtsteroidalen Antirheumatika schwächt sie ab. Bei gleichzeitiger immunsuppressiver Therapie kann eine Neutropenie häufiger auftreten. Schwangerschaft, ein angioneurotisches Ödem in der Anamnese sowie eine beidseitige Nierenarterienstenose bzw. die Stenose der Arterie einer Einzelniere stellen absolute *Kontraindikationen gegen* die Anwendung eines ACE-Hemmers dar.

8. Probleme in der Therapie mit ACE-Hemmern

A. Overlack

Generelle Überlegungen und allgemeine Häufigkeit von Nebenwirkungen

Die Therapie mit Captopril, dem ersten allgemein verfügbaren ACE-Hemmer, war in ihrer Anfangsphase durch eine hohe Frequenz von Nebenwirkungen stark belastet. Captopril wurde in hoher Dosierung bei schwerer Hypertonie, häufig begleitet von einer Niereninsuffizienz, gegeben. Bei diesen Patienten traten in einem hohen Prozentsatz Exantheme, Geschmacksveränderungen, Proteinurie und Neutropenie auf (DiBianco 1986). Von diesen Nebenwirkungen waren meist Patienten mit Niereninsuffizienz und Autoimmun- oder Kollagenerkrankungen betroffen. Nachdem sich gezeigt hatte, daß ACE-Hemmer auch in niedriger Dosierung wirksam sind, ohne ihre Effektivität zu verlieren (Veterans Administration 1982) und sich diese Erkenntnis schnell in die klinische Praxis umgesetzt hatte, haben sich Anzahl und Schwere der Nebenwirkungen deutlich verringert. Gleichzeitig hat sich das Spektrum der Nebenwirkungen verändert. Die früher üblichen Nebenwirkungen sind selten geworden. Heute stehen andere Komplikationen der Therapie mit ACE-Hemmern, wie der erst spät als Nebenwirkung erkannte trockene Husten, im Vordergrund.

Anfangs wurde angenommen, daß die typischen Nebenwirkungen von Captopril durch die SH-Gruppe im Molekül verursacht wurden, da auch andere Substanzen mit einer SH-Gruppe, wie z. B. D-Penicillamin, über ein ähnliches Spektrum an Nebenwirkungen verfügen (Edwards u. Padfield 1985). Heute erscheint es evident, daß alle ACE-Hemmer, ob mit oder ohne SH-Gruppe, prinzipiell die gleichen Nebenwirkungen verursachen können. Unterschiede scheint es lediglich in der Häufigkeit der einzelnen Nebenwirkungen zu geben, wobei allerdings bislang nur für Captopril und Enalapril größere klinische Erfahrungen vorliegen.

Bei bestimmungsgemäßer Anwendung und in niedriger Dosierung gegeben können ACE-Hemmer heute generell als gut verträglich angesehen werden. Ungünstige metabolische Effekte oder Veränderungen von Laborparametern sind, mit Ausnahme von möglichen Auswirkungen auf Serumkalium, Serumkreatinin und Blutbild (s. unten), sehr selten (Omae et al. 1987; Weber 1988). Im Vergleich zu anderen Antihypertensiva sind subjektive Nebenwirkungen und Therapieabbrüche seltener (Tabelle 2; Moncloa et al. 1985). Auch im Vergleich zu Placebo treten die häufigsten Nebenwirkungen der ACE-Hemmer nicht wesentlich vermehrt auf (Tabelle 3; Moncloa et al. 1985). Unter anderen Antihypertensiva

Tabelle 2. Nebenwirkungen und Therapieabbrüche unter Captopril im Vergleich zu anderen Antihypertensiva. (Nach Croog et al. 1986)

Medikament	Patienten (n)	Nebenwirkungen [%]	Therapieabbrüche [%]
Captopril	213	14	8
Methyldopa	201	44	20
Propranolol	212	24	13

Tabelle 3. Vergleich der Nebenwirkungen bei Therapie mit Captopril und Placebo. (Nach Weber 1988)

Nebenwirkung	Captopril (n = 1174) [%]	Plazebo (n = 448) [%]
Kopfschmerzen	5,2	6,9
Schwindel	3,5	2,0
Schwächegefühl	3,1	2,0
Hautausschlag	3,7	2,5
Übelkeit	3,2	2,0
Geschmacksstörungen	1,5	1,1
Durchfall	1,1	1,1

häufigere Nebenwirkungen wie Abgeschlagenheit, Depression und Impotenz treten unter ACE-Hemmern nicht oder kaum auf. Im Gegenteil wird von Patienten, die lange unter solchen Nebenwirkungen einer antihypertensiven Therapie gelitten haben, nach dem Umstellen auf einen ACE-Hemmer nicht selten spontan Wohlbefinden angegeben (Gavras u. Gavras 1988). Die Häufigkeit der Nebenwirkungen ist unabhängig vom Schweregrad der Hypertonie (Moncloa et al. 1985). Bei der Behandlung der Herzinsuffizienz scheinen zum Therapieabbruch führende Nebenwirkungen unter ACE-Hemmung seltener zu sein als unter Placebo (5% gegenüber 10%) (McFate Smith et al. 1984), was wahrscheinlich durch die klinische und subjektive Besserung des Krankheitsbildes durch den ACE-Hemmer bedingt ist.

Im Vergleich der verschiedenen ACE-Hemmer zeigt sich, daß in der Art der Nebenwirkungen keine prinzipiellen Unterschiede bestehen. Die in Tabelle 4 für Captopril und Enalapril aufgeführten Nebenwirkungen treten nach heutiger Kenntnis auch bei den neueren ACE-Hemmern auf, für die noch keine vergleichbar großen Behandlungszahlen vorliegen. Unterschiede könnte es in der Häufigkeit der einzelnen Nebenwirkungen geben. So scheinen Hautsymptome und Geschmacksstörungen unter Captopril und ein trockener Husten unter Enalapril häufiger aufzutreten. Es ist aber zu berücksichtigen, daß die untersuchten Patientenkollektive nicht direkt miteinander vergleichbar sind, da Unterschiede z. B. bezüglich von Begleiterkrankungen (Niereninsuffizienz u. a.) und Behandlungsdauer bestehen. Außerdem sind die heute verfügbaren Zahlen bereits einige Jahre alt; zwischenzeitlich sind die Dosierungen, in denen ACE-

Tabelle 4. Art und Häufigkeit der Nebenwirkungen von Captopril und Enalapril in großen Post-marketingstudien

Nebenwirkung	Captopril[b] (n=4849)	Enalapril[c] (n=2203)	Enalapril[d] (n=12543)
		(jeweils in % der Patienten)	
Schwindel	5,0	6,3	3,9
Kopfschmerzen	2,9	5,6	2,5
Schwächegefühl	1,2	2,6	–[a]
Müdigkeit	1,5	2,5	–[a]
Hypotonie	2,5	2,4	1,5
Übelkeit	2,2	1,8	2,6
Diarrhö	0,9	1,7	1,9
Hautsymptome	6,0	1,5	2,8
Muskelkrämpfe	0,6	1,5	1,9
Husten	0,7	1,4	2,9
Proteinurie	0,6	1,4	–[a]
Geschmacksstörungen	3,1	0,5	0,2
Neutropenie	0,04	0,06	0,002
Angioödem	–[a]	–[a]	0,2
Nierenversagen	–[a]	–[a]	0,7

[a] Nicht mitgeteilt.
[b] General Use Study of Captopril (1983), zit. nach. Stumpe et al. (1984).
[c] Tempero et al. (1983).
[d] Inman et al. (1988).

Hemmer gegeben werden, weiter gesunken, so daß für die Zukunft eher mit weiter sinkenden Nebenwirkungsfrequenzen zu rechnen ist. Wie stark die Häufigkeit der Nebenwirkungen abhängig von der Dosierung ist, wird aus Tabelle 5 deutlich. Ähnliches gilt in abgeschwächter Form auch für die Nierenfunktion (Tabelle 6). Durch Anpassung der Dosis an die Nierenfunktion läßt sich erreichen, daß Nebenwirkungen weniger häufig auftreten. Das Alter des Patienten scheint für die Inzidenz von Nebenwirkungen unter ACE-Hemmung keine wesentliche Rolle zu spielen (Todd u. Heel 1986; Rush u. Lyle 1988).

In einer großen Postmarketingstudie von Captopril bei Hypertonie konnte keiner der während des Beobachtungszeitraums auftretenden Todesfälle auf das

Tabelle 5. Dosisabhängigkeit der Nebenwirkungen unter Captopril-Vergleich der Jahre 1980 und 1984. (Nach Jenkins et al. 1985)

	1980	1984
Patienten (n)	1146	6737
Mittlere tägliche Dosis (mg/ml)	324	156
Hautausschlag [%]	(10–12)	(4,3)
Geschmacksstörungen [%]	(6–7)	(2,7)
Schwindel, Schwäche [%]	(10)	(4,4)
Proteinurie [%]	(1,7)	(0,5)

Tabelle 6. Abhängigkeit der Häufigkeit von Nebenwirkungen unter Captopril von der Nierenfunktion. (Nach Jenkins et al. 1985)

	Serumkreatinin unter 1,5 mg/dl (n = 4445)		Serumkreatinin über 1,5 mg/dl (n = 1811)	
Tägliche Dosts (mg/Tag)	≤150	>150	≤150	>150
Hautausschlag [%]	4,3	4,1	6,2	6,9
Geschmacksstörungen [%]	2,2	3,4	3,2	5,4
Schwindel, Schwäche [%]	4,9	5,4	5,3	4,3

Medikament zurückgeführt werden (Chalmers et al. 1987). Allerdings können ACE-Hemmer offenbar unter bestimmten Bedingungen (hohes Alter, gleichzeitige Therapie mit kaliumsparenden Diuretika oder nichtsteroidalen Antirheumatika) durch Verschlechterung einer bereits eingeschränkten Nierenfunktion zum Tod eines Patienten beitragen. Unter 1098 Todesfällen, die unter einer Therapie mit Enalapril auftraten, wurden 10 auf diese Weise indirekt mit dem Medikament in Verbindung gebracht (Speirs et al. 1988).

Die unter allen ACE-Hemmern auftretenden und für sie typischen Nebenwirkungen können unterteilt werden in solche, die, wie Hypotension und Hyperkaliämie, eine direkte Folge der ACE-Hemmung sind, solche, die, wie der trockene Husten, wahrscheinlich hierauf zurückzuführen sind, und solche, die, wie die seltene Neutropenie, hierzu keinen offensichtlichen Bezug haben.

Nebenwirkungen als Folge der ACE-Hemmung

Hypotension

ACE-Hemmer interferieren nicht mit den homöostatischen kardiovaskulären Reaktionen, so daß auch bei plötzlichem Lagewechsel Orthostasereaktionen oder Kollapszustände normalerweise nicht auftreten (Cody et al. 1981). Eine Hypotension ist insgesamt selten, es gibt aber Bedingungen, die zu dieser Nebenwirkung prädisponieren. Hierzu gehören alle Zustände, die durch eine Aktivierung des Renin-Angiotensin-Systems gekennzeichnet sind: renovaskuläre und maligne Hypertonieformen, starke Kochsalzrestriktion, Behandlung mit stark wirksamen Diuretika, Herzinsuffizienz. Bei diesen Patienten muß in etwa 10 % der Fälle mit einer hypotensiven Reaktion, meist bereits nach der ersten Dosis eines ACE-Hemmers, gerechnet werden (Webster 1987).

Unter Langzeittherapie kann eine Hypotension aber auch zu einem späteren Zeitpunkt auftreten. So wurden unter Enalapril von 12543 Patienten bei 218 (1,7 %) Hypotensionen beobachtet, von denen nur 33 % im ersten Behandlungsmonat auftraten (Inman et al. 1988). In dieser Untersuchung waren insbesondere ältere Patienten mit einer Herzinsuffizienz auch bei geringer Dosierung von Enalapril betroffen. Auch nach anderen Untersuchungen kann eine Hypotension bereits bei geringen Dosen, z. B. 6,25 mg Captopril, auftreten (Fagard et al. 1980), wird aber bei höheren Dosen häufiger (Hodsman et al. 1983), so daß bei gefährdeten Patienten unter Überwachung zunächst eine niedrige Testdosis gegeben werden sollte.

Eine Therapie mit stark wirksamen Diuretika sollte, wenn möglich, 2–3 Tage vor Gabe eines ACE-Hemmers abgesetzt werden. Meist verläuft die Hypotension asymptomatisch, da unter ACE-Hemmung die Hirndurchblutung auch bei schwerer Herzinsuffizienz über einen weiten Bereich niedriger Blutdruckwerte erhalten bleibt (Rajagopalan et al. 1984). Niedrige Blutdruckwerte sollten daher nicht dazu führen, diesen Patienten eine langfristig vorteilhafte Therapie vorzuenthalten. Schwere, symptomatische Hypotensionen mit Organschäden werden gelegentlich beobachtet (Hodsman et al. 1983). Hiervon scheinen besonders herzinsuffiziente Patienten mit einer Hyponatriämie betroffen zu sein (DiBianco 1986). Die Therapie der Wahl bei einer akuten hypotensiven Reaktion ist die Infusion von 1–2 l Nacl 0,9%. Eine Hypotension kann unter allen ACE-Hemmern beobachtet werden; wesentliche Unterschiede in der Häufigkeit scheint es nicht zu geben (Weber 1988). Aufgrund der unterschiedlichen Pharmakologie tritt sie schnell, aber nur kurze Zeit andauernd unter Captopril, dagegen graduell und protrahiert verlaufend unter Enalapril auf (Packer et al. 1986).

Funktionelle Niereninsuffizienz

Bei verminderter Nierendurchblutung, z. B. bei einer Nierenarterienstenose, hängt die glomeruläre Filtration wesentlich von der durch Angiotensin II vermittelten postglomerulären Vaskonstriktion ab (Blythe 1983). Unter ACE-Hemmung sinkt in dieser Situation infolge der postglomerulären Vasodilatation der glomeruläre Filtrationsdruck drastisch ab. Bei Patienten mit beidseitiger Nierenarterienstenose oder Nierenarterienstenose einer Einzelniere kommt es infolge dessen bei Therapie mit einem ACE-Hemmer zur Niereninsuffizienz (Hricik et al. 1983), die nach Absetzen des ACE-Hemmers nach wenigen Tagen reversibel ist, was den funktionellen Charakter dieser Störung unterstreicht. Dieses Phänomen kann hilfreich sein beim Erkennen einer hämodynamisch relevanten beidseitigen Nierenarterienstenose bzw. der Stenosierung der arteriellen Anastomose bei nierentransplantierten Patienten (Curtis et al. 1983), könnte andererseits bei diesen Patienten aber auch eine Abstoßungsreaktion vortäuschen. Bei einseitigen Nierenarterienstenosen fällt auf der betroffenen Seite die glomeruläre Filtrationsrate ebenfalls ab, ohne daß es zu einem Kreatininanstieg kommen muß (Miyamori et al. 1986).

Jegliche antihypertensive Therapie kann infolge einer durch die Drucksenkung induzierten Reduktion der glomerulären Filtration zu einem vorübergehenden leichten Kreatininanstieg führen. Geringe Kreatininanstiege wurden auch in einer großen Verlaufsstudie unter Captopril bei hypertonen Patienten mit normaler Nierenfunktion beobachtet (Abb. 1; Jenkins et al. 1985). Dagegen kam es in der gleichen Untersuchung bei 1300 Patienten mit eingeschränkter Nierenfunktion

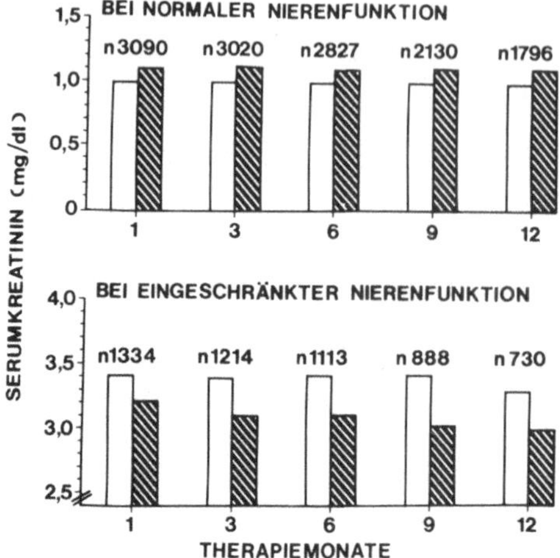

Abb. 1. Auswirkung einer einjährigen Therapie mit Captopril auf die Serumkreatininkonzentration bei hypertensiven Patienten mit und ohne Einschränkung der Nierenfunktion. Die *weißen Säulen* bezeichnen die Kreatininkonzentration vor, die *schwarzen Säulen* unter Therapie mit Captopril. Bei den Patienten mit eingeschränkter Nierenfunktion betrug die Kreatininkonzentration vor Therapie mehr als 1,5 mg/dl. (Nach Jenkins et al. 1985)

während einjähriger Beobachtung zu einem signifikanten Abfall des Serumkreatinins. Dieser Befund erscheint auch insofern bedeutsam, als sich die Nierenfunktion bei Patienten mit Hypertonie und Niereninsuffizienz üblicherweise progressiv verschlechtert. Auch bei Diabetikern mit Niereninsuffizienz und Hypertonie konnte unter ACE-Hemmung ein Abfall des Serumkreatinins beobachtet werden (Weber 1988). In Einzelfällen kann die Therapie mit einem ACE-Hemmer allerdings bei bereits vorbestehender Niereninsuffizienz zu einer deutlichen weiteren Verschlechterung bis zum Nierenversagen führen (Jenkins et al. 1985) und u. U. hierdurch am Tod eines Patienten beteiligt sein (Speirs et al. 1988; oben).

Bie der Therapie einer schweren Herzinsuffizienz mit ACE-Hemmern kann es bei Patienten, die gleichzeitig aggressiv diuretisch behandelt werden, ebenfalls zu einer funktionellen Niereninsuffizienz kommen. In einer Untersuchung von Packer et al. (1987) entwickelten von 107 Patienten mit schwerer Herzinsuffizienz 34 unter Captopril oder Enalapril eine Niereninsuffizienz. Betroffen waren Patienten mit hochdosierter Gabe von Furosemid und niedrigem zentralem Venendruck. Bei den meisten dieser Patienten kehrte die Nierenfunktion trotz unveränderter Therapie mit dem ACE-Hemmer unter Reduktion der Furosemiddosis und gelockerter Kochsalzrestriktion wieder zur Norm zürürck.

Da ACE-Hemmer renal eliminiert werden, muß die Dosis der Nierenfunktion angepaßt werden. Wie bereits erwähnt, ist die allgemeine Häufigkeit von Nebenwirkungen der ACE-Hemmer bei Niereninsuffizienz erhöht.

Hyperkaliämie

Infolge der unter ACE-Hemmung verminderten Freisetzung von Angiotensin II sinkt die Aldosteronsekretion, was eine verminderte Kaliurese bedingt. Hier-

Abb. 2. Auswirkung einer jeweils 4wöchigen Therapie mit Placebo, Captopril, Hydrochlorothiazid oder der Kombination von Captopril mit Hydrochlorothiazid auf die Serumkaliumkonzentration bei Patienten mit essentieller Hypertonie. (Nach Overlack et al. 1980)

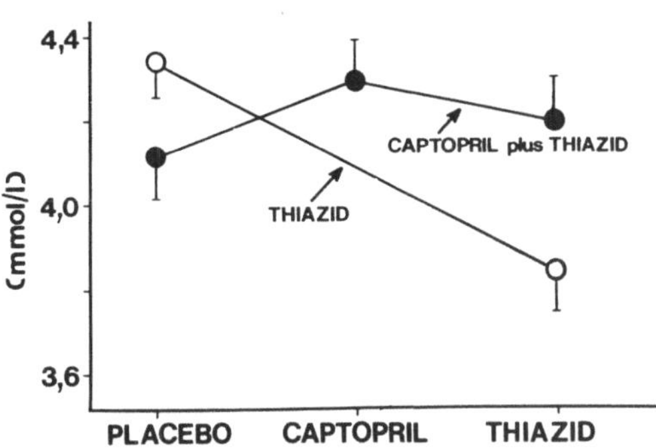

durch steigt die Serumkaliumkonzentration bei Patienten mit normaler Nierenfunktion leicht, im Mittel um 0,1–0,2 mmol/l, an (Overlack et al. 1980; Weinberger 1982). Nur sehr selten entwickelt sich bei diesen Patienten eine Hyperkaliämie. Da ACE-Hemmer sehr häufig mit Diuretika kombiniert werden, ist eine leichte Kaliumretention in der Regel eher ein sogar wünschenswerter Nebeneffekt, da hierdurch eine diuretikainduzierte Hypokaliämie vermieden werden kann (Abb. 2; Overlack et al. 1980; Weinberger 1982). Bei Niereninsuffizienz, Diabetes mellitus und gleichzeitiger Therapie mit kaliumsparenden Diuretika, Kaliumsalzen oder nichtsteroidalen Antirheumatika können sich aber potentiell gefährliche Hyperkaliämien entwickeln (Burnakis u. Mioduch 1984; Grossman et al. 1980; Ponce et al. 1985; Speirs et al. 1988).

Nebenwirkungen mit wahrscheinlichem Bezug zur ACE-Hemmung

Die im folgenden aufgeführten Nebenwirkungen sind wahrscheinlich zu einem wesentlichen Teil eine Folge der Auswirkungen der ACE-Hemmung auf das Kallikrein-Kinin-System. ACE ist identisch mit der Kininase II, die für den Abbau von Bradykinin z. T. verantwortlich ist (Erdös 1977). Es wird daher vermutet, daß es unter ACE-Hemmung zu einer Akkumulation von Kininen kommt. Kinine haben u. a. vasodilatorische Wirkungen, die möglicherweise zur Blutdrucksenkung unter ACE-Hemmern beitragen (Overlack et al. 1981). Vor allem scheinen sie aber an inflammatorischen Prozessen beteiligt zu sein (Proud u. Kaplan 1988), die zu den folgenden Nebenwirkungen beitragen könnten.

Respiratorische Nebenwirkungen

Inhaliertes Bradykinin bewirkt bei Patienten mit Asthma bronchiale eine Bronchialobstruktion (Fuller et al. 1987a). Bei Gesunden werden durch nasale oder inhalative Applikation Rhinitis, Husten und das Gefühl einer Halsentzündung ausgelöst (Proud et al. 1988; eigene Beobachtungen). Patienten mit Husten unter ACE-Hemmung entwickeln unter dieser Therapie einen verstärkten Hustenreflex (Morice et al. 1987). In einigen Untersuchungen konnte bei diesen Patienten eine präexistente (Kaufman et al. 1989) oder eine sich unter ACE-Hemmung entwickelnde bronchiale Hyperreaktivität festgestellt werden (Bucknall et al. 1988). Trotzdem wurde die Auslösung einer typischen Asthmasymptomatik oder die Verschlechterung eines vorbestehenden Asthma bronchiale bislang nur selten beobachtet (Popa 1987; Semple u. Herd 1986; Tugwell u. Stokes 1987). Auch zeigen Patienten mit Asthma und Hypertonie unter ACE-Hemmung weder eine Verstärkung der bronchialen Hyperreaktivität noch eine Verschlechterung der Lungenfunktion (Sala et al. 1986).

Ein trockener Husten, der erst spät als Komplikation der ACE-Hemmer erkannt wurde, gehört heute zu ihren häufigsten Nebenwirkungen. Er ist in der Regel persistierend und tritt meist in den ersten Wochen der Therapie auf, kann aber auch noch Monate bis zu 1 Jahr nach Therapiebeginn auftreten (Inman 1988). Er tritt bevorzugt bei Frauen auf und scheint im wesentlichen dosisunabhängig zu sein (Coulter u. Edwards 1987). Eine effektive Therapie des Hustens ist nicht bekannt, er kann sehr quälend und damit ein Grund zum Absetzen des ACE-Hemmers sein. Er verschwindet dann nach wenigen Tagen, tritt aber nach Reexposition auch unter einem anderen ACE-Hemmer nach kurzer Zeit wieder auf.

Über die Häufigkeit gibt es sehr unterschiedliche Angaben. Diese schwanken im allgemeinen zwischen 0,5% und 10% (Warner u. Rush 1988). Aus größeren Untersuchungen (Coulter u. Edwards 1987; Inman et al. 1988) läßt sich eine Inzidenz von 1–3% ableiten. Unter Captopril scheint hiernach ein trockener Husten seltener aufzutreten (1,1%) als unter Enalapril (2,8 bzw. 2,9%). Möglicherweise ist die Inzidenz aber doch höher als bisher angenommen: In der Untersuchung von Sebastian et al. (1991) klagten 17% der mit Captopril und 22% der mit Enalapril behandelten Patienten über einen trockenen Husten gegenüber 9% einer mit Hydrochlorothiazid, das keinen Husten verursacht, behandelten Vergleichsgruppe.

Dermatologische Nebenwirkungen

Während der ersten Untersuchungen von Captopril waren Hautreaktionen die häufigsten Nebenwirkungen. Sie traten bei Dosierungen bis zu 1000 mg/Tag in etwa 15% der Fälle auf (DiBianco 1986). Bei Dosierungen von Captopril unter 150 mg/Tag sieht man Hautreaktionen noch bei 4–7% (DiBianco 1986). Unter Enalapril kommen sie seltener vor: Bei 12543 über Jahr behandelten Patienten wurden bei 0,1% Photosensibilität bei 0,3% Urtikaria und bei 2,4% andere, nicht nähr bezeichnete Hautreaktionen beobachtet (Inman et al. 1988). Die Hautreaktionen treten meist in den ersten Wochen der Therapie auf und sind häufig vorübergehender Natur, können aber bei einigen Patienten zum Absetzen des ACE-Hemmers zwingen. Bei vielen Patienten bilden sich die Hauterscheinungen aber bereits bei Dosisreduktion zurück (DiBianco 1986). Sie treten nach Umsetzen auf einen anderen ACE-Hemmer häufig nicht wieder auf (Kubo u. Cody 1984).

Bei den Hautreaktionen handelt es sich meist um juckende, gerötete, makulopapulöse Effloreszenzen. Sie können aber auch in Form einer Urtikaria oder zusammen mit Fieber, Eosinophilie und Myalgien vorkommen (Case et al. 1978).

Unter Therapie mit Captopril zusammen mit Allopurinol wurde ein tödlich ver-
laufenes Stevens-Johnson-Syndrom beschrieben (Pennell et al. 1984). Darüber
hinaus wurden in Einzelfällen auch spezifischere Hautveränderungen beschrieben, z. B. Lichen-ruber-, erythematodes- oder pemphigusartige Hautveränderungen, Onycholyse, toxische epidermale Nekrolyse, bullöse Exantheme,
exfoliative Hautveränderungen sowie Pityriasis rosea (Ippen 1987).

Es wird vermutet, daß die unter ACE-Hemmung auftretenden Hautreaktionen
ebenso wie das im folgenden besprochene angioneurotischen Ödem kininver-
mittelt sind. Captopril verstärkt die Histaminquaddel, eine kutane Reaktion, die
mit Kininen assoziiert ist (Wilkin et al. 1980). Nach intradermaler Injektion von
Ovalbumin, Capsaicin oder Bradykinin beim Meerschweinchen kommt es zu
einer lokalen Entzündung, die bei Vorbehandlung mit Enalapril verstärkt wird
(Lindgren et al. 1987). Auch beim Menschen führt eine Vorbehandlung mit Enalapril oder Captopril zu einer deutlichen Verstärkung der bradykinininduzierten
Quaddelbildung (Fuller et al. 1987b; Ferner et al. 1987).

Angioneurotisches Ödem

Das angioneurotische Ödem ist eine seltene, aber gravierende Nebenwirkung der
ACE-Hemmer. Die Häufigkeit wird auf 0,1–0,2 % geschätzt (Slater et al. 1988;
Inman et al. 1988). Es wird gleichermaßen unter Captopril und Enalapril beob-
achtet. In 60–70 % der Fälle tritt das angioneurotische Ödem bereits in der ersten
Behandlungswoche auf (Slater et al. 1988). Es hat häufig einen klinisch leichten
Verlauf, kann aber bei Entwicklung eines Glottisödems lebensbedrohlich werden.
Von 38 Patienten, die unter Enalapril ein angioneurotisches Ödem entwickelten,
wurden 17 hospitalisiert; bei 4 Patienten mußten eine Intubation oder Tracheo-
tomie durchgeführt werden (Slater et al. 1988). 4 der 38 Patienten verstarben, wobei
allerdings nur ein Todesfall zweifelsfrei auf das angioneurotische Ödem zurückgeführt werden konnte. Nach Auftreten eines angioneurotischen Ödems muß
der ACE-Hemmer abgesetzt werden. Ein anderer ACE-Hemmer sollte nicht versucht werden, da in 7 von 14 Fällen, die sowohl Captopril als auch Enalapril
erhalten hatten, die Erkrankung unter beiden Substanzen auftrat (Slater et al.
1988). Bei drohendem Glottisödem müssen Adrenalin und Kortikosteroide und
evtl. C1-Inhibitorkonzentrat gegeben werden. Allerdings gibt es bislang keine
Hinweise dafür, daß beim mit dem ACE-Hemmer assoziierten angioneurotischen
Ödem wie bei der hereditären Form ein manifester oder latenter C1-Inhibitor-
mangel vorliegt.

Nebenwirkungen ohne offensichtlichen Bezug zur ACE-Hemmung

Blutbildveränderungen

Eine Knochenmarkdepression mit Neutropenie (Leukozytenzahl < 1000/mm^3)
bis zur Agranulozytose wurde v. a. bei den früher eingesetzten hohen Dosierungen

von Captopril beobachtet. Unter den heute angewandten Dosierungen ist diese gefährliche Nebenwirkung selten geworden, und es sind auch die Bedingungen bekannt, unter denen eine Neutropenie ganz überwiegend auftritt.

Die Neutropenie wird durch eine myeloide Hypoplasie, häufig mit Verschiebung zu unreifen Vorstufen, hervorgerufen. Sie tritt offenbar ausschließlich in den ersten 3 Monaten der Therapie auf (Weber 1988) und ist innerhalb von 3 Wochen nach Absetzen des ACE-Hemmers in 90% der Fälle reversibel (Cooper 1983). Die Häufigkeit wird heute mit etwa 0,01% (d. h. 1 pro 10000 Patienten) bei der Behandlung der unkomplizierten Hypertonie angegeben (Tabelle 7). Die große Mehrzahl der Patienten mit Neutropenie (92%) hatte als Begleiterkrankung eine Niereninsuffizienz (DiBianco 1986). Ein deutliches Risiko zur Entwicklung einer Neutropenie haben v. a. Patienten mit Kollagenose und begleitender Niereninsuffizienz (Tabelle 7). Die Häufigkeit der Neutropenie in dieser Patientengruppe ist wahrscheinlich zu einem großen Teil auf eine immunsuppressive Begleittherapie und hohe ACE-Hemmerdosierung zurückzuführen (DiBianco 1986). Gerade diese Patienten, insbesondere diejenigen mit hypertoner Krise bei progressiver Sklerodermie, profitieren aber besonders deutlich von einer ACE-Hemmung (Thurm u. Alexander 1984), so daß man ihnen diese Therapieform nicht vorenthalten sollte. Hierbei sind entsprechende Blutbildkontrollen allerdings Bedingung.

Über die Häufigkeit der Neutropenie unter anderen ACE-Hemmern als Captopril herrscht Unklarheit. Es liegen noch keine entsprechenden Erfahrungen in den gefährdeten Patientengruppen vor. In der Untersuchung von Inman et al. (1988) fanden sich bei über 12000 Patienten unter Enalapril 2 Neutropenien, von denen aber keine auf das Medikament zurückgeführt werden konnte. Es wird daher vermutet, daß Neutropenien unter Enalapril seltener auftreten (Currie u. Cooper 1985). Die Beobachtung, daß bei von 3 Patienten mit captoprilassoziierter Neutropenie diese auch unter Therapie mit Enalapril auftrat (Tempero et al. 1983), zeigt aber, daß es sich offenbar um eine klassenspezifische Nebenwirkung handeln muß (Edwards u. Padfield 1985).

Neben Veränderungen des weißen Blutbildes wurden in Einzelfällen auch Thrombozytopenien (Beroniade 1983), Panzytopenien (Gavras et al. 1981) und Anämien, z. T. hämolytischer Art, beobachtet (Luderer et al. 1981; Hegele 1983; Hirakata et al. 1984). Sizeland et al. (1990) sahen bei 15 Nierentransplantatempfängern nach 6monatiger Therapie mit einem ACE-Hemmer einen Abfall der

Tabelle 7. Zeitlicher Trend in der Häufigkeit der Neutropenie[a] bei Therapie mit Captopril, unterteilt nach Patientensubgruppen (Nach DiBianco 1986)

Patientengruppe	1982 (n = 5713) [%]	1984 (n = 12091) [%]
Unkomplizierte Hypertonie	0,02	0,01
Niereninsuffizienz (Kreatinin > 1,5 mg/dl)	0,28	0,18
Kollagenose mit Niereninsuffizienz	7,2	3,7

[a] Leukozytenzahl < 1000/mm³.

Hämoglobinkonzentration im Mittel von 13 auf 11 g/dl. Bei Patienten unter chronischer Hämodialyse wurde über eine Verschlechterung der Anämie bei Therapie mit Catopril, Enalapril oder Lisinopril berichtet (Onayama et al. 1989; Küntzinger et al. 1987). Dies scheint durch eine Suppression der Erythropoictinbildung unter ACE-Hemmung bedingt zu sein (Onayama et al. 1989). Diese Verschlechterung der Anämie bei Dialysepatienten unter ACE-Hemmung scheint durch die Gabe eines antiöstrogenen Steroids (Mepitiostan) günstig beeinflußbar zu sein (Onayama et al. 1989).

Proteinurie

Die Verbindung zwischen ACE-Hemmung und Proteinurie ist nicht einfach zu untersuchen, da viele hypertensive Patienten vor Beginn der Therapie eine Nierenschädigung aufweisen. Die Komplexität dieser Verbingung wurde von Case et al. (1980) an einer Untersuchung von 48 Patienten mit mittelschwerer bis schwerer Hypertonie gezeigt, die unter Captopril eine Proteinurie entwickelten. 19 dieser Patienten hatten eine Niereninsuffizienz und 11 eine präexistente Proteinurie. Darüber hinaus wurden 41 Patienten mit Dosierungen von 300 mg/ Tag oder mehr behandelt. In einer größeren Untersuchung an 5769 Patienten wurde die Beziehung zwischen Proteinurie einerseits und Captoprildosis sowie präexistenter Nierenschädigung andererseits herausgearbeitet (Groel et al. 1983; s. Tabelle 8). Patienten mit einer Nierenerkrankung haben danach etwa 4mal häufiger eine Proteinurie unter Therapie mit Captopril als solche ohne bekannte Nierenerkrankung. Darüber hinaus ist die Häufigkeit der Proteinurie eindeutig dosisabhängig. Der Schweregrad der Hypertonie spielt dagegen keine Rolle. Heute wird für die Proteinurie unter Captopril eine Häufigkeit von etwa 0,6% angenommen (Edwards u. Padfield 1985; s. auch Tabelle 4). Sie scheint unter Enalapril mit 1,4% etwa doppelt so häufig zu sein (Tempero et al. 1983; s. auch Tabelle 4). Eine unter ACE-Hemmung neu auftretende Proteinurie manifestiert

Tabelle 8. Häufigkeit einer Proteinurie bei hypertensiven Patienten unter Therapie mit Captopril. (Nach Weber 1988)

	Ohne renale Vorerkrankung [%]	Mit renaler Vorerkrankung [%]
Gesamtinzidenz	19/3573 (0,5 %)	46/2196 (2,1 %)
Hypertonieschweregrad[a]		
– leicht/mittelschwer	0,5	1,7
• niedrige Dosis[b]	0,1	1,1
• hohe Dosis	1,4	2,5
– schwer	0,5	2,4
• niedrige Dosis	0,3	0,9
• hohe Dosis	0,8	4,0

[a] Leichte/mittelschwere Hypertonie: diastolischer Blutdruck im Liegen > 110 mm Hg.
[b] Niedrige Dosis von Captopril: bis 150 mg/Tag.

sich üblicherweise innerhalb des ersten Jahres der Therapie, kann aber in Einzelfällen auch später auftreten (Groel et al. 1983). Sie verschwindet oder bessert sich trotz Fortführung der Therapie mit Captopril oder Enalapril bei etwa 75 % der Patienten (Captopril Collaborative Study Group1982; Edwards u. Padfield 1985). Andererseits kann eine präexistente Proteinurie bei diabetischer Nephropathie durch ACE-Hemmung gebessert werden (Taguma et al. 1985; Ritz u. Nowack 1990). In Einzelfallbeschreibungen wurde über ein nephrotisches Syndrom unter Captopril berichtet (Textor et al. 1983).

Es wurde zunächst angenommen, daß ACE-Hemmer durch die Entwicklung einer membranösen Glomerulopathie zur Proteinurie führen können (Hoorntje et al. 1980). Weitere Untersuchungen konnten diese Theorie nicht bestätigen (Captopril Collaborative Study Group 1982). Diese Studien lassen vermuten, daß glomeruläre Veränderungen bei hypertensiven Patienten häufiger sind als früher angenommen und daß einige hypertensive Patienten mit augenscheinlich normaler Nierenfunktion tatsächlich eine renale Erkrankung in einem frühen Stadium aufweisen.

Geschmacksstörungen

Geschmacksstörungen waren während der frühen Therapie mit Captopril nach den Hautreaktionen die zweithäufigste Nebenwirkung. Es handelt sich, ähnlich wie bei anderen Nebenwirkungen, um ein Phänomen, das abhängig ist von Dosis und Nierenfunktion. Bei einer Dosierung von Captopril bis 150 mg/Tag werden heute Gechmacksstörungen in einer Häufigkeit von 1,4–3,1 % angegeben (Weber 1988; Stumpe et al. 1984). Unter Enalapril scheint diese Nebenwirkung mit 0,2–0,5 % deutlich seltener zu sein (Inman et al. 1988; Tempero et al. 1983). Allerdings ist auch hier zu berücksichtigen, daß bei entsprechenden Risikopatienten für Enalapril viel weniger Erfahrungen als für Captopril vorliegen (Davies et al. 1984).

Die Geschmacksstörungen reichen in ihrem Spektrum von einer verminderten Fähigkeit, bestimmte Speisen zu schmecken, bis hin zum völligen Geschmacksverlust. Manchmal wird auch über einen metallischen oder sauren Geschmack berichtet (Weber 1988). Die Geschmacksstörungen treten üblicherweise innerhalb der ersten 3 Therapiemonate auf und sind trotz fortgesetzter Therapie mit dem ACE-Hemmer normalerweise nur vorübergehender Natur (Groel et al. 1983). Geschmacksstörungen sind daher nur selten ein Grund für einen Therapieabbruch. Die Ursache für die unter ACE-Hemmung auftretenden Geschmacksstörungen ist unklar. Der Geschmackssinn ist zinkabhängig, und nach einem Bericht von Smit et al. (1983) könnte eine Langzeittherapie mit Captopril zu einem Zinkmangel führen.

Seltene Nebenwirkungen

Neben den bislang erwähnten für ACE-Hemmer typischen, wenn auch insgesamt seltenen Nebenwirkungen wurde anhand zumeist von Einzelbeobachtungen über weitere mögliche Komplikationen berichtet, deren Zusammenhang mit der ACE-Hemmung aber nicht immer eindeutig zu sein scheint.

Gastrointestinale Nebenwirkungen wie Übelkeit, Erbrechen und Durchfall treten unter ACE-Hemmern nicht häufiger als unter Placebo auf (DiBianco 1986). Daneben gibt es einen Bericht über orale Erosionen und Ulzera (Viraben et al. 1982). In Einzelfällen wurden auch schon früher unter Captopril und Enalapril ein Anstieg der Leberenzyme, eine Cholestase und eine akute Pankreatitis beschrieben (Bellary et al. 1989; Rahmat et al. 1985; Tilkemeier u. Thompson 1988).

In den letzten Jahren wurde vermehrt über schwere Leberschädigungen im Zusammenhang mit der Therapie mit ACE-Hemmern berichtet (Bundesgesundheitsblatt 1993). Die Leberfunktionsstörungen zeigen sich laborchemisch in z. T. stark erhöhten Werten für Bilirubin, alkalischer Phosphatase und Transaminasen. Am häufigsten, aber nicht in allen Fällen, trat ein cholestatischer Ikterus auf. Bioptisch konnten eine Cholostase, z. T. auch zusätzliche nekrotische Veränderungen des Lebergewebes festgestellt werden. Die Leberfunktionsstörungen traten nach sehr unterschiedlich langen Behandlungszeiträumen (5 Tage bis 12 Monate) auf. Eine Abhängigkeit von der Tagesdosis ergab sich nicht. Nach Beendigung der ACE-Hemmerbehandlung kam es bei fast allen Patienten zu teilweise auch verzögerten Rückbildungen. Einer der Patienten starb an den Folgen eines Leberversagens. Sichere Erkenntnisse über den Mechanismus der Leberfunktionseinschränkung und der Leberzellschädigung gibt es bislang nicht. Es ist anzunehmen, daß die leberschädigende Wirkung von ACE-Hemmern eine Eigenschaft aller Wirkstoffe dieser Gruppe ist.

Zentralnervöse oder peripher-neurologische Nebenwirkungen scheinen Raritäten zu sein (DiBianco 1986). Auch Depressionen, Sedierung oder Schläfrigkeit kommen unter ACE-Hemmern offenbar praktisch nicht vor. Es gibt einen Bericht über eine offenbar durch Captopril induzierte Psychose, die durch Naloxon reversibel war (Gillman u. Sandy 1985). Captopril und Enalapril beeinflussen den Metabolismus von Enkephalin, und von beiden Substanzen wurde über einen stimmungsaufhellenden Effekt bei depressiven Patienten berichtet (Beers u. Passman 1990). Bei Patienten ohne Depression konnte ein solcher Effekt nicht beobachtet werden (Callender et al. 1983). Inman et al. (1988) berichteten über 22 Fälle von zerebralen Krampfanfällen bei über 12000 Patienten unter Enalapril, von denen kein einziger auf den ACE-Hemmer zurückgeführt werden konnte.

In Einzelfällen wurde über eine Pseudomyalgia rheumatica (Leloet et al. 1989) und eine Glukosurie unter Enalapril (Cressman et al. 1982) berichtet. Unter Captopril wurden eine Gynäkomastie (Markusse u. Meybohm 1988) sowie die Entwicklung eines IGA-Mangels bei Sklerodermie (Suzuki et al. 1988) bzw. bei Glomerulonephritis beobachtet (Hammarström et al. 1991). Von Schrader et al. (1982a) wurde über einen Anstieg der Fibrinmonomere unter Captopril und Enalapril berichtet, deren Bedeutung aber unklar ist. Bei Dialysepatienten unter ACE-Hemmung wurden bei Anwendung einer bestimmten Dialysemembran (AN69) anaphylaktoide Reaktionen beobachtet (Tielemans et al. 1990) .

Substanzspezifische Nebenwirkungen

Nach dem heutigen Kenntnisstand scheint es für die verschiedenen ACE-Hemmer keine substanzspezifischen Nebenwirkungen zu geben, sondern nur Unterschiede in der Häufigkeit der gruppenspezifischen Nebenwirkungen. Nachfolgend soll daher auf das substanzspezifische Nebenwirkungsprofil der einzelnen ACE-Hemmer eingegangen werden, soweit sie derzeit (April 1991) vom Bundesgesundheitsamt zugelassen und im Handel sind. Da auf Catopril und Enalapril bereits bei der Besprechung der einzelnen Nebenwirkungen ausführlich eingegangen wurde, sollen hier zur Vermeidung von Wiederholungen ausschließlich die neueren ACE-Hemmer beschrieben werden.

Lisinopril

Lisinopril erwies sich in den bisherigen Untersuchungen als gut verträglich, und ernste Nebenwirkungen waren insgesamt selten (Lancaster u. Todd 1988). Bei 4,9% der wegen einer Hypertonie und bei 7,4% der wegen einer Herzinsuffizienz mit Lisinopril behandelten Patienten wurde die Therapie wegen symptomatischer Nebenwirkungen abgebrochen, wobei Husten und Schwindel bzw. Schwindel, Hypotension und Verschlechterung der Nierenfunktion die häufigsten Ursachen waren. Bei 0,9% wurde die Therapie wegen laborchemischer Nebenwirkungen abgebrochen. Lisinopril verursachte bei herzinsuffizienten Patienten signifikant häufiger als Captopril einen Anstieg der Serumkaliumkonzentration um über 0,5 mmol/l (26 gegenüber 11%) und einen Anstieg des Serumharnstoffs (18% gegenüber 5%; Powers et al. 1987). Ein angioneurotisches Ödem wurde bei 0,4% der hypertensiven und 0,6% der herzinsuffizienten Patienten beobachtet (Lancaster u. Todd 1988). Eine initiale Hypotension wurde unter Lisinopril in 1,3% der Fälle festgestellt (Cameron u. Higgins 1989). Die Nebenwirkungen waren in ihrer Häufigkeit nicht altersabhängig (Rush u. Lyle 1988). Diejenigen Nebenwirkungen, die bei mehr als 3% der behandelten Patienten auftraten, sind in Tabelle 9 aufgeführt.

Perindopril

Perindopril zeigt nach den bisherigen Untersuchungen eine gute subjektive Verträglichkeit und eine Nebenwirkungsrate, die nicht höher ist als bei anderen ACE-Hemmern (Brichard u. Lambert 1990; Lees et al. 1989). Bei 5,7% von 632 wegen einer Hypertonie behandelten Patienten mußte die Therapie wegen verschiedener Nebenwirkungen, die in Tabelle 10 aufgeführt sind, abgebrochen werden (Santoni et al. 1989). Eine Neutropenie wurde in dieser Untersuchung nicht beobachtet. Bei einem Patienten trat ein angioneurotisches Ödem auf, dessen Zusammenhang mit Perindopril aber fraglich blieb. Eine Untersuchung von 91 älteren Patienten (Durchschnittsalter 79 Jahre) zeigte eine gute Verträglichkeit der Substanz im höheren Lebensalter (Forette et al. 1989).

Tabelle 9. Nebenwirkungen unter Lisinopril, die bei mehr als 3 % der behandelten Patienten auftraten (HCTZ Hydrochlorothiazid). (Nach Rush u. Merrill 1987)

Hypertoniepatienten	Lisinoprilmonotherapie (n = 1015) [%]	Lisinopril plus HCTZ (n = 380) [%]	Placebo (n = 82) [%]
Kopfschmerzen	6,2	2,9	3,7
Schwindel	5,6	10,5	1,2
Husten	3,4	4,2	1,2
Durchfall	3,1	3,2	2,4
Herzinsuffiziente Patienten	**Lisinopril (n = 311) [%]**	**Placebo (n = 104) [%]**	**Captopril (n = 65) [%]**
Schwindel	9,6	2,9	6,2
Durchfall	6,1	2,9	1,5
Hypotension	4,8	1,0	3,1
Erschöpfung	3,5	1,9	3,1
Kopfschmerzen	3,2	1,0	1,5
Hautausschlag	3,2	1,0	7,7

Tabelle 10. Therapieabbrüche bei Behandlung von 632 hypertensiven Patienten mit Perindopril. (Nach Santoni et al. 1989)

Nebenwirkung	Abbruchrate [%]
Husten	1,3
Gastrointestinale Beschwerden	1,0
Hautausschlag	0,5
Sexuelle Störungen	0,5
Geschmacksstörungen	0,3
Schwindel	0,3
Andere	1,8
Gesamt	5,7

Ramipril

Auch Ramipril hat sich in den bisherigen Untersuchungen als gut verträglich erwiesen (Todd u. Benfield 1990). Schwindel und Kopfschmerzen waren die häufigsten allgemeinen Nebenwirkungen, traten aber seltener als unter Placebo auf (Todd u. Benfield 1990). Von den gruppenspezifischen Nebenwirkungen waren Husten und Hautausschlag am häufigsten, aber insgesamt noch selten (Tabelle 11). Bei einem Patienten wurde ein angioneurotisches Ödem beobachtet; über eine Neutropenie dagegen wurde unter Ramipril bislang nicht berichtet (Todd u. Benfield 1990). Eine Hyperkaliämie trat bei 0,1 % der behandelten Patienten auf, anderweitige laborchemische Veränderungen wurden nicht beobachtet. Ramipril wird von alten und jungen Patienten gleichermaßen gut vertragen (Bauer et al. 1989).

Tabelle 11. Nebenwirkungen von Ramipril in Monotherapie bei Patienten mit Hypertonie – Ergebnisse aus doppelblinden Untersuchungen. (Nach Todd u. Benfield 1990)

	Ramipril (n = 987) [%]	Plazebo (n = 432) [%]
Allgemeine Nebenwirkungen		
– Schwindel	1,9	2,6
– Kopfschmerzen	4,8	5,8
– Müdigkeit/Schwäche	1,5	0,9
– Übelkeit	0,8	0,7
Gruppenspezifische Nebenwirkungen		
– Husten	0,3	0
– Hautausschlag	0,5	1,4
– Gastrointestinale Beschwerden	0,4	0
– Diarrhö	0,5	0,2
– Hypotension	0,1	0
– Pruritus	0,1	0
– Geschmacksstörungen	0,1	0

Quinapril

Aus den Untersuchungen von Frank (1989) und Frank et al. (1989) läßt sich für Quinapril eine gute Verträglichkeit ablesen. Die Zahl der Therapieabbrüche wegen Nebenwirkungen war in Dopelblindstudien bei hypertonen und herzinsuffizienten Patienten unter Quinapril geringer (3,6% von 1491 Patienten) als unter Captopril (6,5% von 186 Patienten) und Enalapril (7,1% von 339 Patienten). Auch die Nebenwirkungshäufigkeit könnte geringer sein als bei Captopril und Enalapril. Allerdings ist zu berücksichtigen, daß die Erfahrungen mit Quinapril noch vergleichsweise gering sind. Eine hypotensive Reaktion zeigten unter Quinapril 1,0% der Patienten. Hämatologische Nebenwirkungen wurden bislang nicht beschrieben. Das Nebenwirkungsspektrum scheint nicht altersabhängig zu sein.

Reboundphänomen sowie Intoxikation mit ACE-Hemmern

Bei plötzlichem Absetzen oder Vergessen der Medikation durch den Patienten sind keine unmittelbar negativen Folgen zu befürchten, da der Blutdruck nur allmählich wieder ansteigt (Vlasses et al. 1981). Ein Reboundphänomen, wie es z. B. unter Clonidin beobachtet werden kann, ist für ACE-Hemmer nicht bekannt.

Vereinzelt wurde über Intoxikationen mit ACE-Hemmern in suizidaler Absicht berichtet (Waeber et al. 1984; Augenstein et al. 1988; Lau 1986). Die Folge sind meist schwere Hypotensionen und ein prärenales akutes Nierenversagen. Durch schnellen Flüssigkeitsersatz sind diese Intoxikationen beherrschbar (Lau 1986).

Medikamenteninteraktionen

Zwischen ACE-Hemmern und anderen Substanzen sind einige bedeutsame, in der Therapie zu beachtende Interaktionen bekannt. Daneben gibt es eine Reihe von seltenen möglichen Wechselwirkungen (Tabelle 12; Hodsman u. Johnston 1987).

Diuretika und eine kochsalzarme Ernährung führen zu einer Stimulation des Renin-Angiotensin-Systems und haben i. allg. eine Verstärkung des antihypertensiven Effekts der ACE-Hemmer zur Folge (Todd u. Heel 1986). Unter stark kochsalzhaltiger Kost kann dagegen die blutdrucksenkende Wirkung der ACE-Hemmer abgeschwächt sein (Todd u. Heel 1986). Ursprünglich wurde angenommen, daß Nahrungsaufnahme die Bioverfügbarkeit und Wirksamkeit von Captopril abschwächt (McKinistry et al. 1982). Dies konnte in weiteren Untersuchungen nicht bestätigt werden (Müller et al. 1985). Die Absorption von Enalapril wird durch Nahrungsaufnahme nicht beeinflußt (DiBianco 1986).

Durch Verminderung der Aldosteronsekretion führen ACE-Hemmer zu einer leichten Abschwächung der Kaliurese. Eine Behandlung mit antikaliuretischen Diuretika oder mit Kaliumsalzen kann insbesondere bei niereninsuffizienten Patienten zu einer Hyperkaliämie führen. Diese Substanzen sind daher während einer Therapie mit ACE-Hemmern in der Regel kontraindiziert. Eine spezifische Ausnahme scheint die Behandlung von Patienten mit Conn-Syndrom und Niereninsuffizienz darzustellen. Diese Patienten sprechen häufig auf Spironolacton schlecht an. Eine deutlich verbesserte Blutdruckeinstellung ohne Hyperkaliämie scheint beim Zusatz von Captopril möglich zu sein (Atkinson et al. 1991).

Die Kombination von ACE-Hemmern mit Kalziumantagonisten bei Hypertonie scheint besonders effektiv und der Kombination mit Diuretika z. T. überlegen zu sein (Mimran u. Ribstein 1985). Möglicherweise verstärkt sich die

Tabelle 12. Mögliche Interaktionen zwischen ACE-Hemmern und anderen Medikamenten

Medikament	Art der Wechselwirkung
Diuretika/kochsalzarme Ernährung sowie Vasodilatatoren (insbesondere Kalziumantagonisten)	Verstärkung des Antihypertensiven Effekts
Antikaliuretika/Kaliumsalze	Gefahr der Hyperkaliämie
Nichtsteroidale Antirheumatika	Abschwächung der antihypertensiven Wirkung möglich
Immunsuppressiva	Erhöhte Gefahr einer Neutropenie
Allopurinol	Stevens-Johnson-Syndrom? Fieber/Myalgie/Arthralgiesyndrom?
Cimetidin	Polyneuropathie?
Probenecid	Verminderte renale Ausscheidung
Lithium	Lithiumretention?
Opiate	Verstärkung von analgetischer und atemdepressorischer Wirkung?
Insulin	Verstärkung der Insulinsensitivität?
Digoxin	Erhöhung der Digoxinspiegel möglich, falls Verschlechterung der renalen Funktion durch ACE-Hemmung

Wirkung von ACE-Hemmern generell bei Kombination mit einem anderen Vasodilatator, da eine verstärkte Reninfreisetzung die angemessene homöostatische Antwort auf eine Vasodilatation darstellt (Hodsman u. Johnston 1987).

Eine Verstärkung der Prostaglandinbiosynthese könnte für den antihypertensiven Effekt der ACE-Hemmer von Bedeutung sein (Hui et al. 1984). Nichsteroidale Antirheumatika können daher die Wirksamkeit der ACE-Hemmer bei der Behandlung der Hypertonie abschwächen (Swartz u. Williams 1982). Andererseits sind ACE-Hemmer möglicherweise in der Lage, die unter nichtsteroidalen Antirheumatika auftretende Flüssigkeitsretention zu verhindern (Hodsman u. Johnston 1987).

Die Kombination mit Immunsuppressiva prädisponiert zur Entwicklung einer Neutropenie (Cooper 1983). Unter der Kombination von Captopril und Allopurinol wurde ein Syndrom mit Fieber, Arthralgien und Myalgien (Samanta u. Burden 1984) und ein Stevens-Johnson-Syndrom (Pennell et al. 1984) beobachtet. Das Auftreten einer Polyneuropathie bei Anwendung von Cimetidin und Captopril erscheint zweifelhaft (Atkinson et al. 1980). Probenecid scheint die renale Ausscheidung von Captopril herabzusetzen und zu einem Anstieg der Plasmakonzetration zu führen (Singhvi et al. 1982). Dies trifft möglicherweise für alle ACE-Hemmer zu (Hodsman u. Johnston 1987). Bei eingeschränkter Nierenfunktion wurde eine erhöhte Lithiumtoxizität unter gleichzeitiger Therapie mit Enalapril beobachtet (Douste-Blazy et al. 1986).

ACE-Hemmer verlangsamen den Abbau von Enkephalin (Swerts et al. 1979). Daher besteht die Möglichkeit von Wechselwirkungen mit Opiaten und Opiatantagonisten. In Tierversuchen wurde eine Verstärkung des analgetischen und atemdepressorischen Effekts von Morphin beobachtet (Ercan et al. 1980).

ACE-Hemmer scheinen die Insulinsensitivität zu steigern (Pollare et al. 1989). Ob dieses Phänomen von therapeutischer Bedeutung ist, bleibt zunächst noch unklar. Es wurde aber über Hypoglykämien bei Diabetes Typ I and II berichtet (Ferriere et al. 1985).

Bei herzinsuffizienten Patienten kann es unter Therapie mit ACE-Hemmern, wenn sich hierdurch die Nierenfunktion verschlechtert, zu einem Anstieg der Digoxinspiegel kommen (Cleland et al. 1984).

Therapieüberwachung

Um Nebenwirkungen zu vermeiden, sollte die Dosis des ACE-Hemmers möglichst niedrig gehalten werden. Bei Einschränkung der Nierenfunktion ist die Dosis überdies entsprechend der Kreatininerhöhung bzw. der Einschränkung der endogenen Kreatininclearance anzupassen. Vorsicht ist bei der Initialdosis geboten, wenn eine Stimulation des Renin-Angiotensin-Systems besteht oder angenommen werden muß (s. die nachfolgende Übersicht). Diese Patienten sollten nach Gabe der Erstdosis über 90 min bis 4 h, je nachdem, ob ein ACE-Hemmer mit schnellem oder langsamem Wirkungseintritt gewählt wird, überwacht werden. Stark wirksame Diuretika sollten, wenn möglich, 2–3 Tage vor Einleitung der Therapie mit dem ACE-Hemmer abgesetzt werden. Bei einer schweren Herzinsuffizienz sollte die therapeutische Einstellung in der Regel unter stationären Bedingungen erfolgen. Es ist zu beachten, daß Nebenwirkungen besonders häufig bei Patienten mit eingeschränkter Nierenfunktion, immunologischen Begleiterkrankungen und gleichzeitiger immunsuppressiver Therapie auftreten. Diese Patienten sollten daher besonders engmaschig überwacht werden.

Vorsichtsmaßnahmen und Überwachung der Therapie mit ACE-Hemmern:

- Möglichst niedrige Dosierung Wählen und Dosis an Nierenfunktion anpassen;
- geringe Initialdosis bei Nierenarterienstenose, Diuretikatherapie, kochsalzarmer Ernährung, Herzinsuffizienz, bei diesen Patienten Überwachung nach Gabe der Initialdosis;
- Vorsicht bei Patienten mit Niereninsuffizienz, Kollagenosen, immunsuppressiver Therapie oder Leberzirrhose;
- Kontraindikationen und Medikamenteninteraktionen beachten.

Laborkontrollen:
- Blutbild: bei Niereninsuffizienz und Kollagenosen in den ersten 3 Monaten 14tägig;
- Urinstatus: bei Nierenerkrankung im 1. Jahr monatlich;
- Serumkalium und Serumkreatinin: Bei Niereninsuffizienz kurzfristige Kontrolle nach Einleitung der Therapie, danach etwa alle 3 Monate.

Ob in der Behandlung von Patienten mit Leberzirrhose besondere Vorsichtsmaßnahmen erforderlich sind, wird unterschiedlich beurteilt. Aufgrund der früheren Untersuchungen mit Captopril in hoher Dosierung wurde vor Verschlechterungen der Nierenfunktion bei diesen Patienten gewarnt (Espiner u. Nichols 1982). Dagegen wurde kürzlich bei Patienten mit Leberzirrhose und therapieresistentem Aszites sogar eine deutliche Zunahme der Natriumausscheidung ohne Veränderung der Nierenfunktion beobachtet (Brunkhorst et al. 1989). Die Therapie einer Hypertonie mit ACE-Hemmern im Kindesalter scheint keine besonderen Probleme aufzuwerfen (Mirkin u. Newman 1985).

Dem Auftreten von Nebenwirkungen entsprechend müssen bei Patienten mit Niereninsuffizienz und Kollagenosen das Blutbild in den ersten 3 Monaten der Therapie etwa 14tägig und bei Patienten mit Nierenerkrankungen der Urinstatus im 1. Jahr etwa monatlich kontrolliert werden. Bei Vorliegen einer Niereninsuffizienz sollten darüber hinaus Serumkalium und Serumkreatinin nach Einleitung der Therapie kurzfristig und danach in etwa 3monatigen Abständen kontrolliert werden.

Kontraindikationen

Folgende Kontraindikationen der ACE-Hemmer ergeben sich z. T. aus den oben beschriebenen Nebenwirkungen:

Kontraindikationen für ACE-Hemmer

- Bekannte Überempfindlichkeit gegen den zur Anwendung vorgesehenen ACE-Hemmer;
- beidseitige Nierenarterienstenose oder Stenose der Arterie einer Einzelniere;
- Schwangerschaft;
- angioneurotisches Ödem in der Anamnese;
- hämodynamisch wirksame Aorten- oder Mitralklappenstenose;
- obstruktive hypertrophe Kardiomyopathie;
- Aortenisthmusstenose.

Aus Tierexperimenten ist bekannt, daß ACE-Hemmer zu Veränderungen der uteroplazentaren Durchblutung führen, die wiederum in einem hohen Prozentsatz zu einem Absterben des Fetus führen (Ferris u. Weir 1983). Eine Schwangerschaft stellt daher eine absolute Kontraindikation für ACE-Hemmer dar.

Hämodynamisch wirksame Klappenstenosen des linken Herzens (Aortenstenose, Mitralstenose), die obstruktive hypertrophe Kardiomyopathie und die Aortenisthmusstenose sind in der Regel Kontraindikationen gegen ACE-Hemmer. Dagegen sind sie wegen der Verminderung der Pendelblutvolumens bei der Aorteninsuffizienz therapeutisch wirksam und indiziert.

Es ist zu beachten, daß für die neueren Substanzen (alle ACE-Hemmer außer Captopril und Enalapril) zahlreiche weitere Beschränkungen gelten, da Erfahrungen mit besonderen Indikationen und Problempatienten fehlen oder nur unzureichend vorhanden sind. Einzelheiten sind den jeweiligen Fachinformationen zu entnehmen.

Literatur

Atkinson AB, Brown JJ, Lever AF et al. (1980) Neurological dysfunction in two patients receiving captopril and cimetidine. Lancet II: 36–37

Atkinson AB, Brown JJ, Davies DL, Lever AF, Robertson JIS (1991) combined captopril and spironolactone treatment in Conn's syndrome with renal impairment and refractory hypertension. Clin Endocrinol 14: 105–108

Augenstein NW, Kulig KW, Rumack BH (1988) Captopril over-dose resulting in hypotension. JAMA 259: 3302–3305

Bauer B, Lorenz H, Zahlten R (1989) An open multicenter study to assess the long-term efficacy, tolerance, and safety of the oral angiotensin converting enzyme inhibitor ramipril in patients with mild to moderate essential hypertension. J Cardiovasc Pharmacol 13 [Suppl 3]: 70–74

Beers MH, Passman LJ (1990) Antihypertensive medications and depression. Drugs 40: 792–799

Bellary SV, Isaacs PET, Scott AWM (1989) Captopril and the liver. Lancet II: 514

Beroniade V (1983) Side-effects of captopril in advanced chronic kidney insufficiency. Proc Eur Dial Transplant Assoc 20: 530–537

Blythe WB (1983) Captopril and renal autoregulation. N Engl J Med 308: 390–391

Brichard S, Lambert AE (1990) Perindopril safety and tolerance in at-risk patients. Drugs 39 [Suppl 1]: 64–70

Brunkhorst R, Wrenger E, Kühn K, Schmidt FW, Koch K (1989) Effekt einer Captopriltherapie auf die Natrium- und Wasserausscheidung bei Patienten mit Leberzirrhose und Aszites. Klin Wochenschr 67: 774–783

Bucknall CE, Neilly JB, Carter R, Stevenson RD, Semple PF (1988) Bronchial hyperreactivity in patients who cough after receiving angiotensin converting enzyme inhibitors. BMJ 296: 86–88

Bundesgesundheitsblatt (1993) Schwere Leberschädigung durch ACE-Hemmer. 9/93: 393

Brunakis TG, Mioduch HJ (1984) Combined therapy with captopril and potassium supplementation: a potential for hyperkalemia. Arch Intern Med 144: 2371–2372

Callender J, Hodsman GP, Robertson JIS (1983) Mood changes during captopril therapy for hypertension: a double-blind pilot study. (First European Meeting on Hypertension, Mailand; abstr)

Cameron HA, Higgins TJC (1989) Clinical experience with lisinopril. Observations on safety and tolerability. J Hum Hypertens 3: 177–186

Captopril Collaborative Study Group (1982) Does captopril cause renal damage in hypertensive patients? Lancet I: 989–990

Case DB, Atlas SA, Laragh JH, Sealey JE, Sullivan PA (1978) Clinical experience with blockade of the renin angiotensin aldosterone system by an oral converting enzyme innhibitor (SQ 14.225, captopril) in hypertensive patients. Prog Cardiovasc Dis 21: 195–206

Case DB, Atlas SA, Mouradian JA, Fishman RA, Sherman RL, Laragh JH (1980) Proteinuria during long-term captopril therapy. JAMA 244: 346–349

Chalmers D, Dombey SL, Lawson DH (1987) Post marketing surveillance of captopril (for hypertension): a preliminary report. Br J Clin Pharmacol 24: 343–349

Cleland JGF, Dargie HJ, Hodsman GP, Robertson JIS, Ball SG (1984) Interaction of digoxin and captopril. Br J Clin Pharmacol 17: 214 p

Cody RJ, Bravo EL, Fouad FM, Tarazi RC (1981) Cardiovascular reflexes during long-term converting enzyme inhibition. Am J Med 71: 422–426

Cooper RA (1983) Captopril-associated neutropenia. Who is at risk? Arch Intern Med 143: 659–660

Coulter DM, Edwards IR (1987) Cough associated with captopril and enalapril. BMJ 294: 1521–1523

Cressman MD, Vidt DG, Acker C (1982) Renal glycosuria and azotemia after enalapril maleate (MK-421). Lancet II: 440

Croog SH, Levine S, Testa MA, Brown B, Bulpitt CJ (1986) The effects of antihypertensive therapy on the quality of life. N Engl J Med 314: 1657–1664

Currie WJC, Cooper WD (1985) Safety of angiotensin-converting enzyme inhibitors. Lancet I: 580–581

Curtis JJ, Luke RG, Whelchel JD, Diethelm AG, Jones P, Dustan HP (1983) Inhibition of angiotensin-converting enzyme in renal-transplant recipients with hypertension. N Engl J Med 308: 377–381

Davies RD, Irvin JD, Kramsch DK, Walker JF, Moncloa F (1984) Enalapril worldwide experience. Am J Med 77: 23–35

DiBianco R (1986) Adverse reactions with angiotensin converting enzyme (ACE) inhibitors. Med Toxicol 1: 122–141

Douste-Blazy PH, Rostin M, Livarek B, Tordjman E, Montastru JL, Galinier F (1986) Angiotensin converting enzyme inhibitors and lithium treatment. Lancet I: 1448

Edwards CRW, Padfield PL (1985) Angiotensin-converting enzyme inhibitors: past, present, and bright future. Lancet I: 30–34

Ercan ZS, Ilhan M, Turker RK (1980) Alterations by captopril of pain reactions due to thermal stimulation of the mouse foot: interactions with morphine, naloxone and aprotinin in burnt mouse foot. Eur J Pharmacol 63: 167–177

Erdös EG (1977) The angiotensin I converting enzyme. Fed Proc 36: 1760–1765

Espiner EA, Nichols MG (1982) Hormones and fluid retention in cirrhosis. Lancet II: 501–502

Fagard R, Amery A, Lijnen Staessen J (1980) First dose effect of the oral angiotensin converting enzyme inhibitor captopril. Arch Int Pharmacodyn Ther [Suppl] 178–187

Ferner RE, Simpson JM, Rawlins MD (1987) Effects of intradermal bradykinin after inhibition of angiotensin converting enzyme. BMJ 294: 1119–1120

Ferriere M, Lachkar H, Richard JL, Bringer J, Orsetti A, Mirouze J (1985) Captopril and insulin sensitivity. Ann Intern Med 102: 134–135

Ferris TF, Weir EK (1983) Effect of captopril on uterine blood flow and prostaglandin E synthesis in the pregnant rabbit. J Clin Invest 71: 809–815

Forette F, McClaran J, Delesalle MC, Hervy MP, Bourcharcourt P, Henry-Amar M, Santoni JP (1989) Interet des inhibiteurs de l'enzyme de conversion chez le sujet age. Arch Mal Coeur 82: 79–85

Frank GJ (1989) The safety of ACE inhibitors for the treatment of hypertension and congestive heart failure. Cardiology [Suppl 2] 76: 56–67

Frank GJ, Knapp LE, McLain RW (1989) Overall tolerance and safety of quinapril in clinical trials. Angiology 40

Fuller RW, Dixon CMS, Cuss FMC, Barnes PJ (1987) Bradykinin-induced bronchoconstriction in humans. Am Rev Respir Dis 135: 176–180

Fuller RW, Warren JB, McCusker M, Dollery CT (1987b) Effect of enalapril on the skin response to bradykinin in man. Br J Clin Pharmacol 23: 88–90

Gavras G, Gavras J (1988) Angiotensin converting enzyme inhibitors. Properties and side effects. Hypertension 11 (Suppl II): 37–41

Gavras I, Gavras LG, Rose BD (1981) Fatal pancytopenia associated with the use of captopril. Ann Intern Med 94: 58–59

Gillman MA, Sandy KR (1985) Reversal of captorpil-induced psychosis with naloxone. Am J Psychiatry 142: 270

Groel JT, Tadros SS, Dreslinski GR, Jenkins AC (1983) Long-term antihypertensive therapy with captopril. Hypertension 5 [Suppl III]: 145–151

Grossman A, Eckland D, Price P, Edwards CRW (1980) Captopril: reversible renal failure with severe hyperkalemia. Lancet II: 712

Hammarström L, Smith CIE, Berg U (1991) Captopril-induced IgA deficiency. Lancet I: 436

Hegele RA (1983) Hemolytic anemia: possible complication of captopril therapy. Can Med Assoc J 129: 525–526

Hirakata H, Onoyama K, Iseki K, Kumagai H, Fujimi S, Omae T (1984) Worsening of anemia induced by long-term use of captopril in hemodialysis patients. Am J Nephrol 4: 355–360

Hodsman GP, Johnston CI (1987) Angiotensin converting enzyme inhibitors: drug interactions. J Hypertens 5: 1–6

Hodsman GP, Isles CG, Murray GD, Usherwood TP, Webb DJ, Robertson JIS (1983) Factors related to first dose hypotensive effect of captopril: prediction and treatment. BMJ 286: 832–834

Hoorntje SJ, Kallenberg CGM Weening JJ, Donker AJM, The TH, Hoedemaker PJ (1980) Immune-complex glomerulopathy in patients treated with captopril. Lancet I: 988–990

Hricik DE, Browning PJ, Kopelman R, Goorno WE, Madias NE, Dzau VJ (1983) Captopril-induced functional renal insufficiency in patients with bilateral renal-artery stenoses or renal-artery stenosis in a solitary kidney. N Engl J Med 308: 373–376

Hui SCG, Dai S, Ogle CW (1984) Potentiation of depressor responses to arachidonic acid by angiotensin converting enzyme inhibitors in the rat. Clin Exp Pharmacol Physiol 11: 621–625

Inman WHW, Rawson NSB, Wilton LV, Pearce GL, Speirs CJ (1988) Postmarketing surveillance of enalapril. I: Results of prescription-event monitoring. BMJ 297: 826–829

Ippen H (1987) Hautreaktionen durch ACE-Hemmer. Dtsch Med Wochenschr 112: 156

Jenkins AC, Dreslinski GR, Tadros SS, Groel JT, Fand R, Herczeg SA (1985) Captopril in hypertension: seven years later. J Cardiovasc Pharmacol 7: 96s–101s

Kaufman J, Casanova JE, Riendl P, Schlueter DP (1989) Bronchial hyperreactivity and cough due to angiotensin-converting enzymew inhibitors. Chest 95: 544–548

Kubo SH, Cody RJ (1984) Enalapril, a rash, and captopril. Ann Intern Med 100: 616

Küntziger HE, Pouthier D, Belluci A (1987) Treatment of hypertension with lisinopril in end-stage renal failure. J Cardiovasc Pharmacol 10 [Suppl 7]: 157–159

Lancaster SG, Todd PA (1988) Lisinopril. A preliminary review of its pharmacodynamic and pharmacokinetic properties, and therapeutic use in hypertension and congestive heart failure. Drugs 35: 646–669

Lau C (1986) Attempted suicide with enalapril. N Engl J Med 315: 197

Lees KR, Reid JL, Scott MGB, Hosie J, Herpin D, Santoni JP (1989) Captopril vs. perindopril: a double blind study in essential hypertension. J Hum Hypertens 3: 17–22

Leloet X, Moore N, Deshayes P (1989) Pseudomyalgia rheumatica during treatment with enalapril. BMJ 298: 325

Lindgren BR, Anderson CD, Andersson RGG (1987) Potentiation of inflammatory reactions in guinea-pig skin by an angiotensin converting enzyme inhibitor (MK 422). Eur J Pharmacol 135: 383–387

Luderer JR, Schoolwerth AC, Sinicrope RA, Sinicrope RA, Ballard JO, Lookingbill DP, Hayes AH (1981) Acute renal failure, hemolytic anemia and skin rash associated with captorpil therapy. Am J Med 71: 493–496

Markusse HM, Meyboom RHB (1988) Gyeacomastia associated with captopril. BMJ 296: 1262

McFate Smith W, Kulaga SF, Moncloa F, Pingeon R, Walker JF (1984) Overall tolerance and safety of enalapril. J Hypertens 2 [Suppl 2]: 113–117

McKinistry DN, Shaw JM, Willard DA, Misdalof BH (1982) Effect of food on the bioavailability of captopril in healthy subjects. J Clin Pharmacol 22: 135–140

Mimran A, Ribstein J (1985) Effect of chronic nifedipine in patients inadequately controlled by a converting enzyme inhibitor and a diuretic. J Cardiovasc Pharmacol 7 [Suppl]: 92–95

Mirkin BL, Newman TJ (1985) Efficacy and safety of captopril in the treatment of severe childhood hypertension. Report of the International Collaborative Study Group. Pediatrics 75: 1091–1100

Miyamori I, Yasuhara S, Takeda Y et al. (1986) Effects of converting enzyme inhibition on split renal function in renovascular hypertension. Hypertension 8: 415–421

Moncloa F, Sromovsky JA, Walker JF, Davies RO (1985) Enalapril in hypertension and congestive heart failure. Drugs 30 [Suppl 1]: 82–89

Morice AH, Lowry R, Brown MJ, Higenbottam T (1987) Angiotensin-converting enzyme and the cough reflex. Lancet II: 1116–1118

Müller HM, Overlack A, Heck I, Kolloch R, Stumpe KO (1985) The influence of food on pharmaco-dynamics and plasma concentration of captopril. J Hypertens 3 [Suppl 2]: 135–136

Omae T, Kawano Y, Yoshida K (1987) Side effects and metabolic effects of converting enzyme inhibitors. Clin Exp Theor Pract 9: 635–642

Onoyama K, Sanai T, Motomura K, Fujishima M (1989) Worsening of anemia by angiotensin converting enzyme inhibitors and its prevention by antiestrogenic steroid in chronic hemodialysis patients. J Cardiovasc Pharmacol 13 [Suppl 3]: 27–30

Overlack A, Stumpe KO, Heck I, Krück F (1980) Neues Prinzip in der Langzeitbehandlung der essentiellen Hypertension. Angiotensin Converting Enzym Hemmung. Dtsch Med Wochenschr 105: 505–509

Overlack A, Stumpe KO, Kühnert M, Kolloch R, Ressel C, Heck, I, Krück F (1981) Evidence for participation of kinins in the antihypertensive effect of converting enzyme inhibition. Klin Wochenschr 59: 69–74

Packer M, Lee WH, Yuschar M, Medina N (1986) Comparison of captopril and enalapril in patients with severe heart failure. N Engl J Med 315: 847–853

Packer M, Lee WH, Medina N, Yushak M, Kessler PD (1987) Functional renal insufficiency during long-term therapy with captopril and enalapril in severe chronic heart failure. Ann Intern Med 106: 346–354

Pennell DJ, Nunan TO, O'Doherty MJ, Croft DN (1984) Fatal Stevens-Johnson syndrome in a patient on captopril and allopurinol. Lancet I: 463

Pollare T, Lithell H, Berne C (1989) A comparison of the effects of hydrochlorothiazide and captropril on glucose and lipid metabolism in patients with hypertension. N Engl J Med 321: 868–873

Ponce SP, Jennings AE, Madias NE, Harrington JT (1985) Drug-induced hyperkalemia. Medicine 64: 357–370

Popa V (1987) Captopril-related (and -induced?) asthma. Am Rev Respir Dis 136: 999–1000

Powers ER, Chiaramida A, DeMaria AN, Giles TD, Hackshaw B (1987) A double-blind comparison of lisinopril with captopril in patients with symptomatic congestive heart failure. J Cardiovasc Pharmacol 9 [Suppl 3]: 82–88

Proud D, Kaplan AP (1988) Kinin formation: mechanisms and role in inflammatory processes. Ann Rev Immunol 6: 49–83

Proud D, Reyonlds CJ, Lacapra S, Kagey-Sobotka A, Lichtenstein LM, Naclerio RM (1988) Nasal provocation with bradykinin induces symptoms of rhinitis and a sore throat. Am Rev Respir Dis 137: 613–616

Rahmat J, Gelfand RL, Gelfand MC, Winchester JF, Schreiner GE, Zimmerman HJ (1985) Captopril-associated jaundice. Ann Intern Med 102: 56–58

Rajagopalan B, Raine AEG, Cooper R, Ledingham JGG (1984) Changes of cerebral blood flow in patients with severe congestive heart failure before and after captopril treatment. Am J Med 76 [Suppl 5B]: 86–90

Ritz E, Nowack R (1990) Detrimental and beneficial effects of converting enzyme inhibitors on the kidney. J Cardiovasc Pharmacol 16 [Suppl 4]: 70–75

Rush JE, Lyle PA (1988) Safety and tolerability of lisinopril in older hypertensive patients. Am J Med 85 [Suppl 3B]: 55–59

Rush JE, Merrill DD (1987) The safety and tolerability of lisinopril in clinical trials. J Cardiovasc Pharmacol 9 [Suppl 3]: 99–107

Sala H, Abad J, Juanmiquel Ll, Plans C, Ruiz J, Roig J, Morera J (1986) Captopril and bronchial reactivity. Postgrad Med J 62 [Suppl 1]: 76–77

Samanta A, Burden AC (1984) Fever, myalgia, and arthralgia in a patient on captopril and allopurinol. Lancet I: 679

Santoni JP, Richard C, Pouyollon F, Castaings C, Brown C (1989) Tolerance et securite d'emploi du perindopril. Arch Mal Coeur 82: 87–92

Schrader J, Freudenberg B, Kirchertz EJ, Köstering H, Scheler F (1982a) Hemmung der Fibrinolyse durch Angiotensin-Converting-Enzyme-(ACE)Blockade mit Captopril und MK 421. Nieren Hochdruckkr 11: 208

Schrader J, Köstering H, Gröne HJ, Kirchertz EJ, Scheler F (1982b) Effects of the converting enzyme inhibitor captopril on blood coagulation and fibrinolysis in man. Klin Wochenschr 60: 687–690

Sebastian JL, McKinney WP, Kaufman J, Young MJ (1991) Angiotensin-converting enzyme inhibitors and cough. Prevalence in an outpatient medical clinic population. Chest 99: 36–39

Semple PF, Herd GW (1986) Cough and wheeze caused by inhibitors of angiotensin converting enzyme. N Engl J Med 314: 61

Singhvi SM, Duchin KL, Willard DA, McKinstry DN, Migdalof GH (1982) Renal handling of captopril: effect of probenecid. Clin Pharmacol Ther 32: 182–189

Sizeland PCB, Bailey RR, Lynn KL, Robson RA (1990) Anemia and angiotensin-converting enzyme inhibition in renal transplant recipients. J Cardiovasc Pharmacol 16 [Suppl 7]: 117–119

Slater EE, Merrill DD, Guess HA, Roylance PJ, Cooper WD, Inman WHW, Ewan PW (1988) Clinical profile of angioedema associated with angiotensin converting-enzyme inhibition. JAMA 260: 967–970

Smit AJ, Hoorntje SJ, Donker AJ (1983) Zinc deficiency during captopril treatment. Nephron 34: 196–197

Speirs CJ, Dollery CT, Inman WHW, Rawson NSB, Wilton LV (1988) Postmarketing surveillance of enalapril. II: Investigation of the potential role of enalapril in deaths with renal failure. BMJ 297: 830–832

Stumpe KO, Kolloch R, Overlack A (1984) Captopril und Enalapril. Therapeutische Effektivität und Sicherheit. Therapiewoche 34: 3290–3298

Suzuki T, Okada J, Kashiwasaki S (1988) Selective IgA deficiency developed during treatment of scleroderma kidney with captopril. J Rheumatol 15: 716–717

Swartz SL, Williams GH (1982) Angiotensin-converting enzyme inhibition and prostaglandins. Am J Cardiol 49: 1405–1409

Swerts FP, Perdrisot R, Patey G, De La Baume S, Schwartz JC (1979) Enkephalinase is distinct from brain angiotensin converting enzyme. Eur J Pharmacol 57: 279–281

Taguma Y, Kitamoto Y, Futaki G et al. (1985) Effect of captopril on heavy proteinuria in azotemic diabetics. N Engl J Med 313: 1617–1620

Tempero KF, Kramsch DM, Moncloa F (1983) The safety profile of enalapril. (17th Int Congress of Therapy, Rome; abstr, pp 60–64)

Textor SC, Gephardt GN, Bravo EL (1983) Membranous glomerulopathy associated with captopril therapy. Am J Med 74: 705–712

Thurm RH, Alexander JC (1984) Captopril in the treatment of scleroderma renal crisis. Arch Intern Med 144: 733–735

Tielemans C, Madhoun P, Lenaers M, Schandene L, Goldman M, Vanherweghem JL (1990) Anaphylactoid reactions during hemodialysis on AN69 membranes in patients receiving ACE inhibitors. Kidney Int 38: 982–984

Tilkemeier P, Thompson PD (1988) Acute pancreatitis possibly related to enalapril. N Engl J Med 318: 1275–1276

Todd PA, Benfield P (1990) Ramipril. A review of its pharmacological properties and therapeutic efficacy in cardiovascular disorders. Drugs 39: 110–135

Todd PA, Heel RC (1986) Enalapril. A review of its pharmacodynamic and pharmacokinetic properties, and therapeutic use, in hypertension and congestive heart failure. Drugs 31: 198–248

Tugwell S, Stokes GS (1987) Angiotensin converting enzyme inhibitor agents and respiratory symptoms. Med J Aust 147: 263

Veterans Administration Cooperative Study Group on Antihypertensive Agents (1982) Captopril: evaluation of low doses, twice-daily doses and the addition of diuretic for the treatment of mild to moderate hypertension. Clin Sci 63: 443s–445s

Viraben R, Adoue D, Dupre A, Touron P (1982) Erosions and ulcers of the mouth. Arch Dermatol 118: 959

Vlasses PH, Koffer H, Ferguson RK (1981) Captopril withdrawal after chronic therapy. Clin Exp Hypertens 3: 929–937

Waeber G, Nussberger J, Brunner HR (1984) Self poisoning with enalapril. BMJ 288: 287–288

Warner NJ, Rush JE (1988) Safety profiles of the angiotensin-converting enzyme inhibitors. Drugs 35 [Suppl 5]: 89–97

Weber MA (1988) Safety issues during antihypertensive treatment with angiotensin converting enzyme inhibitors. Am J Med 84 [Suppl 4A]: 16–23

Webster J (1987) Angiotensin converting enzyme inhibition in the clinic: first-dose hypotension. J Hypertens 5 [Suppl 3]: 27–30

Weinberger MH (1982) Comparison of captopril and hydrochlorothiazide alone and in combination in mild to moderate hypertension. Br J Clin Pharmacol 14 [Suppl 2]: 127–131

Wilkin JK, Hammond JJ, Kirkendall WM (1980) The captopril-induced eruption. A possible mechanism: cutaneous kinin potentiation. Arch Dermatol 116: 902–905

Sachverzeichnis

Abgeschlagenheit 200
Abstoßungsreaktion 203
ACE 13, 38
    Aktivität 20
    Hemmer 41
Acetylsalicylsäure 93
AIRE-Studie 141
Aldosteron 21, 38, 62, 117
Aldosteron-Renin-Quotient 115
Allopurinol 207
Alpha-Adrenozeptoren 186
Alpha-Methyldopa 178
Alpha$_1$-Adrenozeptorantagonisten 92, 178
Alpha$_1$-Proteaseinhibitor 37
Alpha$_2$-Makroglobulin 37
Amilorid 173
Amlodipin 178
Amrinon 192
ANF 19
Angioplastie 113
Angiotensin
    Rezeptoren 6
    Rezeptorenblocker 7
Angiotensin I 12
AT-1-Rezeptoren 7, 67
AT-1A-Rezeptoren 8
AT-1B-Rezeptoren 8
Angiotensin II 5, 39, 58
AT-2-Rezeptoren 8
    Rezeptorantagonisten 44, 109
Angiotensin III 5
Angiotensin converting enzyme, s. ACE
Angiotensinbildung
    extrarenale 17
    reninunabhängige 17
Angiotensin-Konversionsenzym, s. ACE
Angiotensinogen 11
Antazida 92
Antihypertensiva 27, 43
Antirheumatika 202
Aortenmedia 65
Aprotinin 41, 45
Area postrema 67

Arthritiden 41
Aspartylproteinase 12
Asthma bronchiale 205
Aszites 131
Atemwegserkrankung, obstruktive 131
Atherosklerose 50
atrialer natriuretischer Faktor, s. ANF
Azidose 147

Barorezeptor 18
Basalmembran 156
Benazepril 50, 70
Beta-Adrenozeptoren 191
Beta-Rezeptoren 19, 20, 191
    Beta-Rezeptorenblocker 177
Beta$_2$-Rezeptoren, Kininwirkung 46
Biguanide 94
Bioverfügbarkeit 94
Blutdrucksenkung 125
Blut-Hirn-Schranke 66
Bradykinin 37, 62, 68
    Antikörper 40
    Rezeptor 68

C1-Esteraseinhibitor 37
Ca^{2+}-Konzentration, zytosolische 9
cAMP 192
Captopril 15, 45, 50, 73
Captopril Multicenter Research Trial 140
Captopril-Digoxin-Multicenterstudie 187
Captopriltest 111
Carboxylgruppe 89
Carboxypeptidase N 37
Cathepsin G 63
Cholesterin 128
Cholesterinesterhydrolase 40
Chymase, s. auch H-Chymase 14
Cilazapril 75
Clonidin 150, 178
CONSENSUS-Studie 137
CONSENSUS-II-Studie 143

Depression 200

Diabetes mellitus   128
Diacylglycerol   8
Dialyse   66
Diät   170
Dicarbonsäuren   58
Digitalis   187, 191
Digoxin   92
Dihydropyridine   177
Dihydralazin   92
Diltiazem   178
Diuretika   92, 172
   Therapie   24

EDRF   19, 26, 39
Enalapril   50, 76
Endopeptidase   14
Endothel   13, 50, 65
Endothelium derived relaxing factor, s. EDRF
Enkephaline   13, 216
Enoximon   192
Epithel growth factor   149
Exozytose   18

Felodipin   178
Fettstoffwechsel   128
Filtrationsrate, glomeruläre   66, 144
Fosinopril   78
Furosemid   92

Gallopamil   178
Gefäße   65
   Gefäßwiderstand   128
Geschmacksstörungen   21, 91
GISSI-3-Studie   143
Glomerulonephritis   146
Glomerulosklerose   149
Glomerulumfiltrat   22
Glukosestoffwechsel   128
   Glukoseutilisation   46
G-Proteine   8

Hämoglobin-A1   47
Hautreaktionen   206
Hautveränderungen   91
H-Chymase   63, 66
Herzerkrankung, s. auch Herzkrankheit
Herzglykoside, s. auch Digitalis   184
Herzinfarkt   129
Herzinsuffizienz   10, 24, 129, 133
   asymptomatische   143
Herzkrankheit, koronare   49, 130
Hirndurchblutung   174
Histamin   92

Hochdruckkrisen   125
HOE 140   38, 45
Husten   92, 206
Hydralazin   187
Hyperaldosteronismus   114
Hyperfiltration, glomeruläre   130
Hyperkaliämie   202, 204
Hyperparathyreodismus   147
Hyperreninämie   17, 24
Hypertonie   27, 110
   arterielle   110
   essentielle   27
   renale   44
   renovaskuläre   110
Hypertrophie, linksventrikuläre   129
Hypertrophieregression   66
Hyperurikämie   129
Hypoglykämie   216
Hypokaliämie   110, 205
Hyponatriämie   144, 173
Hypotension   25, 202
Hypovolämie   144

Ibopamin   193
Immunsuppressiva   216
Impotenz   200
Indometazin   93
Insulinsensitivität   46
Intoxikationen   214
Isorenine   15
Isradipin   178

Kallidin   37
Kallikreine, glanduläre   37
Kallikrein-Kinin-System   37
Kalziumantagonist   177
Kalziumkanalblocker   92
Kalziumkonzentration, zytosolische   9
Kardiozyten   11, 23, 26
Katecholaminfreisetzung   67
Katholic-Brown-Norway-Ratten   46
Kininase II   13, 37, 61
Kininasen   37
Kinine   43
Kininogen   37
Kochsalzbilanz   21
Kochsalzzufuhr   116
Kollagen   11, 26
Kollagenosen   217
Kombinationstherapie   169
Konversionsenzym, s. ACE
Koronarperfusion   65
Koronarreserve   26

Kreatininanstieg 203

Leberschädigungen 211
Leberzirrhose 131, 217
Leukozyteninfiltration 41
Linksherzhypertrophie 49, 66, 129
Lipophilie 96
Lisinopril 80, 212
Lungenendothel 65

Macula densa 18
MAS-Protein 8
Mediahypertrophie 49
Medikamenteninteraktionen 215
Medulla oblongata 67
Meth-Kallidin 37
Mikroalbuminurie 148
Milrinon 192
Minoxidil 187
Monoaminooxidaseaktivität 68
Munich Mild·Heart Failure Trial 137
Myokardinfarkt 48, 141
Myokardischämie 40

Natriumkanalmodulatoren 193
Nebennierentumor 116
Nebenwirkungen 90, 199
Neointimabildung 50
Nephrektomie 13, 17
Nephropathie, diabetische 66
Nephroprotektion 152
Neutropenie 207
Nicardipin 178
Nierenarterienstenose 110, 131, 203
Nierenfunktion 203
Nierenfunktionsszintigraphie 114
Niereninsuffizienz 146, 204, 217
Nierenversagen 204
Nifedipin 178
Nisoldipin 178
Nitrendipin 178
NO 62
    Synthese 39
Noradrenalin 16, 22, 62

Ödem, angioneurotisches 41, 207

Perindopril 212
Phosphofruktokinase 41
Phospholipase A-2 8
Phospholipase C 8
Phosphorylgruppe 89
Photosensibilität 206

Plasmakallikrein 37
Plasmareninaktivität 19, 27
Prazosin 187
Prodrugs 94
Prolylendopeptidase 14
Prorenin 12
Prostacyclin 25, 39, 40, 93
Prostaglandine 24
PGE$_2$ 25, 39
PGF$_{2\alpha}$ 39
Proteinurie 154, 209
Pulmonalarterien 39

Quinapril 83, 214

RADIANCE-Studie 190
Ramipril 50, 84, 213
Reboundphänomen 214
Reninaktivität 63
Renin-Angiotensin-System 1, 3
Reningen 12
Reperfusionsarrhythmien 48, 65
Rhinitis, allergische 41

Saluretika 172
Saralasin 44, 117
    Test 117
SAVE-Studie 141
Serumkreatinin 199
Sklerodermie 154
Sojabohnentrypsininhibitor 37
SOLVD 140
Spironolacton 173
Sterolträgerprotein 40
Sulfhydrylgruppe 89
Sulfonylharnstoffe 94
Sympathikus 16, 23, 24, 68
Syndrom, metabolisches 48

Thromboxan 41
Thrombozytenaktivierung 41
Tissue plasminogen activator 14
T-Kinin 37
Tonin 14, 63
t-PA 63
Trandolapril 86
Transplantation 66
Triamteren 173
Triglyzeride 129

Urtikaria 206

Vas afferens 19

Vasopressin 23, 25
Verapamil 178
VHeft-II-Studie 140
Vorhofflimmern 191

Xamoterol 191

Zellen, juxtaglomeruläre 18
Zuckerstoffwechsel 46

Springer-Verlag and the Environment